循環器診療 ザ・ベーシック

心エコー図
Echocardiography

知識を習得し，実践で活かす最強のメソッド

<small>九州大学大学院医学研究院循環器内科学教授</small>
編集主幹 **筒井裕之**

<small>東京大学医学部附属病院検査部・循環器内科講師</small>
編集 **大門雅夫**

MEDICAL VIEW

本書では，厳密な指示・副作用・投薬スケジュール等について記載されていますが，これらは変更される可能性があります。本書で言及されている薬品については，製品に添付されている製造者による情報を十分にご参照ください。

The Basics of Cardiac Practice, Echocardiography
(ISBN978-4-7583-1442-8 C3347)

Chief Editor : Hiroyuki Tsutsui
Editor : Masao Daimon

2018. 4. 1 1st ed.

©MEDICAL VIEW, 2018
Printed and Bound in Japan

Medical View Co., Ltd.
2-30 Ichigayahonmuracho, Shinjuku-ku, Tokyo, 162-0845, Japan
E-mail ed@medicalview.co.jp

刊行にあたって

　循環器疾患には多様な疾患が含まれますが，主要なものとしては虚血性心疾患，不整脈，心不全，弁膜症，先天性心疾患，肺高血圧症などがあります。このような循環器疾患の診療において，病歴や身体所見，さらに心電図や胸部X線が必須であることはいうまでもありませんが，心エコー，CT，MRIなど心血管イメージングの進歩は目覚しく，これらマルチモダリテイを組み合わせて効率よく診断し，治療を進めることが求められています。

　このような背景をふまえ，「循環器診療ザ・ベーシックシリーズ」を企画いたしました。主要な循環器疾患を網羅し，基礎知識とそれを使いこなすための実臨床での考え方やテクニックを学びとる実践的なシリーズです。疾患や検査の知識は有しているが，いざ実臨床の場面ではその知識をどのように使いこなせばいいのかわからない。そんな場面を想定して，各項目を「基礎知識　Knowledge」と「実践　Practice」にわけています。「基礎知識」ではイラストや画像を用い疾患や検査をわかりやすく解説しています。「実践」では「基礎知識」で身につけた知識を使って目の前にいる患者さんのどこに注目して診たらいいのか，治療方針はどう考えたらいいのか等を解説しています。さらに，「基礎知識」の内容を「実践」の症例とリンクできるようにし，さらに「実践」の症例に遭遇したときに必要な「基礎知識」がすぐに見つけられるよう，構成を工夫しています。

　また，画像診断には心血管系の解剖に関する知識が欠かせませんが，「解剖がわかる」では医師が苦手になりやすい心臓解剖の知識を織り交ぜ，診断に必要な解剖が理解できるようにしています。さらに，「200字でまとめるKey Sentence」，「Check Point」，「上達へのコツ」で押さえておくべきポイントを箇条書きで端的に解説しています。

　本シリーズが，循環器専門医の先生方はもちろん，循環器専門医を目指す若手医師の循環器診療におけるベーシックテキストとして広く活用いただければ幸いです。

2017年8月

九州大学大学院医学研究院循環器内科学教授

筒井裕之

序　文

　　心エコーの歴史は，1950年代にElderとHertzがMモードを用いて僧帽弁前尖の動きを記録できることを報告したことに始まります。それから60年以上が経ち，先人達の地道な研究活動の蓄積によって心エコーの技術は大きく進歩しました。そしてすっかり臨床に浸透し，今では循環器診療では欠かせない検査法となりました。ドプラ法の進歩で非侵襲的にさまざまな血行動態指標が測定できるようになり，左室収縮能や拡張能，右室収縮能の評価法が確立されました。さらに3D心エコーや2Dスペックルトラッキング法などの新技術は，循環器診療における新たな知見をもたらすとともに，臨床にも根付いてきました。そして，その間に臨床において心エコーに求められる役割も大きく変化しました。当初は，非侵襲的に心疾患を診断することが主な役割でしたが，今では心機能や血行動態を正確に評価したうえで，治療指針を決定するために必要な情報を提供することが求められるようになっています。これに応えるためには，心エコーの正しい計測法の知識だけではなく，臨床に応用するための幅広い知識を習得することが必要です。

　　『循環器診療 ザ・ベーシック』シリーズの1つとして刊行された本書は，こうした現代の臨床において心エコーに求められる役割を意識した内容で構成されています。実臨床において特に心エコーが重要な役割を担う主な10の病態を挙げ，それぞれ「基礎知識」と「実践」に分けて解説しています。「基礎知識」では，それぞれの病態における心エコー計測法の基本的な知識，重症度評価方法について，図を多用して初学者でも理解できるようにわかりやすく説明がなされています。また，初心者が陥りがちなピットフォールについても，必要に応じて解説を加えました。そして「実践」では実例を挙げて，実際にどのように心エコーを用いて心機能計測や重症度評価を行って，治療に結びつけていくかという点を中心に解説してあります。本書では特に初学者の視点に立って，この「基礎知識」と「実践」を通して，心エコーの基本から実践までを一人で学べるように工夫がしてあります。執筆陣は，すべて臨床の最前線で心エコーを活用してご活躍中の先生方ばかりにお願いし，結果として大変充実した内容となりました。この場を借りて，著者の先生方に厚くお礼申し上げます。そして本書が，心エコーを学び臨床に活かしていきたいと願う方々のよき指針となってくれることを願って止みません。

2018年3月

東京大学医学部附属病院検査部・循環器内科講師

大門雅夫

循環器診療　ザ・ベーシック
心エコー図
─CONTENTS─

左室駆出率の低下した心不全　　　　　　　　　（山本昌良，瀬尾由広）

基礎知識 Knowledge　　　　　　　　　　　　　　　　　　　　　2

診断 ・・ 2
 ‼ Check Point 1 ・・・ 3
 上達へのコツ 1 ・・ 4
 ‼ Check Point 2 ・・・ 6
 上達へのコツ 2 ・・ 6
 200字でまとめるKey Sentence ・・・・・・・・・・・・・・・・・・・・・・・・・・・・・・ 7
治療 ・・ 13

実　践 Practice　　　　　　　　　　　　　　　　　　　　　　14

Case 1（60歳代，男性）**特発性拡張型心筋症** ・・・・・・・・・・・・・・・・・・・ 14
 診断 ・・・ 14
  上達へのコツ 1 ・・・ 14
 治療 ・・・ 16
  200字でまとめるKey Sentence●心エコーでのCRT設定の最適化 16
 予後 ・・・ 16
Case 2（20歳代，男性）**特発性拡張型心筋症** ・・・・・・・・・・・・・・・・・・・ 18
 診断 ・・・ 18
  ‼ Check Point 1 ・・・ 18
 治療 ・・・ 20
  上達へのコツ 2 ・・・ 20
 予後 ・・・ 21
Case 3（60歳代，男性）**虚血性心疾患** ・・・・・・・・・・・・・・・・・・・・・・・・・ 22
 診断 ・・・ 22
 治療 ・・・ 23
  ‼ Check Point 2 ・・・ 24
 予後 ・・・ 25

左室駆出率の保たれた心不全 （岩野弘幸）

基礎知識 Knowledge　26

診断 26
- 上達へのコツ 1 ● 平均左房圧と左室拡張末期圧の違い 27
- 解剖がわかる 1 ● 左室心筋重量と相対的壁厚による左室形態の分類 27
- 上達へのコツ 2 ● スペックルトラッキング法によるGLSの意義 27
- 解剖がわかる 2 ● 左房拡大方向の不均一性 31
- 上達へのコツ 3 34

治療 35

実　践 Practice　36

Case 1（70歳代，男性） 36
診断 36
- ‼ Check Point 1 38
- 上達へのコツ 1 ● さらなる画像診断へつなげる 39

治療 39
予後 39

Case 2（80歳代，男性） 40
診断 40
治療 42
予後 42
- ‼ Check Point 2 42
- 上達へのコツ 2 42

Case 3（80歳代，男性） 43
診断 43
- 上達へのコツ 3 43

治療 44
予後 44

心肥大をきたす疾患 （西川はる香，上嶋徳久）

基礎知識 Knowledge　46

診断 46
心エコー指標の計測ー左室肥大の評価 46
- 解剖がわかる 1 ● 右室の肉柱 47
- 200字でまとめるKey Sentence 1 ● リモデリング 49
- ‼ Check Point 1 50

肥大を呈する疾患：肥大型心筋症（HCM） 50

治療 54
    🖓 上達へのコツ 1●HCMの突然死リスク評価 54

肥大を呈する疾患：高血圧性心疾患（HHD） 54

治療 54
    ✒ 200字でまとめるKey Sentence 2●左室壁応力 54

肥大を呈する疾患：心アミロイドーシス 55

肥大を呈する疾患：Fabry病 56

治療 56

予後 57
    🖓 上達へのコツ 2●Fabry病の全身症状 57
    ‼ Check Point 2 57

実　践 Practice　　　　　　　　　　　　　　　　　　58

Case 1（60歳代，女性）HOCMでPTSMAを施行した一例 58

診断 58

治療 60

予後 60

Case 2（40歳代，女性）心室中部肥大に心尖部血栓・多発脳梗塞を合併した一例 ... 62

診断 62

治療・予後 62
    🖓 上達へのコツ 1●限界を知る 64

Case 3（70歳代，男性）アミロイドーシス 64

診断 64
    🖓 上達へのコツ 2●さらなる画像診断につなげる 66
    🖓 上達へのコツ 3●限界を知る 67

肺高血圧と右心不全　　　　　　　　　（守山英則，村田光繁）

基礎知識 Knowledge　　　　　　　　　　　　　　　　　68

    💡 解剖がわかる●右室の構造 68

診断 69
    ‼ Check Point 74
    🖓 上達へのコツ 74
    ✒ 200字でまとめるKey Sentence●肺高血圧が疑われたら ... 74
    ‼ ピットフォール 75

治療 75

実　践 Practice　　　　　　　　　　　　　　　　　　76

Case 1（20歳代，女性）.. 76

診断 76

治療 76

予後 77

Case 2（60歳代，男性）････････････････････････････････････ 78

診断 ･･･ 78

治療 ･･･ 80

予後 ･･･ 80

!! Check Point 1 ･･･････････････････････････････････････ 80

Case 3（70歳代，女性）････････････････････････････････････ 81

診断 ･･･ 81

!! Check Point 2 ･･･････････････････････････････････････ 84

治療 ･･･ 85

予後 ･･･ 85

僧帽弁狭窄 （野澤有紀，穂積健之）

基礎知識 Knowledge 86

診断 ･･･ 86

💡解剖がわかる ･･･ 86

✊上達へのコツ 1 ●本症診断のポイント ･･････････････････ 89

✊上達へのコツ 2 ●プラニメトリ法による計測の際の注意点 ･･ 92

✒200字でまとめるKey Sentence ･･･････････････････････ 94

治療 ･･･ 96

実 践 Practice 98

Case 1（50歳代，女性）････････････････････････････････････ 98

診断 ･･･ 98

治療 ･･･ 100

予後 ･･･ 101

Case 2（60歳代，女性）････････････････････････････････････ 102

診断 ･･･ 102

治療 ･･･ 104

予後 ･･･ 104

Case 3（60歳代，女性）････････････････････････････････････ 105

診断 ･･･ 105

治療 ･･･ 107

予後 ･･･ 107

僧帽弁逆流 （杜 德尚）

基礎知識 Knowledge 108

診断 ･･･ 108

💡解剖がわかる ･･･ 109

治療 ･･･ 114

実 践 Practice
116

Case 1 (60歳代，女性) ・・・ 116
　診断 ・・ 116
　治療 ・・ 120
　予後 ・・ 120
Case 2 (30歳代，女性) ・・・ 121
　診断 ・・ 121
　治療 ・・ 123
　予後 ・・ 123
Case 3 (80歳代，女性) ・・・ 124
　診断 ・・ 124
　治療 ・・ 125
　予後 ・・ 125

大動脈弁狭窄
（柴山謙太郎）

基礎知識 Knowledge
126

診断 ・・ 126
　👆 上達へのコツ 1 ・・ 126
　💡 解剖がわかる 1 ・・ 127
　✒ 200字でまとめるKey Sentence 1●LFLG AS ・・・・・・・・・・・・・・・・・・・・・・・・・・・・ 129
　👆 上達へのコツ 2●プレッシャー・リカバリー現象 ・・・・・・・・・・・・・・・・・・・・・・・・・・・ 129
　‼ Check Point 1●TTEの評価項目 ・・ 131
　💡 解剖がわかる 2 ・・ 132
治療・予後 ・・ 133
　✒ 200字でまとめるKey Sentence 2●TAVIのアプローチ ・・・・・・・・・・・・・・・・・・・ 133
　‼ Check Point 2●ASに対する侵襲的治療のメリット・デメリット ・・・・・・・・ 134

実 践 Practice
136

Case 1 (80歳代，女性) ・・・ 136
　診断 ・・ 136
　‼ Check Point 1●当症例のTTEでの大動脈弁狭窄症(AS)評価項目 ・・・ 138
　治療 ・・ 139
　予後 ・・ 140
Case 2 (80歳代，女性) ・・・ 142
　診断 ・・ 142
　‼ なぜその検査を施行したのか？ 1 ・・・ 142
　治療 ・・ 144
　予後 ・・ 144
　👆 上達へのコツ 1 ・・ 144

Case 3（80歳代，男性）・・・・・・・・・・・・・・・・・・・・・・・・・・・・・・・・・・145
　診断 ・・145
　　‼ なぜその検査を施行したのか？ 2 ・・・・・・・・・・・・・・・146
　　👆 上達へのコツ 2 ・・・・・・・・・・・・・・・・・・・・・・・・・・・・・・148
　治療 ・・148
　予後 ・・149

大動脈弁逆流　　　　　　　　　　　　　　　（丸尾　健）

基礎知識 Knowledge　　　　　　　　　　　　150

　診断 ・・150
　　💡 解剖がわかる ・・・・・・・・・・・・・・・・・・・・・・・・・・・・・・・・・・・151
　　👆 上達へのコツ 1 ・・・・・・・・・・・・・・・・・・・・・・・・・・・・・・152
　治療 ・・152
　心エコー指標による評価 ・・・・・・・・・・・・・・・・・・・・・・・・・・・・・153
　　✒ 200字でまとめるKey Sentence 1●大動脈基部評価のポイント ・・・・155
　　👆 上達へのコツ 2 ・・・・・・・・・・・・・・・・・・・・・・・・・・・・・・158
　　‼ Check Point 1●severe ARの閾値 ・・・・・・・・・・・・・160
　　‼ Check Point 2●手術適応の閾値 ・・・・・・・・・・・・・・・162
　　✒ 200字でまとめるKey Sentence 2●prolapse評価のポイント ・・・・・・162

実　践 Practice　　　　　　　　　　　　　　164

Case 1（60歳代，男性）・・・・・・・・・・・・・・・・・・・・・・・・・・・・・・・・・・164
　診断 ・・164
　治療 ・・167
　予後 ・・168
　　‼ 限界を知る ・・・・・・・・・・・・・・・・・・・・・・・・・・・・・・・・・・・・・169
　　‼ さらなる画像診断へつながる 1 ・・・・・・・・・・・・・・・・169
Case 2（40歳代，男性）・・・・・・・・・・・・・・・・・・・・・・・・・・・・・・・・・・170
　診断 ・・170
　治療 ・・172
　予後 ・・173
　　‼ さらなる画像診断へつながる 2 ・・・・・・・・・・・・・・・・174
Case 3（50歳代，男性）・・・・・・・・・・・・・・・・・・・・・・・・・・・・・・・・・・175
　診断 ・・175
　治療 ・・177
　予後 ・・178
　　‼ さらなる画像診断へつながる 3 ・・・・・・・・・・・・・・・・179

人工弁機能不全 （鍵山暢之）

基礎知識 Knowledge 180

診断 180
💡 解剖がわかる 180
心エコー図による観察：人工弁における注意点，重症度評価 184
☞ 上達へのコツ 190

実　践 Practice 192

Case 1 (60歳代，男性) 192
診断 192
‼ Check Point 194
治療 194
予後 194
Case 2 (60歳代，女性) 196
診断 196
‼ さらなる画像診断へつながる 196
治療 198
予後 198
Case 3 (30歳代，女性) 199
診断 199
💡 解剖がわかる 201
治療 202
予後 202
Case 4 (70歳代，男性) 203
診断 203
☞ 上達へのコツ 203
治療 205
予後 205

頻度の多い先天性心疾患（ASD，VSD，Fallot四徴症）（牧村美輪子，椎名由美）

基礎知識 Knowledge 206

心房中隔欠損症（ASD） 206
解剖・病態生理 206
💡 解剖がわかる 1 207
診断 207
✐ 200字でまとめるKey Sentence 1 208
治療 209
予後 209

心室中隔欠損症（VSD） ··· 209
解剖・病態生理 ··· 209
　💡 解剖がわかる 2 ··· 210
　‼ Check Point 1 ··· 210
診断 ··· 210
　✋ 上達へのコツ 1 ··· 212
　‼ Check Point 2 ● 右心圧の評価 ······························· 213
治療 ··· 213
　✒ 200字でまとめるKey Sentence 2 ···························· 213
予後 ··· 213

Fallot四徴症（tetralogy of Fallot） ····························· 214
解剖・病態生理 ··· 214
　💡 解剖がわかる 3 ··· 214
診断 ··· 215
　✋ 上達へのコツ 2 ··· 218
治療 ··· 219
予後 ··· 219

実　践 Practice　　　　　　　　　　　　　　　　　　220

Case 1（40歳代，女性） ··· 220
心房中隔欠損症（ASD） ··· 220
診断 ··· 220
治療 ··· 222
　‼ 治療について ··· 222
予後 ··· 222
　‼ Check Point 1 ··· 222
　‼ Check Point 2 ··· 222
　✋ 上達へのコツ 1 ··· 223

Case 2（60歳代，女性） ··· 224
心室中隔欠損症（VSD） ··· 224
診断 ··· 224
　✋ 上達へのコツ 2 ··· 224
　‼ Check Point 3 ● 心エコーによる肺体血流比：Qp/Qsの評価 ····· 224
治療 ··· 225
予後 ··· 225

Case 3（30歳代，女性） ··· 226
Fallot四徴症（tetralogy of Fallot） ····························· 226
診断 ··· 226
治療 ··· 228
　‼ 修復術について ··· 228
予後 ··· 229
　‼ Check Point 4 ··· 229
　✒ 200字でまとめるKey Sentence ································· 229

本書の使い方

特徴

① 知識を実臨床でどう使いこなせばいいのかが，一目でわかる構成．知識はあるけれど，実際にどのように活用するのかわからない，そんなときに役立ちます．

② 「基礎知識 Knowledge」と「実践 Practice」にわけて解説．それぞれに Link➡ を付け，知識がどのような場面で役立つのかを第1線で活躍する執筆者が実体験をもとに解説しています．

③ 「心臓解剖」の知識を盛り込み，目でみて理解できる紙面構成としています．

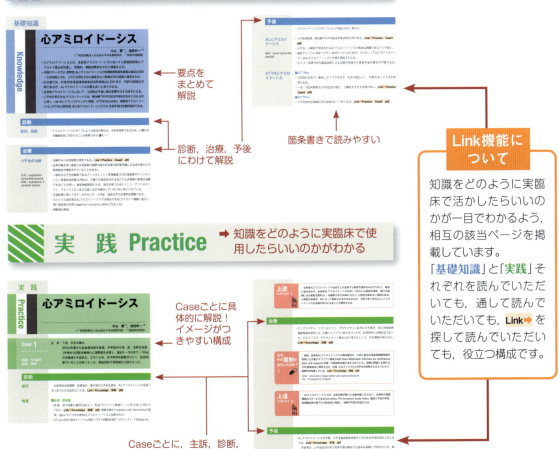

囲み記事紹介

解剖がわかる
循環器内科医が苦手とする解剖学の知識について，本シリーズを読むことで理解してもらえるよう，豊富なイラストを交えて解説．

200字でまとめる Key Sentence
各項目で特に重要な単語を200字程度で解説．

Check Point!!
各項目で特に押さえておくべきポイントを箇条書きで端的に解説．
各項目で押さえておくべき事項が，理解できる．

上達へのコツ
患者を診る際のコツや，各種検査，手技を行う際にステップアップするためのコツを解説．

なぜその薬剤を処方したのか？
症例ごとに，薬剤の処方例と，なぜ，その薬剤を処方したのかの理由を端的に解説．

略語一覧

A	**AC**	anterior commissure	前交連
	ACE-i	angiotensin converting enzyme inhibitor	アンジオテンシン変換酵素阻害薬
	AF	atrial fibrillation	心房細動
	ARB-i	angiotensin II receptor blocker inhibitor	アンギオテンシンII受容体拮抗薬
	AS	aortic stenosis	大動脈弁狭窄
	Asc Ao	ascending aorta	上行大動脈
	ASD	atrial septal defect	心房中隔欠損
	ASH	asymmetric septal hypertrophy	非対称性中隔肥大
	ASPWD	anteroseptal to posterior wall delay	
	AT	acceleration time	加速時間
	AVA	aortic valve area	大動脈弁口面積
	AVJ	aorto-ventricular junction	
B	**BAV**	balloon aortic valvuloplasty	経カテーテル大動脈弁形成術
	BMIPP	^{123}I-β-methyl-P-iodophenyl-pentadecanoic acid	βメチル-P-ヨードフェニルペンタデカン酸
	BNP	brain natriuretic peptide	脳性ナトリウム利尿ペプチド
	BPA	balloon pulmonary angioplasty	バルーン肺動脈形成術
	BSA	body surface area	体表面積
C・D	**CABG**	coronary artery bypass grafting	冠動脈バイパス術
	Cre	creatinine	クレアチニン
	CRT	cardiac resynchronization therapy	心臓再同期療法
	CTEPH	chronic thromboembolic pulmonary hypertension	慢性血栓塞栓性肺高血圧症
	D1	first diagonal branch	第1対角枝
	DVI	Doppler velocity index	
E	**EF**	ejection fraction	駆出分画率
	EOAI	effective orifice area index	
	EROA	effective regurgitant orifice area	逆流弁口面積

E	ERS	European Respiratory Society	欧州呼吸器学会
F・G	FAC	fractional area change	右室断面積変化率
	GLS	global longitudinal strain	長軸方向の平均ストレイン値
H	HCM	hypertrophic cardiomyopathy	肥大型心筋症
	HFmrEF	heart failure with mid-range ejection fraction	左室駆出率がHFrEFとHFpEFの中間に保たれた心不全
	HFpEF	heart failure with preserved ejection fraction	左室駆出率の保たれた心不全
	HFrEF	heart failure with reduced ejection fraction	左室駆出率の低下した心不全
	HHD	hypertensive heart diseases	高血圧性心疾患
	HOCM	hypertrophic obstructive cardiomyopathy	閉塞性肥大型心筋症
I	IE	infectious endocarditis	感染性心内膜炎
	IVC	inferior vena cava	下大静脈
	IVST	interventricular septal thickness	心室中隔厚
L	LAD	left anterior descending	左前下行枝
	LAVD	left ventricular assist device	左室補助人工心臓
	LCC	left coronary cusp	左冠尖
	LFLG	low-flow, low-gradient	低流量低圧較差
	LGE	late gadolinium enhancement	ガドリニウム遅延造影
	LITA	left internal thoracic artery	左内胸動脈
	LV	left ventricle	左室
	LV mass	left ventricular mass	左室心筋重量
	LVDd	left ventricular end-diastolic diameter	左室拡張末期径
	LVDs	left ventricular end-systolic diameter	左室収縮末期径
	LVEDV	left ventricular end-diastolic volume	左室収縮終末期容積
	LVEF	left ventricular ejection fraction	左室駆出率
	LVESP	left ventricular end-systolic pressure	左室収縮末期径
	LVESV	left ventricular end-systolic volume	左室収縮末期容量

L	**LVH**	left ventricular hypertrophy	左室肥大
	LVOT	left ventricular outflow tract	左室流出路
	LVPW	left ventricular posterior wall	左室後壁厚
M	**MAPCA**	major aortopulmonary collateral artery	主要体肺側副動脈
	MI	mitral insufficiency	僧帽弁閉鎖不全症
	MR	mitral regurgitation	高度僧帽弁閉鎖不全症
	MR	mitral valve regurgitation	僧帽弁閉鎖不全症
	MSA	membranous septal aneurysm	膜性部中隔瘤
	MVR	mitral valve replacement	僧帽弁置換術
N	**NCC**	non-coronary cusp	無冠尖
	NT-pro BNP	N-terminal pro brain natriuretic peptide	脳性ナトリウム利尿ペプチド前駆体N端フラグメント
O・P	**OMC**	open mitral commissurotomy	直視下交連切開術
	PAH	pulmonary arterial hypertension	肺動脈性肺高血圧症
	PC	posterior commissure	後交連
	PC	phase contrast	位相コントラスト法
	PCPS	percutaneous cardiopulmonary support	経皮的心肺補助法
	PG	pressure gradient	圧較差
	PISA	proximal isovelocity surface area	近位部等流速表面
	PPM	patient-prosthesis mismatch	患者ー人工弁不適合
	PT-INR	prothrombin time-international normalized ratio	プロトロンビン時間国際標準比
	PTMC	percutaneous transseptal mitral commissurotomy	経皮的経静脈的僧帽弁交連切開術
	PTSMA	percutaneous transluminal septal myocardial ablation	カテーテル心筋焼灼術
	PVE	prosthetic valve endocarditis	人工弁感染性心内膜炎
	PWT	posterior wall thickness	後壁厚
	PWTd	posterior wall thickness diastolic	左室後壁厚
R	**RCC**	right coronary cusp	右冠尖
	RVol	regurgitant volume	逆流量

R	**RVEF**	right ventricular ejection fraction	右室駆出分画(率)
	RWT	relative wall thickness	相対的壁厚
S	**SAM**	systolic anterior motion	僧帽弁前尖の収縮期前方運動
	SAVR	surgical aortic valve replacement	外科的大動脈弁置換術
	SPWMD	septal to posterior wall motion delay	
	STJ	sino-tubular junction	上行大動脈移行部
	SV	stroke volume	一回拍出量
T・V	**TAPSE**	tricuspid annular plane systolic excursion	三尖弁輪収縮期移動距離
	TAVI	transcatheter aortic valve implantation	経カテーテル的大動脈弁植込み術
	TDI	tissue Doppler imaging	組織ドプラ法
	TEE	transesophageal echocardiography	経食道心エコー図
	TRPG	tricuspid regurgitation pressure gradient	三尖弁圧較差
	TRV	tricuspid regurgitation velocity	三尖弁逆流速度
	TTE	transthoracic echocardiography	経胸壁心エコー図
	TVI	time-velocity integral	左室流出路の血流速波形の積分値
	VSD	ventricular septal defect	心室中隔欠損症

執筆者一覧

■ **編集主幹**

筒井裕之   九州大学大学院医学研究院循環器内科学教授

■ **編　集**

大門雅夫   東京大学医学部附属病院検査部・循環器内科講師

■ **執筆者（掲載順）**

山本昌良   筑波大学医学医療系循環器内科

瀬尾由広   筑波大学医学医療系循環器内科准教授

岩野弘幸   北海道大学大学院医学研究院循環病態内科学

西川はる香   公益財団法人心臓血管研究所付属病院循環器内科

上嶋徳久   公益財団法人心臓血管研究所付属病院循環器内科心不全担当部長

守山英則   慶應義塾大学医学部循環器内科

村田光繁   慶應義塾大学医学部中央臨床検査部臨床検査医学専任講師

野澤有紀   和歌山県立医科大学循環器内科

穂積健之   和歌山県立医科大学循環器内科准教授

杜　徳尚   岡山大学大学院医歯薬学総合研究科循環器内科

柴山謙太郎   東京ベイ・浦安市川医療センター循環器内科医長

丸尾　健   倉敷中央病院循環器内科

鍵山暢之   セントルイス・ワシントン大学循環器内科

牧村美輪子   聖路加国際病院臨床検査科生理機能検査室

椎名由美   聖路加国際病院循環器内科

循環器診療　ザ・ベーシック

心エコー図

基礎知識

Knowledge

左室駆出率の
低下した心不全

山本昌良, 瀬尾由広 (筑波大学医学医療系循環器内科)

- 左室駆出率 (LVEF) の低下した心不全は heart failure with reduced ejection fraction (HFrEF) とよばれ, 左室駆出率の保たれた心不全 (HFpEF) と対をなす心不全の分類である。
- 左室リモデリングを伴う左室収縮障害を主病態に, 左室拡張障害, 機能性僧帽弁逆流, 右心不全等の因子が関与する。
- LVEFの代表的測定方法は2D心エコー図による modified Simpson 法だが, ガイドラインでは3D心エコー図による測定が推奨されている。
- スペックルトラッキング法から求められる長軸方向の平均ストレイン値は global longitudinal strain (GLS) とよばれ, ガイドラインや多くの研究で注目されている新しい収縮能指標である。

診断

病因・病態

HFrEF：heart failure with reduced ejection fraction
HFpEF：heart failure with preserved ejection fraction
LVEF：left ventricular ejection fraction
HFmrEF：heart failure with mid -range ejection fraction

GLS：global longitudinal strain

- HFrEFとHFpEFの境界となる左室駆出率 (LVEF) は40, 45, 50%等とガイドラインや研究によって異なる。
- 2016年のヨーロッパ心臓病学会の心不全のガイドラインではHFrEFとHFpEFの中間に位置するHFmrEFという概念が提唱された[1]。この分類におけるLVEFのカットオフ値はHFrEF<40%, HFmrEF 40〜49%, HFpEF≧50%である。
- HFrEFの代表的な原疾患としては, 拡張型心筋症, 虚血性心筋症, 拡張相肥大型心筋症, 心サルコイドーシス, 薬剤誘発性心筋症等が挙げられる。
- LVEFおよび左室容積の計測はHFrEFの重症度や治療経過の推移をみるうえで重要な指標であり, 代表的測定方法としては2D心エコー図から求める modified Simpson法がある。また, 3D心エコー図から求めることも可能である。
- LVEFは代表的な左室収縮能指標であるが, 前負荷や後負荷に依存する指標であり, 「真の収縮能」を表しているとは限らない。HFrEFではLVEFが低下しても左室が拡大することで心拍出量はすぐには低下しない。
- スペックルトラッキング法から求められる長軸方向の平均ストレイン値はGLSとよばれ, ガイドラインや多くの研究で注目されている新しい収縮能指標である。
- 刺激伝導障害を合併することも多く, 左室収縮の同期性が損なわれ (左室非同期) 収縮能のさらなる低下に関与する。**Link➡Practice Case 1　p14**

心エコー指標の計測：左室容積，左室駆出率の計測

■左室断層法もしくはMモード法

- 胸骨左縁左室長軸像もしくは短軸像において，左室拡張末期径と収縮末期径を計測し，推定式により拡張末期容積と収縮末期容積が算出される（**図1**）。推定式としてTeichholz法が一般的で，各容積が（$7 \times$左室短径^3）/（$2.4+$左室短径）から求められる。
- 左室の長径は推定式から求められる。球形化した左室では左室長径を過大評価する等，正確性を欠くため，拡大心における左室容積測定には他の方法が推奨される。

> **Check Point 1 !!**
> 　断層法においてアメリカ心エコー図学会のガイドラインでは拡張末期径は「僧帽弁が閉じた最初のフレーム」，収縮末期径は「大動脈弁が閉じた直後のフレーム」での測定が推奨されている。Mモード法では拡張末期径は「R波の頂点」，収縮末期径は「T波の終了点もしくは後壁の頂点」での計測が一般的である。

図1 断層法とMモード法による左室内径の計測

斜め切りにならないように中隔および後壁に垂直に測定する。乳頭筋が描出されている場合は中隔もしくは側壁に寄った断面であり（**b**，緑線），左室内径を過小評価する。
a：断層法（左室長軸像）
b：断層法（左室短軸像）
c：Mモード法

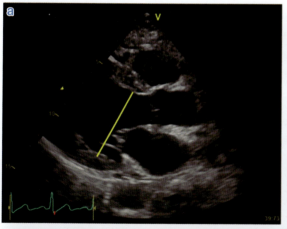
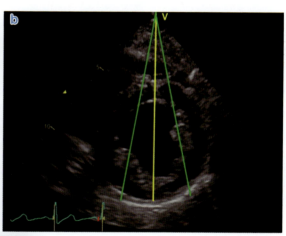
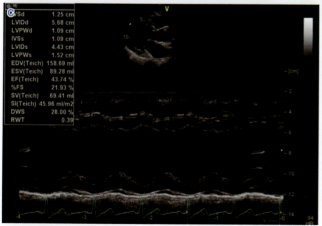

左室駆出率の低下した心不全

上達へのコツ 1

- 短軸像での左室径の測定は左室の中心を通る断面で測定できるのが利点である。ただし，画が斜め切りになっている可能性があり，左室が「縦長」になっていないことを確認する。
- 長軸像では描出画面が左室の真ん中を通っていない可能性がある。画面に乳頭筋が描出されている場合は，中隔もしくは自由壁のどちらかに寄った断面である。

- 左室は収縮時に心尖部方向へ移動するため，Mモード法では収縮末期径と拡張末期径の測定部位が異なる。
- Mモード法は時間分解能が高く，中隔の奇異性運動など詳細な壁運動の観察ができるが，2015年のアメリカ心エコー図学会のガイドラインでは左室内径の計測においては断層法による測定が推奨されている[2]。
- 同ガイドラインで左室内径の測定部位として僧帽弁弁尖を通る断面での計測が推奨されている。S字状中隔の症例や心不全で球状化している症例では内径は測定部位により大きく異なる（図2）。そのため左室のリモデリングを評価する場合は同一方法での測定値を比較する，もしくは後述するmodified Simpson法や3D心エコー図法による容積の評価が適する。

■Modified Simpson法

- 心尖部四腔像および二腔像においてそれぞれの内腔をトレースすることで求められる。Link➡Practice Case 1　p14, Case 2　p18, Case 3　p22
- 20の楕円体のディスクを基部から心尖部方向に積み上げ，それぞれの容量を合算して求められる（図3）。
- 左室瘤などの存在により「楕円体の集合体」と仮定できない形態の場合はその計測が不正確となる，「真の心尖部」が描出されていなければ容積を過小評価する，トレース部位による検者間誤差の問題などもある。
- 心臓MRIと比較した研究では拡張末期容積および収縮末期容積を過小評価することが報告されている[3]。

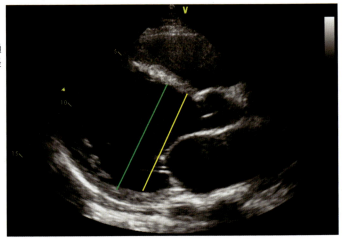

図2　左室球状化症例における左室拡張末期径の計測

ガイドラインで推奨されている僧帽弁弁尖を通過する部位での測定（黄線）では74mm，最大径（緑線）は80mmと大きな差が生じる。

図3　Modified Simpson法によるLVEF計測
a：四腔像（拡張末期）
b：四腔像（収縮末期）
c：二腔像（拡張末期）
d：二腔像（収縮末期）

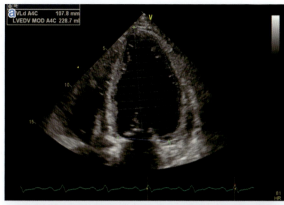
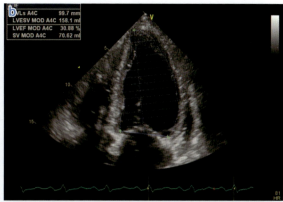
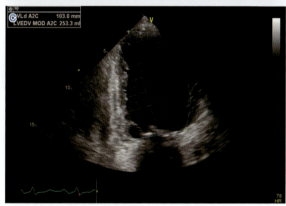
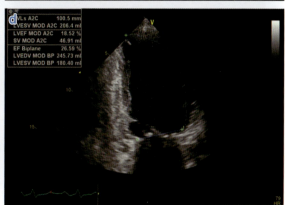

■Eye ball 法

- LVEFを見た目から推定する方法である。通常は5%刻み程度で記載する。
- 心不全急性期等で良好な画像が記録できない場合にも用いられる。
- トレーニングを積んだ検査者が求めるeye ball LVEFは心臓MRIから求めたLVEFと強い相関があることが報告されている[4]。

■3D心エコー図

- 左室内腔をトレースすることで仮定なく，実際の左室容積を求めることができる（**図4**）。アメリカ心エコー図学会のガイドラインにおいて最も推奨されている左室容積の計測方法である。
- エコー装置によっては自動的に，もしくは一部手動で修正を加えることで測定される。
- 2D心エコー図と比較した問題点は画質とフレームレートが低いことが挙げられる。ゆえに，画質不良例や頻脈もしくは拡大心において画角を広げることでフレームレートが低い場合は計測の正確性が低下する。

図4 3D心エコー図によるLVEF計測

左室内膜が自動でトレースされ，必要に応じて修正を加えた後，心周期における左室容積の変化がグラフ化される。

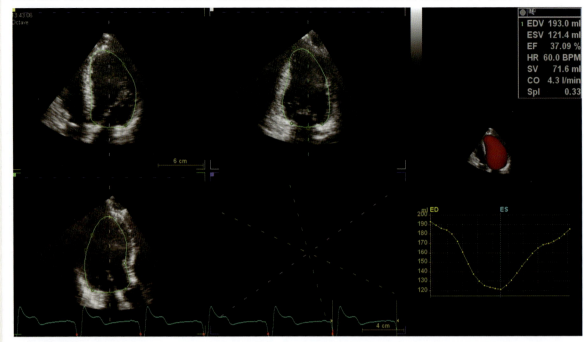

心エコー指標の計測：壁運動異常

- 虚血性心筋症か否かを見分けるには，壁運動異常が冠動脈の走行と一致しているかが鑑別点となる（図5）。
- 疾患によっては，壁運動異常・菲薄化の好発部位がある（心サルコイドーシス→心室中隔基部。心筋炎や筋ジストロフィーに伴う心筋疾患→左室後壁基部）。
- 心サルコイドーシスに伴う心室瘤はルーチンの断面像の観察だけでは見逃すおそれがあり，各断面間のプローブ操作の間も連続的に観察を行う。

Check Point 2

自分が意図する断面が正しく描出されているかを確認する。例えば，心尖部二腔像で描出するのは前壁と下壁であるが，前乳頭筋が描出されている場合は前壁ではなく側壁が描出されている。また，左室心尖部は右室心尖部よりも先端に存在するため，心尖部四腔像で両者が同一の高さで描出されているときは「真の心尖部」は含まれていない。

上達へのコツ2

収縮とは壁厚が増加することである。心内膜の内腔方向への移動から収縮能を判定すると，周囲の心筋収縮に引っ張られて移動しているだけの場合も収縮と誤認する。また，心膜と癒着がある場合は収縮していても内方運動が乏しい場合は無収縮と誤認する。

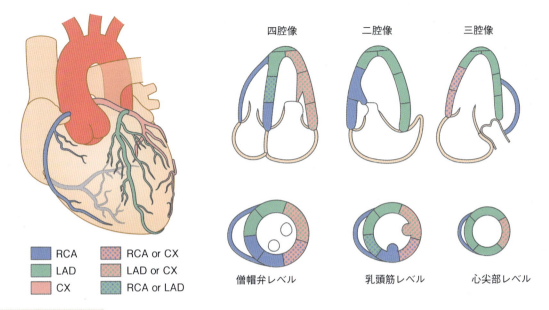

図5 冠動脈の走行と灌流領域
RCA：右冠動脈，CX：回旋枝，LAD：左前下行枝

■左室GLS（global longitudinal strain）

- 定量的に壁運動を評価する方法にスペックルトラッキング法を用いたストレイン解析がある。
- スペックルトラッキング法とは超音波画像上の微小構造の模様（スペックル）のパターンを認識，追従（トラッキング）することで関心領域の組織の位置の変化や移動速度が算出できる方法である。

> **200字でまとめる Key Sentence**
>
> ストレインとは物に力が加わったときの変化量のことであり，心筋が収縮により初期長からどれだけ変化したかを表す指標である。収縮する方向により名称が異なり，心尖部像で心尖に向かう方向に収縮する場合を長軸方向ストレイン（longitudinal strain），左室短軸像では中心方向ストレイン（radial strain），円周方向ストレイン（circumferential strain）とよぶ（図6）。

図6　スペックルトラッキング法による左室ストレイン解析
それぞれ6セグメントに分けられ，各セグメントごとにストレイン値が計測される。

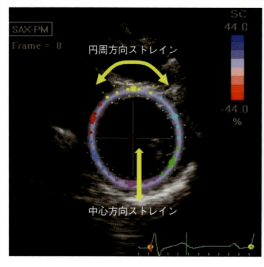
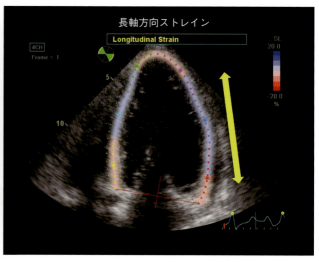

- 全18セグメントの長軸方向の平均ストレイン値はGLSとよばれ，アメリカ心エコー図学会のガイドラインでLVEFと並んで記載されている新しい収縮能指標である。
  Link➡Practice Case 3　p22
- 正常のカットオフ値としては－20％が挙げられている。ただし，エコー機種間による測定値の差があることが報告されており，解釈には注意が必要である。
- LVEFより先に低下し，LVEFが保たれている時点での潜在的な収縮機能障害を反映するとされ，早期の心機能障害のマーカーとして重要であるが，HFrEFにおいてもGLSは独立した予後予測因子であるとの報告がなされている[5]。
- 半自動測定のAFIを用いることで長軸方向ストレインがBull's eye map表示されるため，壁運動異常の全体像を把握しやすい（**図7**）。
- LVEFと比較しGLSは検者間の誤差が小さいという報告がなされており，継時的な収縮能の変化の指標としても有用である[6]。

AFI：automated functional imaging

心エコー指標の計測：左室非同期

- 心機能低下例においては刺激伝導系の伝導障害を伴うことが多い。電気的興奮の遅延は左室収縮の部位によるばらつきを生じさせ，それが左室からの血液駆出の効率性を低下させる（左室非同期）。
- 心臓再同期療法（CRT）は左室非同期の改善を目的としたペーシング治療である。右室と，冠状静脈洞を経て左室自由壁に挿入したリードから左室を挟み込むようにペーシングする。
- 日本循環器学会ガイドラインにおけるCRTのClass I適応は「最適の薬物治療でもNYHA Class IIIまたは通院可能な程度のClass IVの慢性心不全を呈し，左室駆出率35％以下，QRS幅120msec以上で，洞調律の場合」となっており，心エコー図指標は含まれていない。しかし，左室非同期の存在および植え込み後のリバースリモデリングと関係する心エコー図指標についての数多くの報告がある。

CRT：cardiac resynchronization therapy
NYHA：New York Heart Association

図7 AFIモードによるBull's eye map表示（Practice Case 3より）

収縮末期の時相における赤色の領域は収縮（マイナスの値），青色の領域は伸展（プラスの値）を表す。全体的に収縮能は低下しているが，特に後壁〜前壁の基部を中心にakinesis〜dyskinesisの領域を認める。また，GLSも−5.4％と高度に低下を認める。

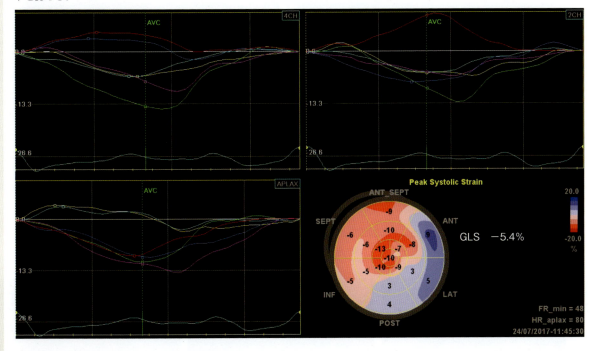

- 自己心室伝導が残存している症例においては，右室をペーシングせず，自己心室伝導と左室自由壁ペーシングを融合させる機能を搭載した機種もある。右室をペーシングしないことで電池寿命を延長させるのみならず，右室機能が保持される可能性が期待されている。
- 左室非同期の心エコー図による評価方法は視覚的評価と定量的評価とがある。

■視覚的評価法

- 視覚的評価の代表的指標は「septal flash」と「apical shuffle」である。
- septal flashは収縮早期もしくは前駆出期に中隔が左室内腔方向へ変位し速やかに戻る壁運動を指す（図8）。Link➡Practice Case 1 p14　左脚ブロック症例や右室心尖部ペーシングの症例に多く認められる。成因として，①中隔に電気的刺激が届いた時点では，自由壁には電気的刺激が到達していない（電気的伝導遅延），②中隔を押し戻す自由壁のバイアビリティの残存が必要であり，認める場合はCRTの効果が期待できることが挙げられる。視覚的に判断困難な場合はMモード法で明瞭に観察可能である。
- apical shuffleは中隔と自由壁の収縮時相あるいは収縮性の差によって，通常は「固定」された心尖部が左右に回転する運動である。観察には心尖部四腔像が適しており，心尖部が①収縮早期の中隔収縮に合わせて中隔方向に回転，②側壁の収縮に合わせて側壁方向へ回転，③拡張早期に中隔方向へ回転して元の位置に戻る（図9）。

図8 左脚ブロック症例におけるseptal flashとCRTによる非同期の改善

自己脈時はseptal flash（橙矢印）を認め，後壁の収縮（緑矢印）との間に大きな時間差が生じている（左室非同期）。CRTによりseptal flashは消失し，中隔と後壁の収縮時相がほぼ一致している。

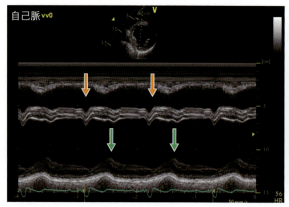
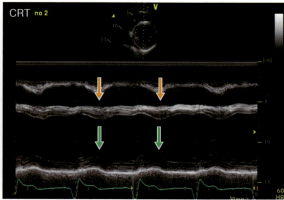

図9 Apical shuffleの観察（心尖部四腔像）

心尖部が収縮早期の中隔収縮（a）に合わせて中隔方向に回転（b），側壁の収縮に合わせて側壁方向へ回転（c），拡張早期に中隔方向へ回転して元の位置に戻る。

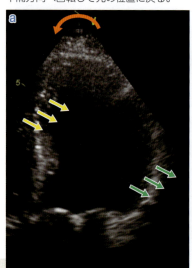
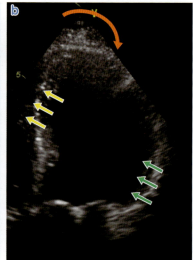
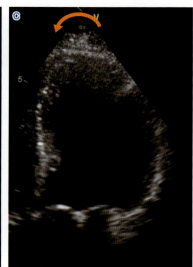

■**定量的評価法**

- Mモード法や2Dスペックルトラッキング法から求める前壁中隔と後壁の収縮時相差が代表的な定量的指標である。

SPWMD：septal to posterior wall motion delay

- Mモードから求める前壁中隔と後壁の収縮時相差であるSPWMDは左室乳頭筋レベルの短軸像において計測する。Pitzalisらは，カットオフ値を130msecとすることで感度92％，特異度78％でCRT後のLVEFの上昇（5％以上）を予測できたことを報告している[7]（**図8**）。

ASPWD：anteroseptal to posterior wall delay

- Suffolettoらはスペックルトラッキング法を用いて乳頭筋レベルの短軸像において前壁中隔と後壁における最大値をとるピークの時相差（ASPWD）が130msec以上をcut offとし，CRT後のLVEFの15％以上の改善を感度89％，特異度83％で予測可能であったと報告している[8]（**図10**）。

図10 2Dスペックルトラッキング法による左室非同期の評価（左室短軸像乳頭筋レベル）
前壁中隔（黄色）と後壁（紫）におけるピークの時相差を計測する。

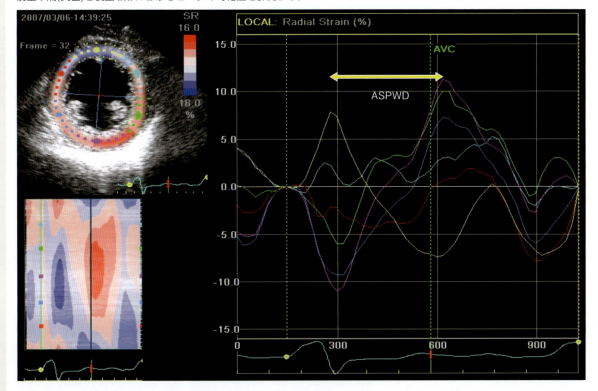

■3Dスペックルトラッキング法

- 三次元スペックルトラッキング法は16セグメントに分けた左室全体を，同一心拍で解析できる利点があるが，現時点では測定可能な機種が限られている（**図11**）。
- Activation imaging法は機械的収縮伝播を電気的興奮伝播に近似させた画像方法であり，壁運動の開始タイミングや伝播の様子を視覚的に観察できる（**図12**）。
- 問題点としては2Dスペックルトラッキング法と比べて低いフレームレートにより微小な心筋の運動が表現されない可能性や，拡大心では画角に左室全体が収まらずトラッキングの精度が低下する可能性があることである。

図11　三次元スペックルトラッキング法による解析

全16セグメントのストレイン値が同時に解析可能である。今回測定したストレインは左室内膜の面積の変化率を表すエリアストレインであり，収縮によりマイナスの値を呈する。

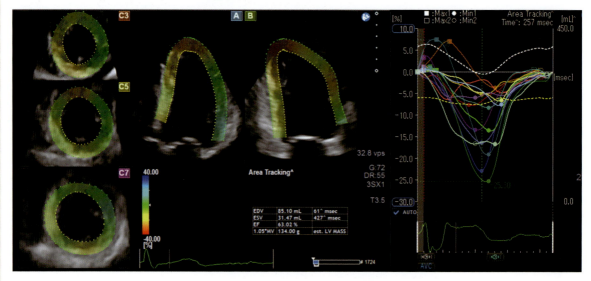

図12　左脚ブロック症例におけるアクティベーションイメージングでの左室収縮伝播の解析

a：左室中隔心尖部付近に左室の最早期興奮部位を認める。
b：前壁方向へはブロックラインが存在し，興奮伝播は心尖部を回り込んで後壁方向へ向かっている。

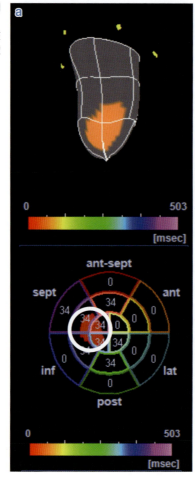
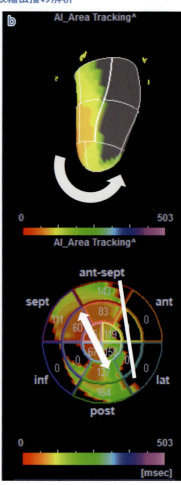

治療

RAS : renin-angiotensin system

- HFrEFにエビデンスのある薬物治療には，レニン・アンジオテンシン系（RAS）を抑制するアンジオテンシン変換酵素阻害薬（忍容性のない場合はアンジオテンシンⅡ受容体拮抗薬）と抗アルドステロン薬，交感神経系を抑制するβ遮断薬が挙げられる。特にβ遮断薬はリバースリモデリングの作用に期待して積極的な投与・増量を行う。Link➡Practice Case 1 p14, Case 2 p18

- 虚血性心筋症においては経皮的冠動脈形成術，もしくは冠動脈バイパス術による完全血行再建をめざす。Link➡Practice Case 3 p22

CRT : cardiac resynchronization therapy

- 薬物治療抵抗性の症例においては，心サルコイドーシス，心Fabry病などの特異的治療方法のある二次性心筋症の除外が十分か否かを再確認する。それらが否定的であれば，心臓再同期療法（CRT），左室形成術などの非薬物治療の適応を検討する。適応判断には，心エコーによる左室非同期Link➡Practice Case 1 p14や心筋バイアビリティの評価Link➡Practice Case 3 p22が重要となる。

BTT : bridge to transplantation

- いかなる治療にも抵抗性の心不全に対しては心臓移植の適応を検討する。心臓移植の適応を取得した症例においては，心臓移植までの橋渡しとして植込み型補助人工心臓の使用（BTT）が可能である。一方で，劇症型心筋炎や慢性心不全の急性増悪による急性循環不全においては体外式補助人工心臓の使用が可能である。Link➡Practice Case 3 p22

文献

1）Ponikowski P, Voors AA, Anker SD, et al：2016 ESC Guidelines for the diagnosis and treatment of acute and chronic heart failure：the Task Force for the diagnosis and treatment of acute and chronic heart failure of the European Society of Cardiology（ESC）. Developed with the special contribution of the Heart Failure Association（HFA）of the ESC. Eur J Heart Fail 18：891-975, 2016.

2）Lang RM, Badano LP, Mor-Avi V, et al：Recommendations for cardiac chamber quantification by echocardiography in adults：an update from the American Society of Echocardiography and the European Association of Cardiovascular Imaging. J Am Soc Echocardiogr 28：1-39, 2015.

3）Jenkins C, Moir S, Chan J, et al：Left ventricular volume measurement with echocardiography：a comparison of left ventricular opacification, three-dimensional echocardiography, or both with magnetic resonance imaging. Eur Heart J 30（1）：98-106, 2009.

4）Gudmundsson P, Rydberg E, Winter R, et al：Visually estimated left ventricular ejection fraction by echocardiography is closely correlated with formal quantitative methods. Int J Cardiol 101：209-212, 2005.

5）Sengeløv M, Jørgensen PG, Jensen JS, et al：Global Longitudinal Strain Is a Superior Predictor of All-Cause Mortality in Heart Failure With Reduced Ejection Fraction. JACC Cardiovasc Imaging 8：1351-1359, 2015.

6）Farsalinos KE, Daraban AM, Ünlü S, et al：Head-to-Head Comparison of Global Longitudinal Strain Measurements among Nine Different Vendors：The EACVI/ASE Inter-Vendor Comparison Study. J Am Soc Echocardiogr 28：1171-1181, 2015.

7）Pitzalis MV, Iacoviello M, Romito R, et al：Cardiac resynchronization therapy tailored by Echocardiographic evaluation of ventricular asynchrony. J Am Coll Cardiol 40：1615-1622, 2002.

8）Suffoletto MS, Dohi K, Cannesson M, et al：Novel Speckle-Tracking Radial Strain From Routine Black-and-White Echocardiographic Images to Quantify Dyssynchrony and Predict Response to Cardiac Resynchronization Therapy. Circulation 113：960-968, 2006.

実践 Practice

左室駆出率の低下した心不全

山本昌良, 瀬尾由広(筑波大学医学医療系循環器内科)

Case 1　特発性拡張型心筋症

年齢：60歳代
性別：男性

主　訴：労作時息切れ

労作時息切れを主訴に前医を受診。高度僧帽弁閉鎖不全症(MR)を伴う心機能の低下(LVEF 33%), 心房細動を認めた。β遮断薬およびアルドステロン受容体拮抗薬にて治療が開始されたが, LVEFは18%まで低下し, 症状が増悪したために当院を紹介受診となる。

MR：mitral regurgitation

診断

身体所見
BMI：body mass index
SpO₂：oxygen saturation of peripheral artery

- 身長166cm, 体重53kg〔肥満指数(BMI)＝19.0kg/m^2〕, 血圧98/62mmHg, 脈拍62/分・不整, 末梢動脈血酸素飽和度(SpO$_2$)96%, 心音：Ⅲ音および心尖部を最強点とするLevineⅡ/Ⅳの汎収縮期雑音を聴取, 肺音：清, 下腿浮腫なし。

心電図検査(図1)
- 心拍数85bpm, 心房細動, 左脚ブロック

採血
BNP：brain natriuretic peptide
Cre：creatinine
AST：aspartate aminotransferase

- BNP 1,420pg/mL, Cre 1.93mg/dL, 総ビリルビン0.7mg/dL, AST 55U/L。

心エコー図(図2)
LVEDV/ESV：left ventricular end-diastolic volume/end-systolic volume
LVEF：left ventricular ejection fraction

- LVEDV/ESV 217/176mL, LVEF 19% (modified Simpson法)。**Link➡Knowledge** 診断 p2
- びまん性の高度壁運動低下, 機能性高度MR, 高度左房拡大(左房容積係数 108mL/m^2), septal flash(**Link➡Knowledge** 診断 p9)を認める。

上達へのコツ 1　Septal flashは通常のMモードのカーソルが通る前壁中隔より, 下壁中隔により強く認めることがある。機種によってはカーソルを任意の部位に移動可能であり, その場合は下壁中隔にカーソルを当てることでseptal flashがより明確となる(図2d)。

図1　心電図（入院時）
心拍数85bpm，心房細動，左脚ブロック

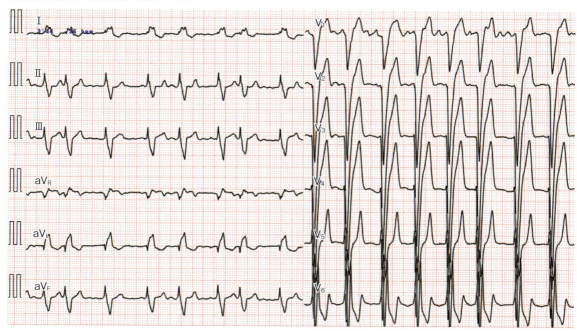

図2　心エコー図（入院時）
a：心尖部四腔像，**b**：左室短軸像Mモード，**c**：心尖部長軸像カラーモード，**d**：左室短軸像Mモード
高度の左室拡大，収縮能の低下，高度機能性MRを認める。通常のMモード法でもseptal flashは指摘できるが（**b**，黄色矢印），Mモードカーソルを下壁中隔に傾けるとseptal flashはより明瞭となる（**d**，黄色矢印）。緑色矢印は後壁の収縮ピークを表す。

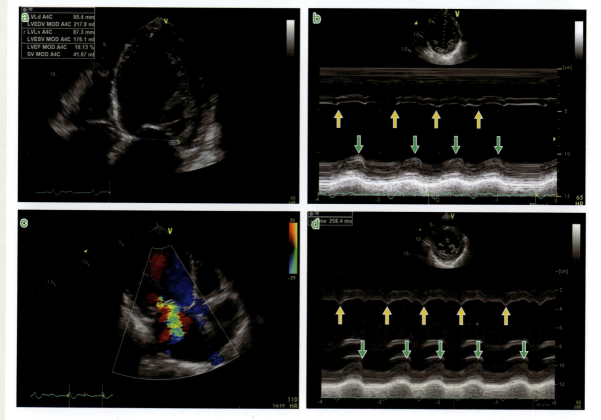

治療

- 冠動脈造影では有意狭窄を認めず，心筋生検を含めた精査の結果，特発性拡張型心筋症と診断した。薬物治療抵抗性の左脚ブロックを伴う高度収縮能低下症例であり心臓再同期療法（CRT）の適応と考えられた。

- また，心エコー図でも左室非同期の存在を示唆する明瞭なseptal flashを認め（**Link ➡Knowledge　診断　p9**），CRTの効果が得られることが想定された。左房は高度に拡大しており洞調律の維持は困難が予想されたが，心房機能の回復に期待し，CRT施行直前に電気的除細動を行い，洞調律化に至った。心房リードは右心耳，2本の心室リードは右室心尖部と左室後壁にそれぞれ留置を行った。

CRT：cardiac resynchronization therapy

200字でまとめる Key Sentence

心エコーでのCRT設定の最適化

　右室と左室のリードからのペーシングタイミングの時間差はVVディレイとよばれ設定が可能である。左室の同期性が最も改善し，最大の心拍出量が得られるVVディレイが至適VVディレイである。左室流出路の血流速波形の積分値（TVI）は一回拍出量に比例するため参考とするが，左室の同期性と一致しないケースが存在するため，左室非同期の指標と組み合わせて総合的に判断する。

TVI：time-velocity integral

予後

- CRT導入後に左室はリバースリモデリングを認め（LVEDV/ESV 96/40mL，LVEF 61%），機能性MRはほぼ消失した（**図3**）。左室リバースリモデリングの代表的な定義に「植え込みから6カ月後の時点での左室収縮末期容積の15%以上の減少」があり，良好な予後予測因子と考えられている。

- また，左房も縮小を認め（左房容積係数67mL/m²），僧帽弁流入血流速波形における心房収縮波も次第に増高し，心房機能の回復が認められた。BNP 41pg/mL，Cre 1.41 mg/dLと改善し，以後は心不全の再増悪なく経過している。

図3　心エコー図（退院6カ月後）

a：心尖部四腔像（拡張末期）
b：心尖部四腔像（拡張末期）
c：心尖部長軸像カラードプラ
d：僧帽弁流入血流速波形

左室はリバースリモデリングを認め，機能性MRもほぼ消失した．十分な心房収縮波を認め，心房機能が回復したと考えられる．

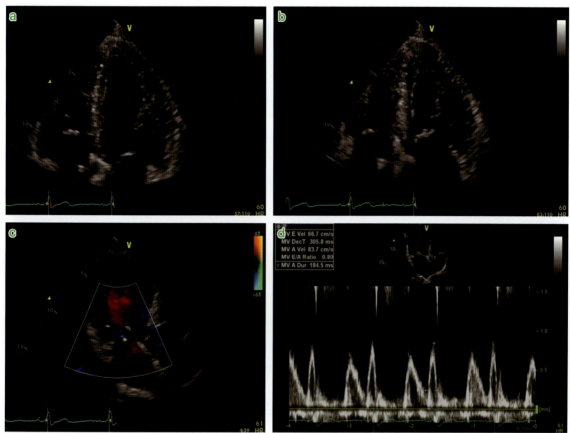

Case 2 特発性拡張型心筋症

年齢：20歳代
性別：男性

主 訴：咳嗽，吐気

発熱，吐気を主訴に前医を受診した．当初は感冒と診断されたが症状は改善せず．再診時に胸部X線検査で心拡大（心胸郭比70％），心拍数150/pbm，収縮期血圧70mmHg台，心エコーで高度の左室収縮機能障害（LVEF 15％程度）を認めた．心原性ショック状態と考えられ，当院に緊急搬送となる．

診断

身体所見
- 身長185cm，体重97kg（BMI＝28.3kg/m^2），血圧98/65mmHg，脈拍134/分・不整，SpO$_2$ 100％（酸素3L/分投与下），心音：Ⅲ音および心尖部を最強点とするLevineⅡ/Ⅳの汎収縮期雑音を聴取，肺音：清，軽度の下腿浮腫を認める．

心電図検査（図4）
- 心拍数130bpm，心房細動，V5-V6でST低下

採血
- 総ビリルビン2.6mg/dL，AST 13,783U/L，Cre 1.98mg，BNP 625pg/mL

心エコー図（図5）

LVDd/Ds：left ventricular end-diastolic dimension / end-systolic dimension

- LVDd/Ds 65/58mm，LVEF 24％（Mモード法），LVEDV/ESV 241/198mL，LVEF 18％（modified Simpson法）．**Link➡Knowledge 診断 p2**
- びまん性の高度壁運動低下，機能性高度MR，心尖部に血栓を認める．心嚢水なし．

> **Check Point 1 !!**
> 高度の左室機能不全においては左室の心尖部や瘤化した部位に血栓が生じ，塞栓症の原因となることがあるため注意深く観察する（図6）．急性心筋炎や急性心筋梗塞のような炎症の関与する病態では特に血栓ができやすい．可動性を伴うものや低エコー輝度の新鮮血栓は特に塞栓のリスクが高い．

図4 心電図
心拍数130bpm，心房細動，V5-V6でST低下

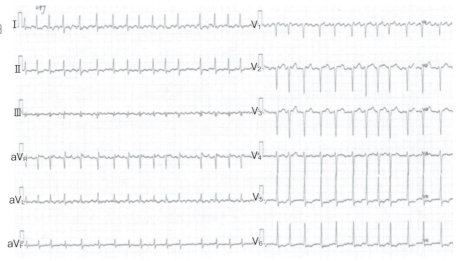

図5 心エコー図（入院時）
a：左室長軸像 Mモード法，b：カラードプラ画像：高度の機能性僧帽弁逆流を認める．
c：心尖部四腔像（拡張末期），d：心尖部四腔像（拡張末期）

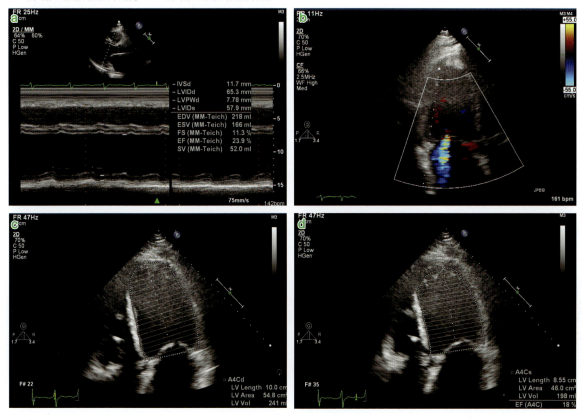

図6 心尖部血栓
a：心尖部二腔像
b：心尖部四腔像
心尖部に20×15mm大の可動性を伴う高エコー輝度の血栓を認める．

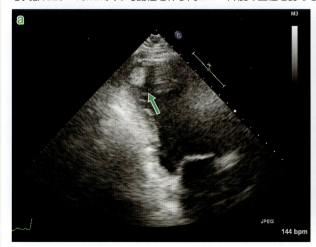
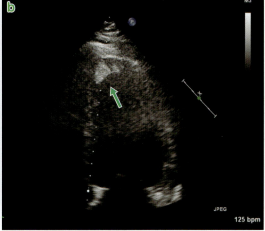

治療

PCPS: percutaneous cardiopulmonary support
LAVD: left ventricular assist device

- 多臓器不全の状況であり，昇圧薬を多剤併用するも血圧が維持できず，転院同日に経皮的心肺補助法（PCPS）を挿入した．その後，臓器障害は改善したが，心機能の改善は認められず，第6病日，体外式の左室補助人工心臓（LAVD）を装着した．
- 心筋病理では炎症細胞は乏しく，劇症型心筋炎ではなく，特発性拡張型心筋症の心房細動の発症を契機とした急性増悪と診断した（**図7**）．
- 循環動態が改善したことから大量のβ遮断薬の投与が可能となった（カルベジロール50mg/日）．
- その後，左室はリバースリモデリングを認め（LVDd 59mm，LVEF 46％），LVAD装着から9カ月後にLVADから離脱し，以後は再入院なく経過している（**図7**）．

上達へのコツ 2（図8）

LVAD装着中の心エコー図の重要な観察項目は
- 右心系への静脈還流の増加・左室脱血による心室中隔の左室側への偏位→右心不全（右室拡大，右室収縮能低下，三尖弁逆流の増悪）の有無．
- 大動脈弁の開放の有無（**図8a**）→開放が乏しいと弁の変性から大動脈弁逆流を生じる．
- 心尖部脱血管の入口部の流速（**図8b**）→血栓閉塞や左室壁のサッキング（吸いつき）の有無（正常値の目安；拍動流ポンプ3m/s以下，連続流ポンプ2m/s以下）．
- 心拍出量は右室の流出路の時間速度積分値（＝左室の自己拍出＋ポンプ血流）×心拍数から求める（**図8c, d**）．

図7　心エコー図（LVAD装着後9カ月）
a：左室短軸像（Mモード画像）
b：心尖部長軸像（カラードプラ）
LVDd 59mm，LVEF 46％と左室はリバースリモデリングを認める．MRもごくわずかに認める程度に改善していた．

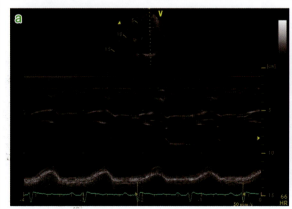
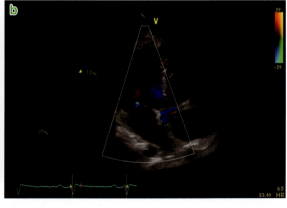

図8 心エコー図

a：胸骨傍長軸像（大動脈弁レベル　Mモード）
b：左室脱血管流入血流の連続波ドプラエコー
c：右室流出路TVId，右室流出路径

大動脈弁は毎心拍開放している（弁開放時間166～226ms），脱血間血流は3m/sec前後と軽度上昇。

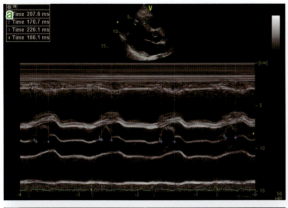
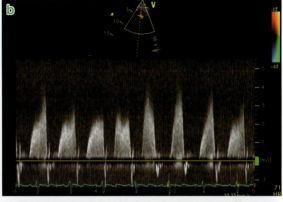
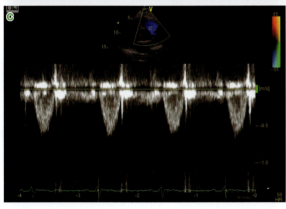
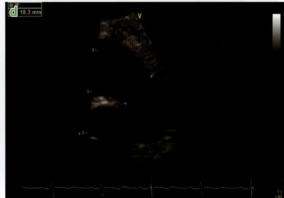

予後

- 補助人工心臓は重症心不全においてポンプ機能を機械的に代替する装置であるが，血栓症，感染，右心不全等の補助人工心臓特有の合併症が問題となる。
- 本症例は心原性ショックに対する救命目的で装着したが，左室の前負荷を取ることで，左室心筋酸素消費量は減少する。また，循環が維持されることでβ遮断薬といった薬物治療の強化が可能となる。その結果，左室リバースリモデリングが生じ，補助人工心臓から離脱できる症例もなかには存在する。
- わが国では長期の心臓移植待機期間（平均3年以上）を要し，ほとんどの症例では補助人工心臓（多くは植込み型）を装着して待機することとなり，補助人工心臓装着中の管理において心エコー図は重要な役割を果たす。

Case 3

年齢：60歳代
性別：男性

虚血性心筋症
主　訴：労作時息切れ

約5年前から糖尿病性腎症による慢性腎不全に対して，維持透析が導入されていた。また，冠動脈3枝病変に対してそれぞれに冠動脈ステント留置術を受けた既往がある。フォローアップの冠動脈造影で右冠動脈および左前下行枝のステント内に再狭窄を認め（#2 75%，#6 90%），左回旋枝はステント内で閉塞（#11 100%）を認めた。冠動脈バイパス術（CABG）の適応と考えられたがLVEFは20%まで低下しており，高度の機能性僧帽弁逆流を合併していた。

CABG：coronary artery bypass grafting

診断

身体所見
- 身長173cm，体重66kg（BMI＝21.9kg/m^2），血圧113/66mmHg，脈拍81/分・整，SpO$_2$ 99%，心音：Ⅲ音/Ⅳ音および心尖部を最強点とするLevineⅢ/Ⅳの汎収縮期雑音を聴取，肺音：清，下腿浮腫なし。

心電図検査（図9）
- 心拍数82bpm，洞調律，QRS幅110ms，V5-V6でST低下

採血
- BNP 3,334pg/mL，Cre 7.75mg/dL，総ビリルビン0.8mg/dL，AST 115U/L。

心エコー図（図10a）
- 高度の左室拡大，高度のLVEF低下，高度の機能性MRを認める。
- LVDd 69mm，LVDs 64mm，LVEDV 246mL，LVESV 193mL，LVEF 21%（modified Simpson法）。Link➡Knowledge　診断　p2
- びまん性に壁運動低下を認めるが，特に後壁は菲薄化しakinesisである。
- GLSは－5.4%と高度に低下を認める。Link➡Knowledge　診断　p2

図9　心電図（入院時）
心拍数82bpm，洞調律，QRS幅110ms，V$_5$-V$_6$でST低下

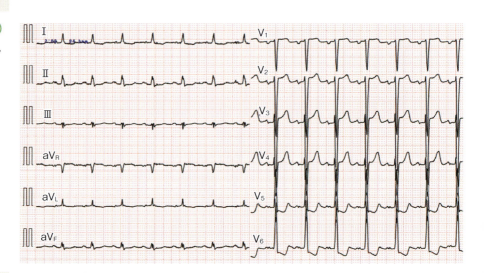

図10 心エコー図
a（術前心エコー）：Mモード像からは後壁は無収縮。左室は球状化し，高度の機能性MRを認める。
b（左室形成術後）：左室拡張末期容積は147mLに縮小（術前246mL）。左室も円錐状となり，機能性MRはほぼ消失した。

a：手術前

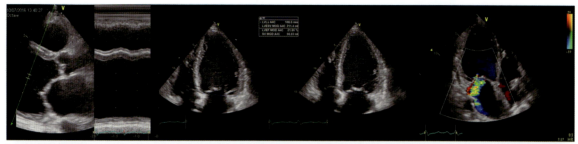

b：左室形成術後

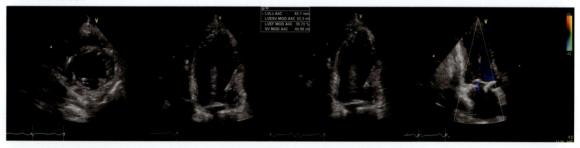

治療

- 3枝病変に対して冠動脈バイパス術を行う方針となったが，高度の機能性MRに対する介入が必要と考えられた。
- 後壁はストレイン解析でもakinesis～dyskinesisを示していた（図11）。Link➡ Knowledge　診断　p9
- 心筋バイアビリティの確認のため低用量ドブタミン負荷エコーを施行したが，後壁は壁運動の改善が認められなかった。また，機能性MRも改善を認めなかった（図12）。
- 以上より，CABG時に左室形成術（後壁切除）を行い，両乳頭筋間の距離を短縮することでMRの制御を試みる方針となった。
- 後日，CABG（LITA-LAD，SV-D1，SV-4PD），左室形成術，僧帽弁形成術（人工リングによる弁輪縫縮）を施行した。左室形成術は術前の心エコー図で心筋バイアビリティがないと判断した側壁（前乳頭筋の近傍）から後壁にかけて切除した（切除切片長軸方向60×円周方向35mm大）。
- 手術1カ月後の心エコーでは（図10b），LVDd 59mm，LVDs 52mm，LVEDV 147mL，LVESV 89mL，LVEF 31％と左室の縮小とLVEFの改善を認めた。機能性MRはごく軽度に認めるまでに制御されていた。

LITA：left internal thoracic artery
LAD：left anterior descending
SV：stroke volume
D1：first diagonal branch
4PD：#4 posterior descending artery

> **Check Point 2**‼
>
> 血行再建の必要性や左室形成術の切除範囲の決定に際して心筋バイアビリティの評価が重要である。心筋バイアビリティの評価方法には負荷（ドブタミン，運動）エコー，心臓核医学検査，心臓MRI（delayed enhancementの深達度の確認）等がある。

図11 二次元スペックルトラッキング法（円周方向ストレイン）

後壁（紫矢印）の円周方向ストレインはプラスの値を示し収縮期に伸展している（dyskinesis）。側壁（緑矢印）のストレインは収縮期にやや伸展し，akinesis～dyskinesisである。

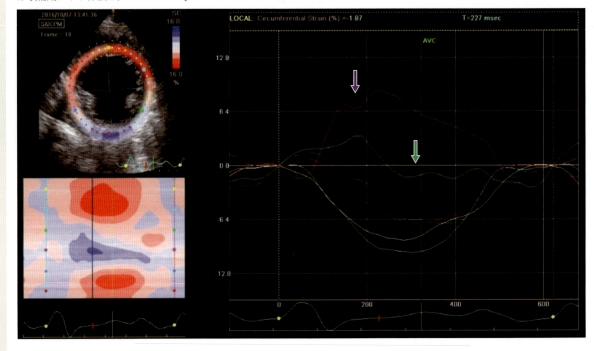

図12 低用量ドブタミン負荷エコー（左室収縮末期）
ドブタミン（DOB）を20γまで投与したが左室後壁の収縮は認められず，心筋バイアビリティがないと判断した。

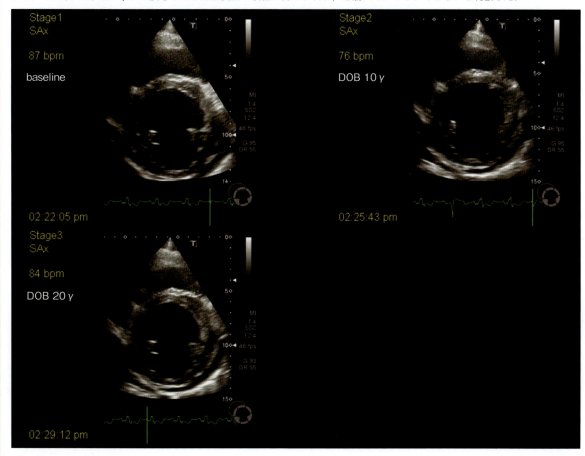

予後

- 左室形成術は左室の一部を切除もしくは縫縮することで左室容積を減じ，左室の壁応力を低下させる。また，球状化した左室を血液駆出に最も効率が高い楕円形状に再形成する。結果として左室心筋の酸素消費量を低下させ，収縮能の改善を目的とした手術である。高度心機能低下症例における機能性MRに対する手術はMRの制御による後負荷の上昇に耐えうる収縮予備能があるかが問題となる。
- 本症例は同時に施行したCABGおよび左室形成術が左室収縮能を改善させたことでMRの制御による後負荷の上昇に対応できたと考えられた。
- 左室形成術の切除部位としては収縮に寄与していない瘢痕部位が望ましい。ストレイン解析によりakinesisもしくはdyskinesis部位を同定し，可能であればドブタミン負荷エコーにより収縮能の改善がないこと（心筋バイアビリティの消失）を確認し，術前に切除範囲の予測を行う。

基礎知識

Knowledge

左室駆出率の保たれた心不全

岩野弘幸（北海道大学大学院医学研究院循環病態内科学）

- 心エコー法による左室駆出率の保たれた心不全（heart failure with preserved ejection fraction：HFpEF）の診断には，左室拡張機能の評価が必要である。
- 左室拡張障害は，弛緩能やコンプライアンスの低下と，その結果として生じる平均左房圧の上昇とを包括的に意味する。
- 左室拡張機能を評価する際には，拡張障害をきたしやすい左室形態である左室肥大の有無に注目する。
- 平均左房圧上昇の有無を判断するのは容易ではなく，複数の指標を組み合わせて判定する必要がある。
- 労作時息切れの原因診断には，運動負荷心エコー検査が有用な場合がある。

診断

病因・病態

HFpEF：heart failure with preserved ejection fraction

- 左室駆出率の保たれた心不全（HFpEF）の診断に心エコー法を用いる場合には，左室拡張障害の証明が必要である。
- 左室拡張障害は，左室壁が能動的に変形して左室圧を下降させる機能である弛緩能や，左室の充満による受動的な伸展をいかに低い圧で行うことができるかという柔らかさ（コンプライアンス）などの「性能」の障害と，それらの結果として生じる左房圧上昇という血行動態（「状態」）の異常とを包括的に表している（**図1**）。
- 心エコー法により左室拡張機能を評価する際には，左室弛緩能指標や左室形態から性能を推定し，複数の指標を用いて左房圧上昇の有無を判定する。検査を進める際には，性能と状態のどちらを評価しているのかを区別して理解したほうがよい。
- HFpEFの主症状は労作時の息切れであるが，労作時にのみ症状を有する症例は安静時には平均左房圧が上昇していないことが多い。このような場合であっても，安静時の左室拡張末期圧は上昇している可能性があり，左室弛緩能の低下とともに拡張末期圧の上昇を証明することがHFpEFの診断の第一歩である（**上達へのコツ1**）。さらに，運動負荷心エコー図検査により運動時の左房圧上昇が証明できれば，HFpEFの労作時息切れをより正確に診断できる。**Link➡practice Case 3 p43**
- 左室肥大は左室拡張障害を伴いやすいので，HFpEFの診断には左室肥大を正しく評価することが重要である（**解剖がわかる1**参照）。

図1 拡張障害の進行による左房左室圧曲線の変化

拡張期における左房と左室圧曲線を示す。正常では，等容弛緩期から急速流入期にかけて左室圧が急峻に下降して拡張早期の左房－左室間圧較差が生じて左室充満が起こる。弛緩障害が起こると，左室圧下降脚の傾きが鈍化して（矢印）拡張早期の左室充満が不十分になり，心房収縮による血液流入量が増加する。この状態では平均左房圧はあまり上昇しない。左室コンプライアンスの低下が高度になると左室拡張期圧と平均左房圧は上昇し，高い左房圧により拡張早期の左房左室間圧較差が増大して拡張早期の左室充満に依存した血行動態になる。

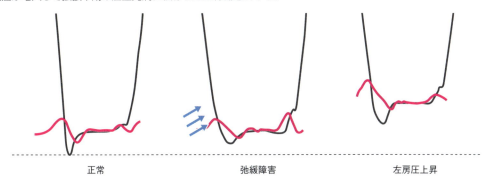

正常　　　　　　　弛緩障害　　　　　　左房圧上昇

GLS：global longitudinal strain

- 左室心筋障害が生じる初期段階では，左室駆出率は保たれていても長軸方向の機能が低下することが知られており，長軸方向の左室壁伸縮を反映する，組織ドプラ法による収縮期と拡張早期の僧帽弁輪運動速度（それぞれs′，e′）やスペックルトラッキング法によるGLSは，健常と左室心筋障害との鑑別に役立つことがある（**上達へのコツ2**参照）。

上達へのコツ1

平均左房圧と左室拡張末期圧の違い

平均左房圧は左室の充満に必要な圧（左室充満圧）と同義として扱われ，平均左房圧の上昇は肺うっ血の存在を示唆する。これに対して，左室拡張末期圧は左室充満圧の指標であるとともに，1回拍出量を維持するための拡張末期容積を得るのに必要な圧という意味では，左室コンプライアンスの指標ともいえる。左室コンプライアンスは障害されているが平均左房圧は上昇していないような症例では，左室拡張末期圧だけが上昇する点に注意が必要である（**図2**）。

解剖がわかる1

左室心筋重量と相対的壁厚による左室形態の分類

左室の形態は，相対的壁厚と左室心筋重量係数により**図3**のように4つに分類される。これらのうちで，相対的壁厚と左室心筋重量の両者が増大している求心性左室肥大は，もっとも心血管予後の悪い高血圧性の形態変化とされている。

上達へのコツ2

スペックルトラッキング法によるGLSの意義

スペックルトラッキング法を用いると，左室心筋の伸縮の程度を反映するstrainが計測できる。左室全体を1つの紐のように見立てて収縮期に初期長に対してどのくらい短縮したかを表すのがglobal strainであり，心尖部アプローチで左室長軸方向のglobal longitudinal strain（GLS）が求められる（**図4**）。GLSはHFpEFを含む種々の病態で低下し，予後と関連することが知られており，左室肥大や虚血性心疾患で病初期から障害される内縦走筋の機能低下を反映したものと考えられている[1]。

図2 肺動脈楔入圧と左室拡張末期圧に乖離がみられた症例

a：上段：左室流入血流速波形，下段：肺静脈血流速波形
b：左室圧曲線

60歳代，女性。労作時息切れを主訴とする。本症例のE/e'と三尖弁逆流最大速度に上昇はみられず平均左房圧上昇は疑われなかったが，Ard-Adは40msと延長が認められ，左室拡張末期圧の上昇が示唆された。心内圧測定では，肺動脈楔入圧は13mmHgと明らかな上昇はないものの左室拡張末期圧は22.5mmHgと高値であり，心エコー所見を裏付ける結果であった。

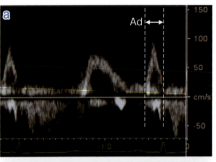
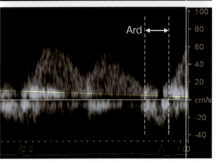
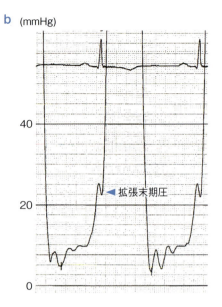

図3 左室心筋重量と相対的壁厚による左室の形態分類

相対的壁厚は(2×左室後壁厚)/左室拡張末期径により求める。

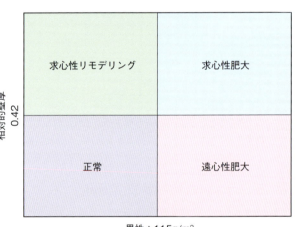

心エコー指標の計測と意義

LV：left ventricle
LVDd：left ventricular end-diastolic dimension diastolic
PWTd：posterior wall thickness diastolic
IVSTd：interventricular septum thickness diastolic

- 左室肥大の程度は，左室心筋重量により評価する。LV massの算出法として，Divereuxの方法LV mass＝0.8×{1.04[(LVDd＋PWTd＋IVSTd)^3－(LVDd)^3]}＋0.6g(LVDd：左室拡張末期径(cm)，PWTd：左室後壁厚(cm)，IVSTd：心室中隔厚(cm))が一般に用いられている。この方法は，非対称性中隔肥大のような偏った左室肥大には適用できないことに注意が必要である。
- 左房は，左室拡張障害によって高い圧にさらされ続けると拡大するため，左房サイズは左室拡張機能を反映する[2]。左房サイズはディスク法による左房容積により評価し，心尖部二腔像と四腔像で左房内膜をトレースして求める（**図5**）（**解剖がわかる2**参照）。

図4 左室global longitudinal strain（GLS）の計測

心尖部四腔像でスペックルトラッキング法により計測したGLS曲線を示す。左室壁は拡張末期の初期長に対して収縮期に短縮するのでGLSはマイナスの値をとり，絶対値が大きいほど長軸方向によく短縮していることを意味する。

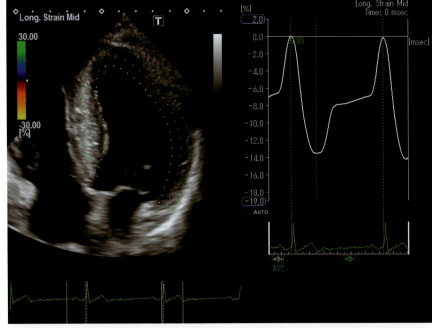

図5 左房容積の計測

収縮末期の左室二腔像（**a**）と四腔像（**b**）で左房内膜をトレースする。左室ではなく左房の軸に合わせた断面の設定と，肺静脈と左心耳を除いたトレースがポイントである。

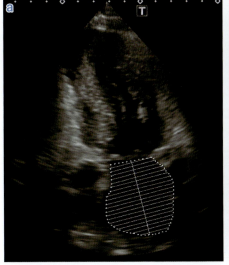 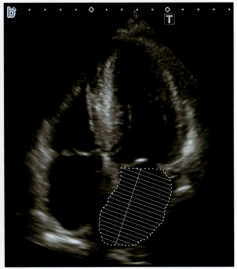

- 左室流入血流速波形は，左室拡張機能評価においてもっとも基本的な計測項目である。弛緩能の低下とともにE波は減高してE波減速時間は延長し，A波は増高してE/Aは低下する。拡張障害が進行して左房圧が上昇するとE波は増高してE波減速時間は短縮し，A波は減高してE/Aは上昇する（図6）。
- 肺静脈血流速波形は，収縮期陽性波（S），拡張早期陽性波（D）と心房収縮期陰性波（AR）で構成される（図6）。若年者では左室は十分な弛緩により拡張早期に血液を十分に引き込むのでD波は速く，左房が心室収縮期に血液をためこむ必要がないのでS波は低速となり，S/Dは1未満をとる。加齢による左室弛緩能の低下とともにこれが逆転し，40歳代以上ではS/Dは1以上をとるのがふつうである[3]。平均左房圧が上昇

左室駆出率の保たれた心不全　29

図6 左室拡張機能の分類

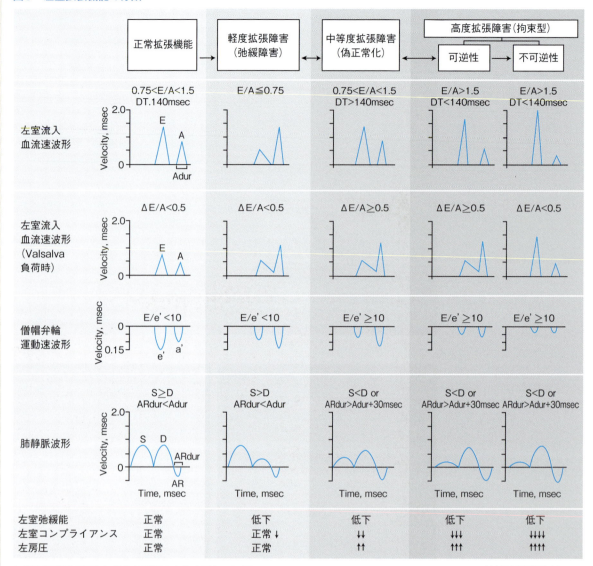

左室拡張機能の悪化に伴う各指標の変化を示している。

(文献6より引用改変)

すると心室収縮期の左房への血液流入が起こりにくくなってS波は減高し，左室流入血流のE波増高とともにD波も増高してS/Dは1未満となる（**図6**）。したがって，中年以降ではS/D＜1は平均左房圧の上昇を示唆する。また，左室流入血流のA波とPVAは拡張末期に生じるため，ARの速度やARとA波の持続時間の差（Ard-Ad）は左室拡張末期圧と深く関連し，深いA波やArd-Adの延長は左室拡張末期圧の上昇を示唆する（**図2**）。

- 組織ドプラ法によるe'は左室弛緩能を反映し，弛緩能の悪化とともに低下する（**図6**）。心尖部四腔像の中隔側と側壁側の僧帽弁輪で計測するが，中隔側よりも側壁側で高値をとることと，病気がなくても加齢とともに低下していくことに注意が必要である[4]。左室流入血流速波形のE波は左房圧と左室弛緩能の両者の影響を受けて二相性に変化するが，これを左室弛緩能と一方向性に相関するe'で除したE/e'は左房

圧と直線相関し，平均左房圧の推定に用いられる．なお，E/e′の算出には中隔側と側壁側のe′の平均値を用いることが推奨されているが，どちらか片方だけを用いる場合には，カットオフ値が変わることに注意が必要である．中隔側と側壁側のe′の大小関係を反映して中隔側を用いる場合のカットオフ値は高く，側壁側を用いる場合には低く設定されている．

- 左房圧が上昇すると後肺毛細管性肺高血圧症が生じるため，三尖弁逆流の最大速度による右室－右房間最大圧較差を用いて肺動脈収縮期圧を推定し，左房圧上昇の判定の一助とする．

解剖がわかる2

左房拡大方向の不均一性

左房は，その前後をValsalva洞や上行大動脈と椎体で挟まれており(**図7**)，前後方向への拡大は病初期には起こりにくく，頭足方向や横方向へ不均一に拡大するため，左房サイズの評価には左房前後径ではなく左房容積を用いることが推奨されている[5]．

図7　左房が拡大する方向の不均一さ

胸部造影CTの横断像(**a**)と矢状断像(**b**)を示す．左房の前方にValsalva洞が，後方に椎体が位置しているのがわかる．

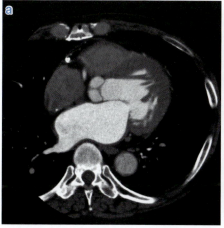
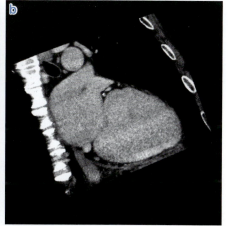

左室拡張障害の重症度判定

- 左室拡張機能は，正常型，弛緩障害型，偽正常化型，拘束型の4つに分類される(**図6**)[6]．これらのうち，偽正常化型と拘束型は平均左房圧が上昇した状態である．左室駆出率が保たれた症例でこれらを分類するのには，①形態の観察→②左室弛緩能→③左房拡大の有無→④平均左房圧→⑤左室拡張末期圧のように，段階を踏んで評価するとよい(**図8**)．

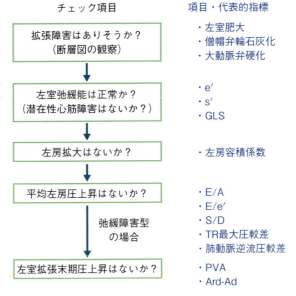

図8 左室拡張機能の評価手順の1例

e′：拡張早期の僧帽弁輪運動速度，s′：収縮期の僧帽弁輪運動速度，GLS：global longitudinal strain，S：肺静脈血流の収縮期陽性波，D：肺静脈血流の拡張早期陽性波，AR：肺静脈血流の心房収縮期陰性波，Ard-Ad：PVAと左室流入血流A波の持続時間の差。

ASE：American Society of Echocardiography
EACVI：European Association of Cardiovascular Imaging

- 前述した左室充満圧指標の1つ1つの予測能は必ずしも良好ではなく[7]，複数の指標を組み合わせて診断されているが，その判定は容易ではない。
- 2016年にASE/EACVIの左室拡張機能評価に関するrecommendationsが改定された[5]。ここで推奨されるアルゴリズムは日常的に評価される指標を中心に据えた実践的な分類法であり，それまでのものよりも格段に用いやすいと考えられるので紹介する（**図9**）。

A）左室駆出率が保たれていて，明らかな心筋疾患を認めない場合には，e′，E/e′，三尖弁逆流最大速度，左房容積係数の4項目で3項目以上が評価できれば，その過半数が異常値をとらない場合に正常拡張機能と判定する。その反対に，その過半数が異常値であった場合には拡張障害ありと判定する（**図9上段**）。

B）左室収縮障害症例と同様に，左室駆出率が保たれていても左室心筋疾患の存在が明らかな症例では左室弛緩能はすでに低下していることがほとんどのため，左房圧上昇の判定が重要となる。E波が50cm/s以下でE/Aが0.8以下の場合，左房圧は上昇していない可能性が高く，弛緩障害型と診断する。反対に，E/Aが2.0以上の場合には左房圧の高度上昇を示唆する拘束型拡張障害と診断する。これらにあてはまらない場合，E/e′＞14，三尖弁逆流最大速度＞2.8m/s，左房容積係数＞34mL/m²のうちの2項目以上が陽性であれば（1項目の評価不能を含む）偽正常型，2項目以上が陰性であれば（1項目の評価不能を含む）弛緩障害型と診断する。2項目しか判定できず，そのうち1項目のみ陽性の場合は判定不能である（**図9下段**）。

C）このアルゴリズムは専門家の意見が集約されたものであって，その診断精度は検証されていないないことには注意が必要である。初心者が拡張機能を判定する助けにはなるが，画一的に判定するのではなく，アルゴリズムに採用されていない指標も参考にして症例ごとによく検討するのが大切である。

図9　左室拡張機能分類のためのアルゴリズム

上段は左室駆出率が正常の場合，下段は左室駆出率低下例と心筋疾患が明らかな場合のアルゴリズムを示している．E/e'のカットオフ値14は，中隔側と側壁側の平均値を用いた場合の値であり，中隔側のみによる算出の場合は15，側壁側のみの場合は13を用いる．

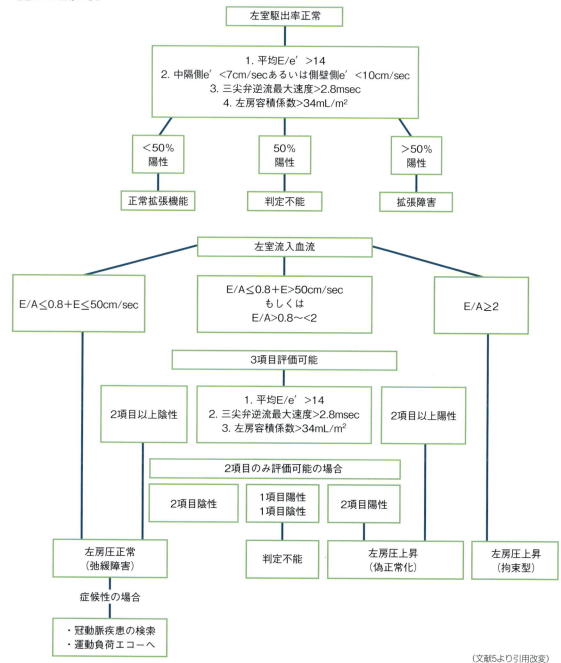

(文献5より引用改変)

- 労作時息切れを有し，安静時に平均左房圧上昇所見が認められない場合には，運動負荷心エコー図法を考慮する．安静時に弛緩障害型の拡張機能障害が認められ，運動時にE/e'が14を超えて，なおかつTR流速が2.8m/sを超える場合には，運動時の左房圧上昇ありと診断する[5]．健常でも運動時に肺動脈圧は肺血流量増加に伴って増大するため，肺動脈圧上昇に左房圧上昇所見を伴うのを証明するのが大切である．

> **上達へのコツ 3**
>
> 左室流入血流速波形のE/Aが偽正常化と正常とを鑑別する方法として，Valsalva負荷がある．Valsalva負荷により肺静脈からの還流量を減少させたときに，E波が減高してE/Aが負荷前の半分以下に低下した場合には，偽正常化パターンであると診断できる（**図10**）．また，Valsalva負荷は拘束型拡張障害が可逆性なのか，不可逆性なのかの鑑別にも用いられる（**図6**）．

図10　Valsalva負荷による左室流入血流速波形の変化
a：負荷前
b：Valsalva負荷時
負荷前のE/Aは1.58であったが，Valsalva負荷により0.71に低下し，この所見のみで偽正常化型の拡張障害であることがわかる．

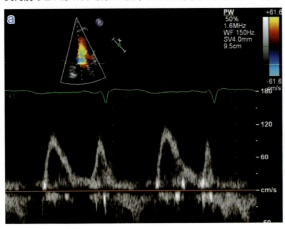 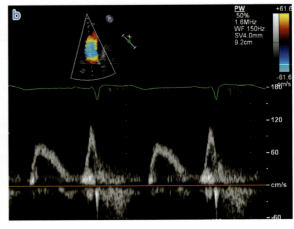

ピットフォール

- E/e'は，さまざまな病態で平均左房圧を反映しなくなることが知られている（**表1**）．左室弛緩能がまったく正常に保たれた健常者では，容量負荷による左房圧上昇が起こるとE波だけでなくe'も増大してE/e'は上昇しない．一次性僧帽弁逆流で左室心筋障害がない場合には，僧帽弁逆流による容量負荷でE波とともにe'も増大し，e'は左室弛緩能を反映しなくなる．高度の僧帽弁輪石灰化や僧帽弁位の人工弁輪，人工弁はe'を低下させ，僧帽弁口の狭小化を介してE波の増大を招くため，左房圧上昇がなくてもE/e'は上昇する．左脚ブロックや右室ペーシング症例でもE/e'は肺動脈楔入圧で評価した左房圧と相関しなかったと報告されている[8]．このように，多くの病態でE/e'を適用できない場合があることを認識する必要がある．

- 心房細動の場合には，もっとも基本的な指標であるE/Aを用いることができず，心拍変動により指標の変動も生じるので，拡張機能評価が難しくなる．ASE/EACVIのrecommendationでは，AFに適用可能な指標として，E波の加速速度（≧1900cm/s^2），等容性弛緩時間（≦65ms），肺静脈血流のD波減速時間（≦220ms），中隔側のE/e'（≧11）などを挙げている．心拍変動の問題を解決するのは困難であるが，10心拍の平均値を用いるか，R-R間隔の変動が少ない3心拍を選択して平均する方法が推奨されており，後者が比較的合理的のように思われる．

AF：atrial fibrillation

- 1度房室ブロックや頻脈ではE波とA波が融合し，A波の開始速度が高まってA波高が増大するため，E/Aが本来よりも低い値をとる．A波が20cm/sよりも高い時点から開始する場合には，E/Aが1未満であっても安易に弛緩障害型と判断しないほうがよい（**図11**）[5]．このような場合には，左房サイズや三尖弁逆流速度などを参考にして左房圧上昇の有無を判定する．

表1 E/e′が適用できない病態

・健常者	・僧帽弁輪の高度石灰化	・収縮性心膜炎
・高度の一次性僧帽弁逆流	・僧帽弁輪形成術後	・左脚ブロック
・僧帽弁狭窄症	・僧帽弁置換術後	・右室ペーシング

図11 房室解離にみられる左室流入血流速波形の変化

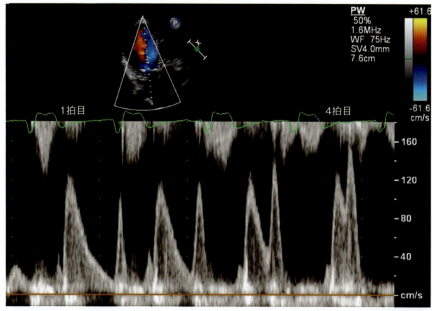

完全房室ブロックにVVIモードのペースメーカが植え込まれている症例の左室流入血流速波形を示している。E波とA波の周期が異なるため、心拍によりE/Aが変動するのがわかる。房室伝導がある状態のE/Aは1拍目の1.27に近いと考えられるが、E波とA波の癒合した4拍目ではE/Aは0.88と低い値をとっている。

治療

- HFpEFが代償不全をきたした場合は、肺うっ血と静脈うっ血の解除を目的とした血管拡張薬と利尿薬の使用が治療の中心となる。
- HFpEFの長期予後を改善する特異的な治療法は確立しておらず、適切な血圧管理や併存する冠動脈疾患、心房細動への介入が推奨されている。

文献

1) Kalam K, Otahal P, Marwick TH: Prognostic implications of global LV dysfunction: a systematic review and meta-analysis of global longitudinal strain and ejection fraction. Heart 100: 1673-1680, 2014.
2) Tsang TS, Barnes ME, Gersh BJ, et al: Left atrial volume as a morphophysiologic expression of left ventricular diastolic dysfunction and relation to cardiovascular risk burden. Am J Cardiol 90: 1284-1289, 2002.
3) Gentile F, Mantero A, Lippolis A, et al: Pulmonary venous flow velocity patterns in 143 normal subjects aged 20 to 80 years old. An echo 2D colour Doppler cooperative study. Eur Heart J 18: 148-164, 1997.
4) Daimon M, Watanabe H, Abe Y, et al: Normal values of echocardiographic parameters in relation to age in a healthy Japanese population: the JAMP study. Circ J 72: 1859-1866, 2008.
5) Nagueh SF, Smiseth OA, Appleton CP, et al: Recommendations for the Evaluation of Left Ventricular Diastolic Function by Echocardiography: An Update from the American Society of Echocardiography and the European Association of Cardiovascular Imaging. J Am Soc Echocardiogr 29: 277-314, 2016.
6) Redfield MM, Jacobsen SJ, Burnett JC Jr, et al: Burden of systolic and diastolic ventricular dysfunction in the community: appreciating the scope of the heart failure epidemic. JAMA 289: 194-202, 2003.
7) Hayashi T, Yamada S, Iwano H, et al: Left Ventricular Global Strain for Estimating Relaxation and Filling Pressure- A Multicenter Study. Circ J 80: 1163-1170, 2016.
8) D'Souza KA, Mooney DJ, Russell AE, et al: Abnormal septal motion affects early diastolic velocities at the septal and lateral mitral annulus, and impacts on estimation of the pulmonary capillary wedge pressure. J Am Soc Echocardiogr 18: 445-453, 2005.

実　践

Practice

左室駆出率の保たれた心不全

岩野弘幸（北海道大学大学院医学研究院循環病態内科学）

Case 1

年齢：70歳代
性別：男性

主　訴：労作時息切れ，下腿浮腫

4カ月前から労作時息切れと下腿浮腫が出現し，徐々に増悪していた。1週前からは軽労作でも息切れを自覚するようになっていた。血液疾患のため通院中であった血液内科を受診した際に両側胸水貯留が指摘され，心不全が疑われて当院紹介となった。

既往歴：喉頭癌手術（60歳代），真性多血症（60歳代，ヒドロキシカルバミド服用）

診断

身体所見および X線

- 身長171cm，体重60kg，血圧126/56mmHg，脈拍76/分，整。頸静脈怒張を認める。胸部聴診上，Ⅲ音を聴取，心雑音なし，両側肺野に湿性ラ音を聴取。両下腿に中等度の浮腫を認める。胸部X線検査では，両側胸水貯留と肺血管影の増強を認める（**図1**）。

血液検査所見

- ヘモグロビン濃度15.8g/dL，血清クレアチニン濃度0.66mg/dL，血清BNP濃度1038.5pg/mL。

心エコー図

- 左室に非対称性心室中隔肥大を認める（**図2a**）。左室拡大はなく，駆出率は67%と保たれている（**図2b**）。
- 左房は高度に拡大している（**図2c**）。
- 左室流入血流速波形のE/Aは3.34，組織ドプラ法による中側と側壁側のe′はそれぞれ3.8cm/s，7.0cm/s，肺静脈血流速波形のS/Dは0.40，三尖弁逆流の最大速度は3.1m/s，最大圧較差は39mmHgであり，拘束型拡張障害と診断される（**図3**）。
  Link➡Knowledge　左室拡張障害の重症度判定　p32
- 下大静脈は24mmと拡大し，呼吸性変動は認められない（**図2d**）。

図1 治療前後の胸部X線写真（Case 1）

治療前に認められた両側胸水陰影と肺うっ血像は，治療後には消失している。

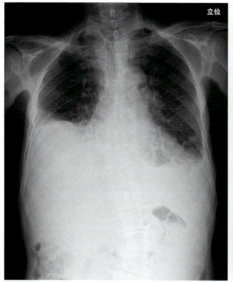
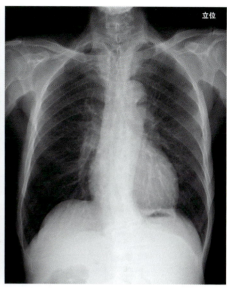

治療前　　　　　　　　　　　治療後

図2 心エコー図（断層像とMモード像）（Case 1）

a：左室長軸像，**b**：腱索レベルのMモード像
c：心尖部四腔像，**d**：下大静脈長軸像
非対称性心室中隔肥大を認め（**a**），左室壁運動は保たれている（**b**）。左房は拡大しており（**c**），下大静脈には拡張を認める（**d**）。

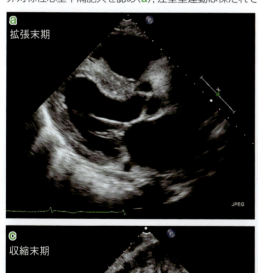
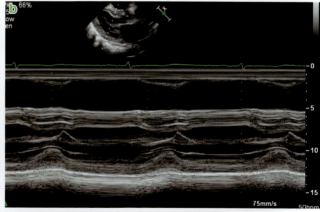
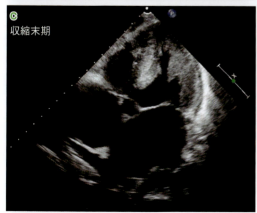
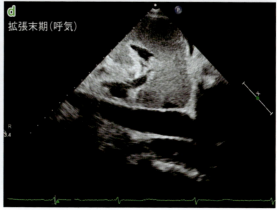

図3 治療前後の心エコー（ドプラ像）（Case 1）

治療前の左室流入血流速波形（上段）と肺静脈血流速波形（中段）は平均左房圧の高度な上昇を示唆する拘束型拡張障害を呈し，中隔側で記録した僧帽弁輪運動速波形（下段）ではe′の低値が認められる．治療後にはE/Aの低下，S/Dの上昇が認められ，左房圧の低下が示唆される所見である．

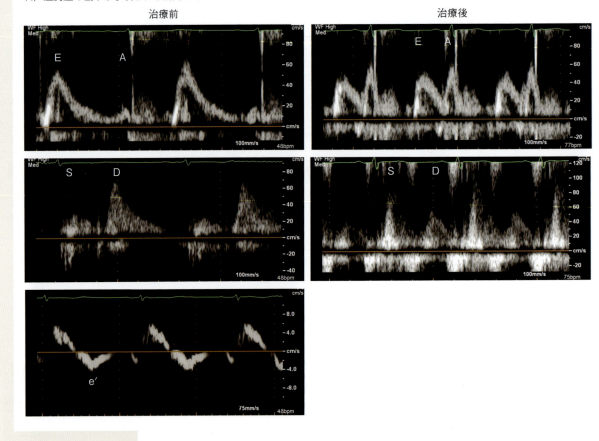

経過

- うっ血性心不全の臨床徴候があり，心エコーでも左房圧・中心静脈圧の上昇を示唆する所見が認められた．血管拡張薬と利尿薬によりうっ血は速やかに改善し（図1），左室拡張能指標にも改善が認められた（図3）．高血圧の治療歴はあったが血圧はよく調節されていたこと，眼底や大血管，末梢動脈，腎の高血圧性変化が乏しかったことから高血圧性心疾患の可能性は低く，心筋生検で蓄積疾患を示唆する所見は認められず，軽度ではあるが心筋肥大と錯綜配列が認められて肥大型心筋症と診断された．
- 肥大型心筋症を基礎疾患とした心不全増悪と診断された．

Check Point 1

　ASE/EACVIのrecommendationでは，肥大型心筋症における左室充満圧上昇の有無にはE/e′（>14），左房容積係数（>34mL/m²），肺静脈血流と左室流入血流のA波持続時間の差（≧30ms），三尖弁逆流最大速度（>2.8m/s）を用いるように推奨しているが，本症例のように左室流入血流速波形が拘束型を示す場合にはe′の低値（中隔側<7cm/s，側壁側<10cm/s）が認められれば左室充満圧上昇と考えてよいとされている[1]．

ASE : American Society of Echocardiography
EACVI : European Association of Cardiovascular Imaging

上達へのコツ 1

さらなる画像診断へつなげる

心エコー法による心筋組織性状の診断は不可能であるため，心エコー法のみによる肥大型心筋症の診断は困難であり，臨床経過や他のモダリティを参考にして左室壁肥厚をきたす疾患との除外を行う。心臓MRI検査による遅延造影像は，アミロイドーシスやFabry病などの蓄積疾患との鑑別に有用である。肥大型心筋症に特異的な遅延造影所見はないが，心筋中層に斑状にみられることが多く，右室と心室中隔の付着部に限局してみられることも比較的多い[2]。本症例でも心基部心室中隔中層と右室接合部に斑状の遅延造影像が認められた（**図4**）。

図4　MRIの遅延造影像（Case 1）
心室中隔中層（矢印）と心室中隔の右室付着部（矢頭）に遅延造影像が認められる。

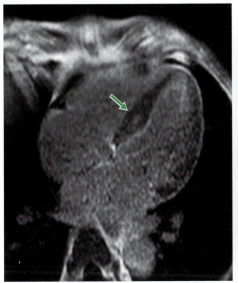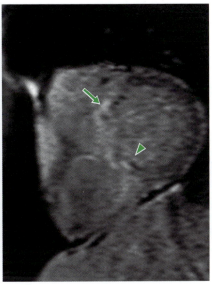

治療

- 心不全の基本的な治療方針の記載については，本シリーズ他巻を参照されたい。本症例では，心エコー法で左室充満圧の上昇と中心静脈圧の上昇が示唆されていた。このような場合には，肺うっ血と体液貯留の解除を目的に血管拡張薬と利尿薬を用いる。

予後

- 肥大型心筋症の予後は，その表現型により大きく異なる。一般に，本症例のような高齢での発症の場合には，心房細動に関連した心不全や塞栓症が問題となる場合が多い。詳細については本シリーズ他巻（心筋症）を参照されたい。

Case 2

年齢：80歳代
性別：男性

主　訴：労作時息切れ，下腿浮腫

陳旧性心筋梗塞のために冠動脈バイパス術の既往があり，他院へ通院していたが，血圧コントロールは不良であった．2カ月前から明らかな誘因なく食欲不振と労作時息切れを自覚するようになり，2週前から下腿浮腫が出現して他院を受診し，心拡大と血清BNP濃度高値が指摘され，心不全が疑われて当院へ紹介された．

診断

身体所見および X線
- 身長168cm，体重71kg，血圧210/80mmHg，脈拍48/分，整．頸静脈怒張を認める．胸部聴診上，Ⅲ音を聴取，心雑音なし，肺ラ音は明らかではない．両下腿に高度の浮腫を認める．胸部X線検査では，両側胸水貯留と肺血管影の増強を認める（**図5**）．

心電図検査
- 洞調律，Ⅲ誘導に異常Q波を認める．陰性T波を伴う左室高電位差を認める．

血液検査所見
- ヘモグロビン濃度12.5g/dL，血清クレアチニン濃度1.25mg/dL，血清BNP濃度1620.7pg/mL．

心エコー図
- 左室拡大は認めず，びまん性の左室肥大を認める．下壁に壁運動異常が認められるが，左室駆出率は50％と保たれている（**図6**）．
- 左房は高度に拡大しており（**図6**），左室流入血流速波形のE/Aは3.5でL波を認め（**上達へのコツ2**），三尖弁逆流の最大速度は3.1m/s，最大圧較差は37mmHgであり，拘束型拡張障害と診断される（**図7**）．
- 下大静脈は24mmと拡大し，呼吸性変動は認められない．

図5　胸部X線写真（Case 2）
心拡大と両側胸水陰影が認められる．

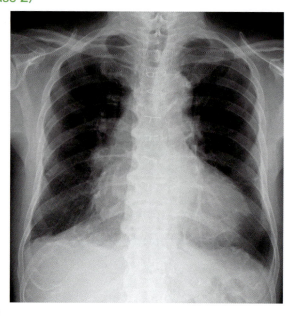

図6 心エコー断層像：心尖部二腔像（Case 2）

a：傍胸骨左室長軸像
b：拡張末期
c：収縮末期

左室長軸像（**a**）で僧帽弁輪に石灰化が認められ（矢印），大動脈弁にも硬化が認められる。心基部下壁には壁運動低下が認められる（**c**矢頭）が，左室駆出率は保たれている。四腔像と二腔像からディスク法で求めた左房容積係数は53.3mL/m²と高度の左房拡大が認められた。

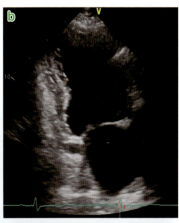
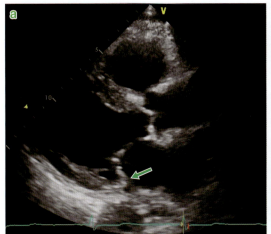
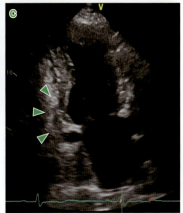

図7 心エコー（ドプラ像）（Case 2）

a：左室流入血流速波形，**b**：三尖弁逆流の連続波ドプラ像，**c**：僧帽弁輪運動速波形
左室流入血流では拘束型拡張障害に加えてL波（**a**矢印）を認める。e'は中隔側，側壁側ともに高度に低下しているが，本症例の場合には，弛緩能の障害に加えて僧帽弁輪石灰化の影響による低下の可能性もあると考えられた。

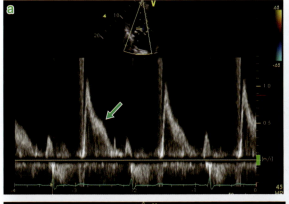
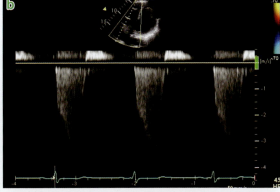
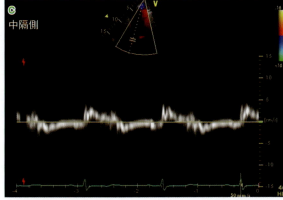
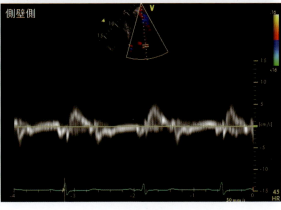

冠動脈・グラフト造影所見

- 主要冠動脈3枝はすべて近位部で閉塞あるいは高度に狭窄しているが，3枝へのグラフトはすべて開存しており，狭窄所見も認められない．

経過

HFpEF：heart failure with preserved ejection fraction

- 臨床所見から心不全増悪と診断され，心エコー図でも左房圧・中心静脈圧の上昇を示唆する所見が確認された．局所壁運動異常はあったが左室駆出率は保たれており，左室駆出率の保たれた心不全（HFpEF）の病態であった．コントロール不良な高血圧の病歴があることから，陳旧性心筋梗塞に高血圧性心疾患が合併し，高度な拡張障害を伴ったものと推察された．
- 高血圧性心疾患を基礎疾患とした心不全増悪と診断された．

治療

- 本症例は，基礎疾患は異なるものの心不全増悪時の血行動態はCase 1と同様であり，血管拡張薬と利尿薬が治療の中心となる．HFpEFでは，本症例のように高血圧に代表される生活習慣病や加齢を背景とした動脈硬化性疾患を合併する頻度が高く，降圧療法などのリスク因子の是正が推奨されている．

予後

- 一般にHFpEFの予後はHFrEFと同程度とされる．典型的なHFpEFでは，心不全のみならず非心臓死の頻度が高いことが報告されている．

Check Point 2

本症例のように，大動脈弁や僧帽弁輪に硬化や石灰化を認める場合には全身の動脈硬化性変化の進行が示唆され，冠動脈疾患や高血圧性心疾患を有する可能性が高い．なお，高度の僧帽弁輪石灰化がある場合，E/e′による左室充満圧推定は不正確となるため，参考程度にとどめるのが肝要である．Link➡Knowledge　ピットフォール p34

上達へのコツ 2

左室流入血流速波形の拡張中期にみられるL波は，左室弛緩の遅延と左房圧上昇を反映するとされており，左室肥大を有する患者の予後と関連すると報告されている[3]．

Case 3

年齢：80歳代
性別：男性

主　訴：労作時息切れ
以前より労作時に息切れを自覚していたが，1カ月前から増悪し，100m程度の短距離歩行でも胸部圧迫感と息切れを自覚するようになり，不安定狭心症が疑われて入院した。

診断

身体所見
- 身長168cm，体重71kg，血圧134/94mmHg，脈拍90/分，整。頸静脈怒張なし。胸部に過剰心音や心雑音を聴取せず，両ラ音なし。

血液検査所見
- 血清BNP濃度62.2pg/mL。

心エコー図（図8）
- 左室に肥大や拡大は認めず，局所壁運動異常も認めなかった。
- 左房は拡大しておらず，e′は低値であったものの左室流入血流速波形は弛緩障害型で，E/e′は高値ではなかった。三尖弁逆流の最大速度は2.2m/sであった。

冠動脈造影所見
- 冠動脈に狭窄病変なし。

臥位エルゴメーターによる運動負荷心エコー検査（図9）
- 運動負荷により息切れを自覚し，経皮的動脈血酸素飽和度は98％から88％に低下した。
- 運動によりE波とe′はともに増大し，E/e′は上昇しなかった。三尖弁逆流の最大速度は2m/sから2.8m/sに増大した。

経過
- 不安定狭心症が疑われて冠動脈造影を施行したが，冠動脈病変は認められなかった。安静時の心エコー図では左室充満圧上昇を示唆する所見は認められなかったが，労作時息切れの原因としてHFpEFを鑑別する必要があり，運動負荷心エコー検査を行った。運動負荷心エコー検査では経皮的動脈血酸素飽和度の低下を伴う息切れの自覚が認められたにもかかわらず左室充満圧上昇を示唆する所見は認められず，心不全による息切れは否定的であった。呼吸機能検査で閉塞型喚起障害が認められ，閉塞性肺疾患による息切れと診断された。

上達へのコツ 3

　左室流入血流速波形のE波とA波は運動による心拍数上昇時に融合し，E波速度の計測が困難となることがある。このような場合には，運動中止直後に心拍数が低下してE波とA波が分離した時点で計測を行う。これは僧帽弁輪運動速度でも同様であり，本症例ではe′の同定がやや困難であったことから，運動中止直後にe′とa′が分離するのを待って画像を取得するのが望ましかったと考えられる。

図8 安静時心エコー図（Case 3）
a：上段：傍胸骨左室長軸像，下段：心尖部四腔像
b：上段：左室流入血流速波形，中段：僧帽弁輪運動速波形，下段：三尖弁逆流の連続波ドプラ像
左室に拡大や肥大はなく，左房拡大も認められず，左室流入血流速波形はE波とA波の融合傾向がみられるがE波速度は44.6cm/sと低速でE/e'は8.1と低値であり，左房圧の上昇は疑われない。

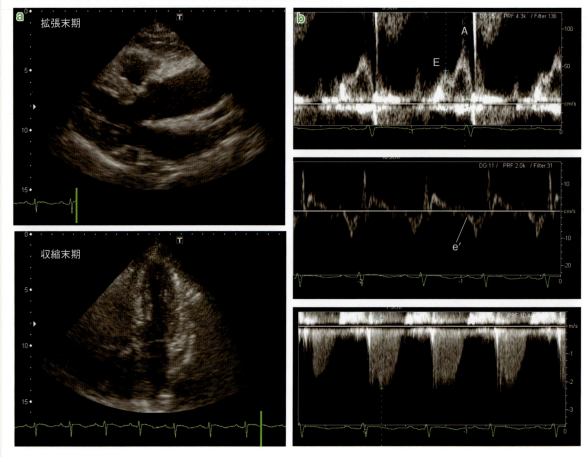

治療

- 心疾患が否定された場合，心外疾患へのアプローチが中心となる。

予後

- 心外疾患の予後に依存する。

図9 運動負荷心エコー図(Case 3)

負荷前(a)と運動時(b)の左室流入血流速波形(上段),中隔側で記録した僧帽弁輪運動速波形(中段),三尖弁逆流の連続波ドプラ像(下段)を示す。
運動によりE波とe'はともに増大し,E/e'は上昇しなかった。実際のE/e'の算出には中隔側と側壁側e'の平均値を用いている。三尖弁逆流の最大速度は軽度増大したが,E/e'に上昇がないことから運動による心拍出量増大に伴う生理的上昇と考えられた。
TR Vel.:三尖弁逆流の最大速度

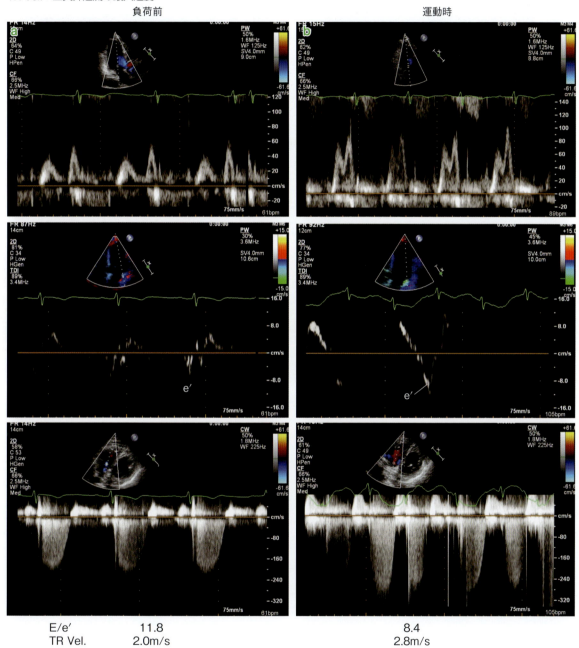

文献

1) Nagueh SF, Smiseth OA, Appleton CP, et al: Recommendations for the Evaluation of Left Ventricular Diastolic Function by Echocardiography: An Update from the American Society of Echocardiography and the European Association of Cardiovascular Imaging. J Am Soc Echocardiogr 29: 277-314, 2016.
2) Maron MS, Appelbaum E, Harrigan CJ, et al: Clinical profile and significance of delayed enhancement in hypertrophic cardiomyopathy. Circulation Heart failure 1: 184-191, 2008.
3) Lam CS, Han L, Ha JW, et al: The mitral L wave: a marker of pseudonormal filling and predictor of heart failure in patients with left ventricular hypertrophy. J Am Soc Echocardiogr 18: 336-341, 2005.

基礎知識

Knowledge

心肥大をきたす疾患

西川はる香，上嶋徳久（公益財団法人心臓血管研究所付属病院循環器内科）

- 左室肥大は心筋重量が増加した状態と定義され，心血管イベントの危険因子である。
- 左室肥大をきたす疾患として，肥大型心筋症，高血圧性心疾患などの左室圧負荷疾患，心アミロイドーシスやFabry病などの二次性心筋症が挙げられる。
- 心エコーを行うことで左室肥大の程度や肥大様式を評価でき，疾患の鑑別に役立つ。

診断

症状・病態

LVH : left ventricular hypertrophy

- 左室肥大（LVH）は，健康診断の心電図異常で指摘されることが多く，自覚症状は一般的に乏しい。心不全を合併している場合には，動悸，息切れや胸痛を自覚する。
- LVHを有する症例では，心血管疾患の発症頻度が高くなり，予後が不良になることが疫学研究で明らかになっている。
- 心電図では，左室高電位のみでは偽陽性が多く，ストレインパターンのST-T変化が併せて認められると陽性率が向上する。
- 心エコー上のLVHは心電図所見とは独立して総死亡や心血管死亡と関連するため，心電図と心エコーではLVHの見ている側面が異なる可能性がある。心電図でLVHが示唆されたら，心エコーでも検討を加えるべきである。
- LVHが認められたら，肥大を引き起こしている原因精査が必要である。肥大型心筋症，高血圧性心疾患などの左室圧負荷疾患，心アミロイドーシスやFabry病などの二次性心筋症が鑑別に挙げられる。確定診断は，マルチ・モダリティーで行う。

心エコー指標の計測—左室肥大の評価

左室壁厚

IVST : interventricular septal thickness
PWT : posterior wall thickness

- ルーチンでは，Mモード法または断層法を用いて傍胸骨左室長軸像で心室中隔と後壁の壁厚（IVSTとPWT）を計測する。
- 計測の際は，右室の中隔常や調節常，左室の腱索や肉柱が壁厚に含まれないように注意する。特にMモード法では，弁下組織・肉柱を心内膜面と誤認しやすいので注意を要する。**Link➡解剖がわかる1　p47**
- 肥大様式は一様ではないので，最も肥大している部位が必ずしも中隔であるとは限らない。短軸像でていねいに探索して，最大壁厚を計測する。
- 本来，LVHの定義は心筋重量の増大であるが，臨床では左室壁厚が増大していればLVHと診断している。一般的には11mm以上で肥大としている（**表1**）。

表1 左室心筋重量指標の正常範囲（ASEガイドラインより抜粋）[1]

		女性	男性
リニア法			
	左室心筋重量（g）	67〜162	88〜224
	左室心筋重量係数（g/m^2）	43〜95	49〜115
	相対的壁厚	0.22〜0.42	0.24〜0.42
	中隔壁厚（cm）	0.6〜0.9	0.6〜0.9
	後壁壁厚（cm）	0.6〜0.9	0.6〜0.9
断層法			
	左室心筋重量（g）	66〜150	96〜200
	左室心筋重量係数（g/m^2）	44〜88	50〜102

LVDd : left ventricular end-diastolic dimension
RWT : relative wall thickness

- 左室拡張末期径（LVDd）で補正した左室壁厚を相対的壁厚（RWT）とよび，左室リモデリングを評価する際に用いられる。RWT＝2×PWT/LVDdで計算され，カットオフ値0.42で求心性と遠心性に分類される。

解剖がわかる 1

右室の肉柱
- 傍胸骨左室長軸像では，右室内に多くの肉柱が描出される。これらの構造物を正しく認識して，壁厚測定から除外しなくてはならない（図1）。
- 右室側の心室中隔には壁に沿って中隔帯が走行し，中隔帯と右室自由壁をつなぐように調節帯が走行している。
- 中隔帯や調節帯は，右室の形態を保持するだけでなく刺激伝導系の走行路にもなっている。

図1 右室の肉柱
断層像では，図に示すとおり調節帯や中隔帯が心室中隔の近傍を走行している。Mモード法では，これらの肉柱のエコーが心室中隔壁のエコーに上乗せされるように描出されるので，壁厚計測の際には断層像を参照しながら中隔を同定し計測する必要がある。

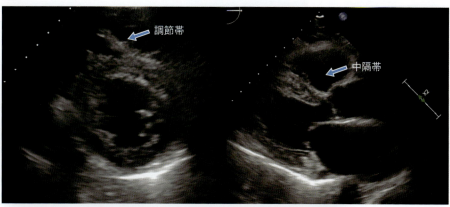

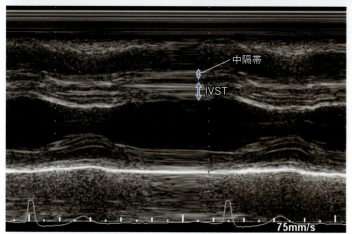

左室心筋重量

LV mass : left ventricular mass

- 左室心筋重量(LV mass)の計測には，大きく分けてリニア法と断層法の2つの方法がある。
- リニア法では，左室を長軸：短軸比が2：1の縦長の回転楕円体と仮定し，心筋重量を傍胸骨左室長軸像から求めたIVST，PWTおよびLVDdから算出する(**図2**)。ルーチンの左室計測項目から算出できるため簡便で，臨床的な有用性も確立しており，再現性も確保されている。しかし，心室瘤など左室の楕円体近似から外れるような症例や不均等に肥大している症例では不正確になることに留意すべきである。

図2 左室心筋重量の推定方法

断層法では，乳頭筋レベルの左室短軸像で心外膜と心内膜をトレースして心筋面積を求める。さらに心尖部四腔像から左室長径を求め，下記の計算式から心筋重量を算出する。最近の装置には計算式が内蔵されており，必要な計測を行えば自動的に心筋重量を算出してくれる。

＜リニア法＞

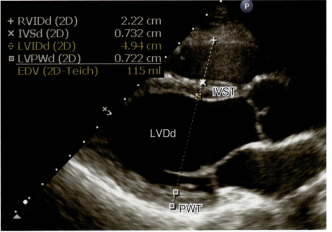

$$LV\ mass = 0.8 \times [1.04 \times \{(IVST+LVDd+PWT)^3 - (LVDd)^3\}] + 0.6$$

＜断層法＞

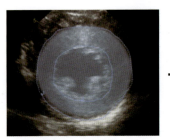 − 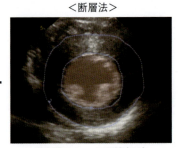 =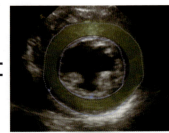

心外膜トレース面積(A1)　　心内膜トレース面積(A2)　　心筋面積

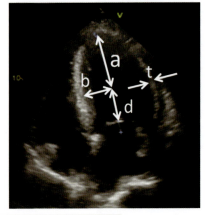

area-length法

$$LV\ mass = 1.05 \times \left[\left\{\frac{5}{6}A1(a+d+t)\right\} - \left\{\frac{5}{6}A2(a+d)\right\}\right]$$

truncated-ellipsoid法

$$LV\ mass = 1.05\pi \times \left[(b+t)^2\left\{\frac{2}{3}(a+t)+d-\frac{d^3}{3(a+t)^2}\right\} - b^2\left(\frac{2}{3}a+d-\frac{d^3}{3a^2}\right)\right]$$

a：乳頭筋レベルから心尖までの距離
d：僧帽弁輪から乳頭筋レベルまでの距離
b：乳頭筋レベルの左室短軸径
t：平均心室壁

- 一方，断層法も回転楕円体に近似しているものの，リニア法に比べ，より多くの計測項目から推定しているので正確であり，心疾患を有する例では勧められている。計測法にはtruncated-ellipsoid法とarea-length法がある。左室短軸像で心内膜と心外膜をトレースし，心尖部四腔像で左室長軸長を計測しなければならないので少し煩雑である。計算式は図2を参照。
- LV massは体格に依存することが知られている。補正方法に関しては，一般的に体表面積で補正することが多い。性差は，体表面積で補正したとしても残存しているので，男女間で異なるカットオフ値を用いる。

肥大様式の評価

- 一般的に左室のリモデリング様式は，相対的壁厚と左室心筋重量係数の関係で図3のように4群に分類される[2]。
- 概して，左室に圧負荷がかかると求心性に，容量負荷がかかると遠心性にリモデリングする。リモデリング様式は左室にかかる負荷状態を反映しているので，この分類は病態解析の一助となる。Link→200字でまとめるKey Sentence 1　p49

200字でまとめる Key Sentence 1

リモデリング
　心臓におけるリモデリングは，心筋梗塞などで左室の一部が壊死・瘢痕化した場合や左室に圧負荷や容量負荷がかかった場合に，左室が適応するため心筋組織を肥大・線維化させ，左室形態を変化させることを指す。この過程には，交感神経系やレニン・アンギオテンシン・アルドステロン系などの神経液性因子やサイトカインが関与する。リモデリングには，左室機能障害を伴い，心不全や不整脈の原因となる。

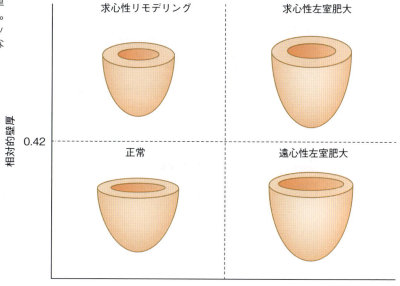

図3　左室リモデリング様式の分類
相対的壁厚と左室心筋重量係数で4群に分類する。左室心筋重量係数のカットオフ値は男女間で異なることに注意。

Check Point 1 !!

- 左室肥大は心筋重量が増加した状態と定義され，心血管イベントの危険因子である。
- 心エコー評価の基本は壁厚計測である。ルーチンでは心室中隔と後壁の壁厚を計測する。また，短軸像でていねいに探索して最大壁厚も計測する。
- 心筋重量は，一般的に心室中隔と後壁の壁厚から推定していること（リニア法）が多いが，心疾患症例では断層像を用いて推定する方（断層法）が望ましい。左室心筋重量は体格に依存するため，体表面積で補正する。
- 一般的に左室のリモデリング様式は，相対的壁厚と左室心筋重量係数の関係で4群に分類される。

肥大を呈する疾患：肥大型心筋症（HCM）

- HCMは，左室または両心室が肥大する原発性の心筋疾患である。約半数は家族性の発症であり，サルコメア蛋白の遺伝子異常などが原因とされている。
- 病因遺伝子変異が同定されるか，または高血圧や大動脈弁狭窄症のような圧負荷や蓄積疾患など肥大を起こしうる原因が他に見つからない場合，HCMと診断される。

HCM：hypertrophic cardiomyopathy

検査

ASH：asymmetric septal hypertrophy

■心エコー図
- IVST/PWTの比が1.3以上のものを非対称性中隔肥大（ASH）という。
- 典型的なHCMの症例ではASHを認める（**図4a**）が，高血圧性心疾患などでも認めることがあるためHCMに特異的な所見ではない。他の疾患では最大壁厚が20mmを超えることはないので，20mmを超える場合はHCMと診断できる。

図4　HCM
a：非対称性肥大。本症例ではIVST/PWT比は2.2であった（青矢印は壁厚を示す）。
b：ガドリニウム遅延造影MRI像。肥大部位や心室中隔の右室付着部位に造影効果（赤矢印）がみられる。

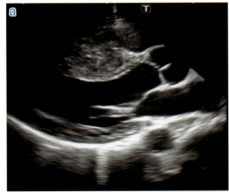
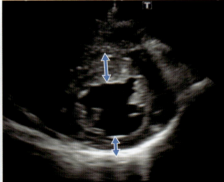
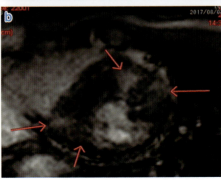
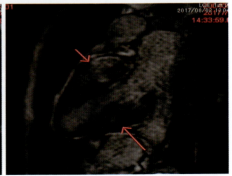

- 最大壁厚が30mmを超えるとハイリスク症例である。**Link ➡ 上達へのコツ1　p54**

HCMに特異的な肥大様式の分類

- Maron[3]は肥大様式を**図5**のように5型に分類した。表現型の分類には有用であるが、肥大様式と病態の重症度や予後に関連はないと報告されており、分類する意義は薄れつつある。

心室内閉塞の評価

＜左室流出路狭窄＞**Link ➡ Practice　Case 1　p58-61**

- 心室中隔基部が肥大している例では、中隔壁が左室流出路にせり出し流出路狭窄を起こす例がある。このようなHCMを特に閉塞性肥大型心筋症(HOCM)とよんで区別している。

- HOCMでは、僧帽弁は、収縮期に中隔方向に引き寄せられるように折れ曲がる前方運動(SAM)を示す(**図6a**)。SAMのメカニズムは複雑である。狭窄した流出路を駆出血流が通過する際に生じる陰圧によって僧帽弁前尖が流出路に引き寄せられるVenturi効果や、乳頭筋の前方変位に伴う僧帽弁前尖の中隔側への変位、僧帽弁後尖が前尖を流出路方向に押し出す効果などの複数の要因が絡み合って起こる。SAMにより僧帽弁前尖と後尖の接合は破綻し僧帽弁閉鎖不全症を生じる。

- また、収縮中期以降に駆出血流が減少するのを反映して、大動脈弁が半分閉じかける、早期半閉鎖という現象を起こす(**図6b**)。

- 流出路狭窄の重症度は圧較差で評価する。エコーでは、駆出血流の最高速度を簡易Bernoulliの式に当てはめて圧較差を求める。その際、記録したドプラ波形が僧帽弁閉鎖不全のものでないことをプロファイルから識別してから最高流速を計測する(**図6c**)。

HOCM：hypertrophic obstructive cardiomyopathy
SAM：systolic anterior motion

図5　Maron分類
Ⅰ型：肥大部位が前壁中隔に限局している。
Ⅱ型：肥大部位が中隔全体に及ぶ。
Ⅲ型：肥大部位が中隔から左室前壁や側壁を含む。
Ⅳ型：前壁側と心室中隔下壁側が肥大している。
Ⅴ型：心尖部が肥大。

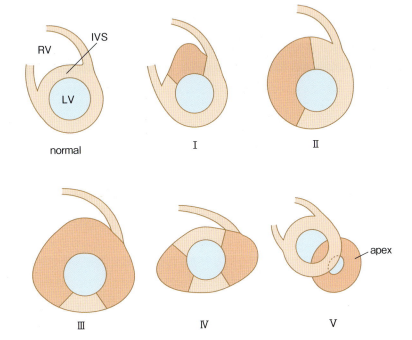

図6　左室流出路狭窄

a：僧帽弁前尖の収縮期前方運動（SAM）。断層像で見ると僧帽弁前尖が収縮期に心室中隔側に折れ曲がる。Mモードでは前尖エコーが上方に変位する。
b：大動脈弁収縮期半閉鎖。SAMの出現に合わせて，大動脈弁が収縮中期以降に半分閉じている。
c：流出路血流と僧帽弁逆流のドプラ波形の比較。僧帽弁逆流の波形ではピークが収縮中期にあるのに対して，流出路血流の波形ではピークは収縮後期にずれる。

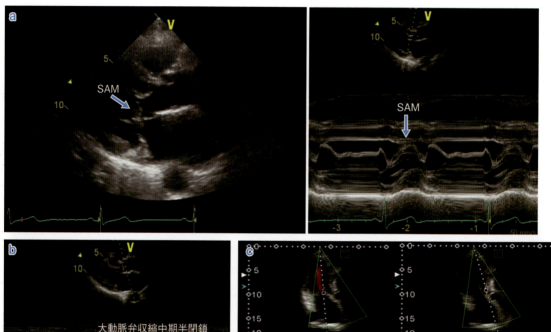

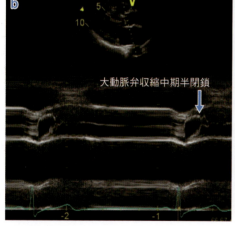

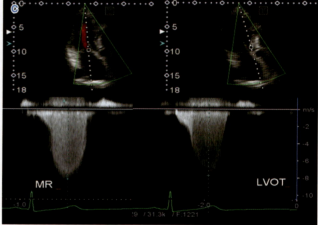

＜心室中部閉塞＞ Link ➡ Practice　Case 2　p62-64

- 左室中部や乳頭筋が肥大している例では，左室中部に閉塞を起こすことがある。左室内腔は二分され砂時計のような形態となる（図7a）。

- 収縮期中期から末期にかけて乳頭筋レベルで閉塞するために，心尖部に駆出できなかった血液が溜まる。拡張早期に閉塞が解除され，心尖部に溜まった血液は心基部に流出し，僧帽弁を通過して流入してくる血流とぶつかる。奇異性血流（paradoxical jet flow）と表現される（図7b）。閉塞部位でドプラ波形を記録すると，通常の駆出血流と共に奇異性血流も捉えられるため二峰性になる（図7c）。

- こういった症例では，心尖部の壁厚が減少し瘤を形成することがある。致死性不整脈を合併し突然死のリスクになったり，血栓塞栓症を起こしたりすることもあるので注意が必要である。

■ その他の検査所見

- 心電図上，多くの症例で左室高電位，異常Q波，ST-T異常，陰性T波といった異常所見がみられる。所見は非特異的であり，心電図のみではHCMの診断や病型の鑑別はできない。
- BMIPPシンチグラフィーで高度な取り込み低下が認められるのが特徴的である。
- MRIでは，左室壁の肥大している部位や右室壁が付着する部位にガドリニウム遅延造影（LGE）を認める（**図4b**）。造影部位が広いほど，致死性不整脈が出現する可能性が高く，予後不良である[4]。

LGE：late gadolinium enhancement

図7 左室中部閉塞
a：心尖部四腔像と心尖部長軸像。左室の形態は砂時計様である。
b：拡張早期のカラードプラ像。左室中部で，心尖部から心基部に向かう血流と左室流入血流がぶつかる。
c：連続波ドプラ波形。拡張早期に心基部に向かう血流波形を認め，二峰性になる。

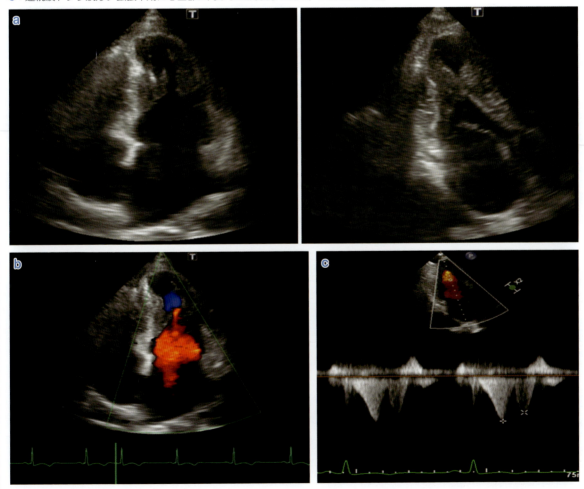

治療

PTSMA : percutaneous transluminal septal myocardial ablation

- HCMは遺伝性疾患のため，肥大を退縮させる薬物療法は存在しない。
- 左室流出路狭窄に対しては，β遮断薬やシベンゾリンなどのIa群の抗不整脈薬が有効である。薬物無効例に対しては，カテーテル心筋焼灼術（PTSMA）や外科的心筋切除術が選択される。

上達へのコツ 1

HCMの突然死リスク評価

- HCM診療においては突然死のリスクを評価することが重要である。
- 突然死のハイリスク因子として，心肺蘇生・失神や持続性心室頻拍の既往，突然死の家族歴，30mm以上の著しい心肥大，Holter心電図による非持続性心室頻拍，運動に伴う血圧反応異常が挙げられる。
- 拡張相に移行した肥大型心筋症，左室心尖部心室瘤や左室流出路狭窄，MRIで広範囲なLGE，心房細動，危険度の高い遺伝子変異を有する症例にも注意を要する。

肥大を呈する疾患：高血圧性心疾患（HHD）

HHD : hypertensive heart disease

- HHDは，高血圧によって引き起こされる心疾患の総称である。
- 高血圧により左室壁にかかる壁応力は上昇する。これを代償するために左室は内腔を狭小化させ左室壁厚を増加させる。つまり求心性肥大を引き起こす。**Link→200字でまとめるKey Sentence 2　p55**

検査

■心エコー図

- 左室肥大は全周性に起こるが，やや非対称性になることもありうるので，ASHの基準を満たしたとしてもHHDを否定できない。HHDでは左室壁厚が20mmを超えることはまずない。
- 求心性リモデリングから求心性肥大になる例が多い。HHDにおける肥大様式と予後との関連は明らかであり，求心性肥大が最も予後不良であると報告されている[5]。

■その他の検査所見

- HHDと診断するためには，数年以上高血圧に罹患している必要がある。高血圧による他の臓器障害（蛋白尿）の有無も参考にする。

治療

- レニン・アンジオテンシン系阻害薬やCa拮抗薬を用いた降圧療法は肥大を退縮させることが臨床研究で証明されている[6]。

200字でまとめる Key Sentence 2

左室壁応力

　左室壁応力は左室壁にかかる力学的な力である。力が加わるとアンジオテンシンを介して心筋は肥大することが知られている。左室壁応力は，心室内圧が上昇したり内径が拡大したりすると増加し，壁厚が増加すると減少する（ラプラスの法則）。高血圧で左室内圧が上昇すると壁応力がいったんは増加するが，内腔を狭小化して壁厚を増加させる，つまり求心性に肥大すると壁応力は元に戻る。この変化は1つの適応過程である。

肥大を呈する疾患：心アミロイドーシス

- アミロイドーシスは，アミロイドとよばれる蛋白が全身の臓器の細胞外間質に沈着し，臓器障害を引き起こす疾患の総称である．心臓に沈着して心機能障害を起こした場合を心アミロイドーシスとよぶ．Link▶Practice Case 3 p64-67

検査

■心エコー所見

- 心臓全体にわたって均一にアミロイドが沈着するので，心室壁や心房壁は全体的に肥厚する．左室心筋は，教科書的にはgranular sparkling appearanceと表現されるようなギラギラとしたエコー輝度の上昇がみられるとされているが，組織ハーモニックイメージングが標準搭載されている最近のエコー装置で記録すると，単なる高輝度として観察される（**図8a**）．判定はやや主観的である．左室内腔の拡大は伴わない．Link▶Practice Case 3 p64-67

- 左室長軸方向の収縮機能は心不全発症前から低下するため，スペックル・トラッキング法による心筋機能計測は早期診断に有用である．さらに，心基部に比べて心尖部の機能は温存される傾向があり（apical sparing），他の肥大を呈する疾患との鑑別に役立つ．

図8 心アミロイドーシス
a：心エコー断層像．心筋輝度はやや上昇している．
b：ガドリニウム遅延造影MRI像．典型的には全周性に心内膜側が造影されるが，本症例では心筋全体にわたって造影効果がみられる（矢印の部位に強く造影効果を認める）．

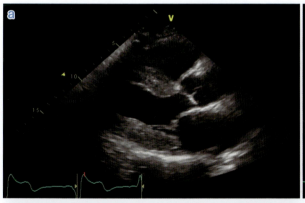
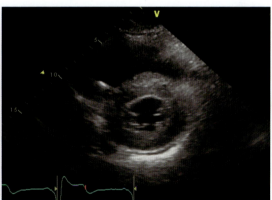
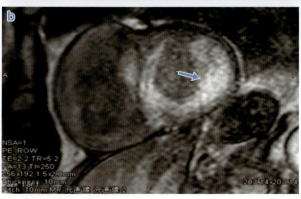

■その他の検査所見

- 心電図は，低電位，胸部誘導でQSパターンとなる。心電図で低電位なのに心エコーで壁厚が増大しているというミスマッチは，アミロイドーシスを疑う契機となる。
- MRIでは，全周性に心内膜でLGE陽性となる（**図8b**）。
- 若年性トランスサイレチン型（TTR）アミロイドーシスでは[99m]Tc-PYPピロリン酸シンチグラフィーで強い集積を認める。一方で，免疫グロブリン性（AL）アミロイドーシスでは集積は認められないことが多い。

肥大を呈する疾患：Fabry病

- 遺伝子異常によりα-ガラクトシダーゼA活性が低下することで，その基質であるスフィンゴ糖脂質が細胞内に蓄積し，心臓を含む全身の臓器障害を引き起こす。
  Link→上達へのコツ2　p57
- X染色体劣性遺伝なので通常男性に発症するが，X染色体の不活性化の偏りにより女性でも軽症であるが発症する場合がある。
- 心臓に限局する心型（心Fabry病）は中高年で発症し，心肥大を有する男性患者の3～4%に存在するとの報告がある[7]。診断に至っていない例が潜在的に存在していると考えられ，積極的に疑う必要がある。

検査

■心エコー図

- 多くの例で左室全周性にわたり求心性に肥大する。肥大の程度は軽度から高度まで幅広く，その様式も対称性であったり非対称性であったりさまざまである。エコーの見た目でのHCMやHHDとの鑑別は困難である。
- 心内膜におけるスフィンゴ糖脂質の蓄積の不均一から心内膜が二重に見えることがあり（binary appearance），診断の参考となる。

■その他の検査所見

- ガラクトシダーゼA活性の著明な低下（正常平均値の20%未満）で診断される。
- MRIでは，側壁の壁中層でLGE陽性となる。

治療

- 酵素補充療法は臓器へのスフィンゴ糖脂質の蓄積の予防，除去を目的とした治療である。組織学的な変化が少ない病初期から開始するのが望ましい。

予後

- 左室肥大は平均して男性は40歳頃，女性は50歳頃に指摘される。
- 男女ともに40歳弱で腎不全により人工透析や腎移植を受けている。
- 平均寿命は男性で50歳，女性で70歳程度である。

上達へのコツ 2

Fabry病の全身症状
- Fabry病は全身疾患であり，他臓器症状から診断に至ることも多い。
- 心臓以外では，蛋白尿を伴う腎機能障害や角膜の渦巻き状混濁，結膜の静脈怒張，網脈中心動脈閉塞症などの眼症状が代表的である。
- 小児期に発症する例では，初発症状として四肢の痛みや低汗症，皮膚血管腫がみられることがある。
- その他，耳鳴り，難聴，頭痛，腹痛などの多彩な症状を呈する。

Check Point 2 !!

- 左室肥大をきたす疾患には，HCM，HHDなどの左室圧負荷疾患，心アミロイドーシスやFabry病などの二次性心筋症がある。
- HCMは遺伝子異常が原因の原発性心筋疾患である。左室形態の特徴はASHに代表される非対称性肥大である。最大壁厚が30mm以上であればハイリスク症例である。左室内閉塞が合併することがある。
- HHDは左室肥大をきたす疾患のなかで最も多い。高血圧に長期間罹患している病歴が必要である。一般的には全周性に対称性に肥大するが，ASHの診断基準にやや当てはまる例も存在する。
- 心アミロイドーシスでは，左室は全周性に肥大しており，心筋は全体的にエコー輝度が上昇(granular sparkling appearance)している。MRIでは心内膜側でLGE陽性となる。
- 心Fabry病では，左室は全周性に肥大しており，心内膜が二重に見える(binary appearance)ことがある。MRIでは，側壁の壁中層にLGE陽性所見を認める。

文献

1) Lang RM, Badano LP, Mor-Avi V, et al : Recommendations for cardiac chamber quantification by echocardiography in adults: an update from the American Society of Echocardiography and the European Association of Cardiovascular Imaging. J Am Soc Echocardiogr 28 : 1-39.e14, 2015.
2) Rodriguez CJ, Diez-Roux AV, Moran A, et al: Left ventricular mass and ventricular remodeling among Hispanic subgroups compared with non-Hispanic blacks and whites: MESA (Multi-ethnic Study of Atherosclerosis). J Am Coll Cardiol 55: 234-242, 2010.
3) Maron BJ, Gottdiener JS, Epstein SE: Patterns and significance of distribution of left ventricular hypertrophy in hypertrophic cardiomyopathy. A wide angle, two dimensional echocardiographic study of 125 patients. Am J Cardiol 48: 418-428, 1981.
4) Conte MR, Bongioanni S, Chiribiri A, et al: Late gadolinium enhancement on cardiac magnetic resonance and phenotypic expression in hypertrophic cardiomyopathy. Am Heart J 161: 1073-1077, 2011.
5) Koren MJ, Devereux RB, Casale PN, et al: Relation of left ventricular mass and geometry to morbidity and mortality in uncomplicated essential hypertension. Ann Intern Med 114: 345-352, 1991.
6) Dahlöf B, Devereux RB, Kjeldsen SE, et al ; LIFE Study Group: Cardiovascular morbidity and mortality in the Losartan Intervention For Endpoint reduction in hypertension study (LIFE): a randomised trial against atenolol. Lancet 359: 995-1003, 2002.
7) Nakao S, Takenaka T, Maeda M, et al: An atypical variant of Fabry's disease in men with left ventricular hypertrophy. N Engl J Med 333: 288-293, 1995.

実 践

Practice

心肥大をきたす疾患

西川はる香，上嶋德久（公益財団法人心臓血管研究所付属病院循環器内科）

Case 1

HOCMでPTSMAを施行した一例

主　訴：労作時息切れ

20XX年から階段を昇ると息切れを自覚するようになり当院を受診した。平地歩行では特に問題ない。動悸や胸痛などの他の自覚症状はなし。失神の既往なし。

年齢：60歳代
性別：女性

診断

症状，病歴

- NYHA Ⅱ程度の労作時息切れを自覚し，何らかの器質的心疾患が疑われた。

血液検査

- BNPは424ng/mLと上昇していた。

12誘導心電図

- 洞調律，HR 47bpm，左室高電位（RV5＝26mV，SV1＋RV5＝54mV），胸部誘導でストレインパターンのST-T変化を認めた（**図1**）。

心エコー図

HOCM：hypertrophic obstructive cardiomyopathy
PTSMA：percutaneous transluminal septal myocardial ablation
NYHA：New York Heart Association
IVST：interventricular septal thickness
PWT：posterior wall thickness
SAM：systolic anterior motion

- 左室は，IVST/PWT比は1.5と非対称性に肥大していた。最も壁が厚い部位は心室中隔基部で，その壁厚は16mm。中隔基部は流出路にやや突出していた。左室壁運動は正常で駆出率は76％と正常範囲内であった（**図2a**）。**Link➡Knowledge　図4　p50**
- 僧帽弁前尖は収縮期に中隔側に引き上げられるように前方運動し（SAM），後尖との接合が悪くなり中等度の僧帽弁閉鎖不全を伴っていた（**図2b，c**）。大動脈弁は，収縮中期以降に駆出が減少することを反映して早期に半閉鎖していた（**図2d**）。左室流出路における駆出血流の最高速度は5.2m/sと著明に上昇していた（**図2e**）。**Link➡Knowledge　図6　p52**
- 右室収縮期圧は32mmHgであった。

カテーテル検査

- 左室と上行大動脈の同時圧計測では，両者の圧較差は79mmHgであった（**図3**）。

以上から閉塞性肥大型心筋症（HOCM）と診断した。

図1　12誘導心電図

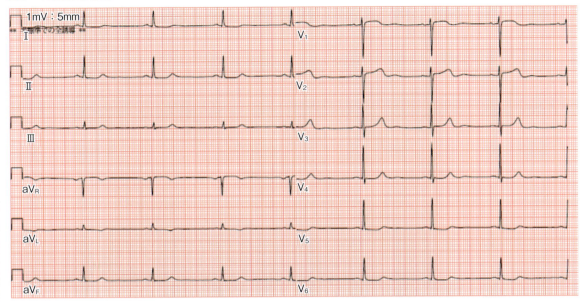

図2　心エコー図（PTSMA前）

a：傍胸骨からの断層像。心室中隔を中心とした肥大で，中隔基部は流出路へややせり出していた。
b：僧帽弁のMモード像。断層像では僧帽弁前尖が収縮期にめくれ上がるように前方運動していた（SAM，矢印）。
c：僧帽弁閉鎖不全のカラードプラ像。SAMに伴い，中等度の僧帽弁閉鎖不全を伴っていた。
d：大動脈弁のMモード像。大動脈弁は収縮中期以降に半分閉じかかっていた（大動脈弁早期半閉鎖，矢印）。

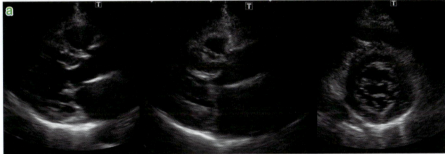

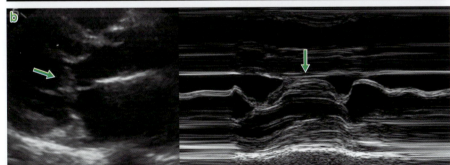

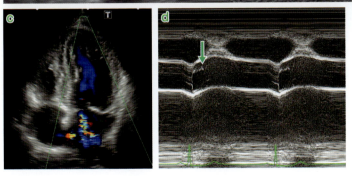

図2 心エコー図（PTSMA前）（つづき）

e：流出路血流のドプラ波形。流出路血流の最高血流速度は5.2m/sと著明に上昇していた。計測の際には，合併する僧帽弁閉鎖不全のドプラ波形と区別する必要がある。流出路血流のドプラ波形は，収縮後半にピークをむかえる。

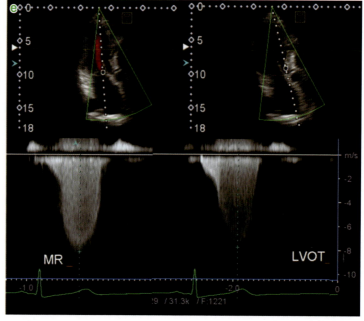

治療

- β遮断薬を投与したが症状が改善しないためにカテーテル心筋焼灼術を行った。第1中隔枝にエタノールを注入したところ，圧較差が79mmHgから9mmHgに減少した（**図3**）。
- 術後，労作時の症状も改善し坂道は楽に歩けるようになった。BNPも99pg/mLまで低下した。

術後心エコー図

- 心室中隔基部は丸みがでており，流出路への突出は軽減しているように見えた。左室収縮機能は保たれていた（**図4a**）。
- 術前にみられていたSAMや大動脈弁早期半閉鎖は消失した（**図4b**）。それに伴い，左室流出路における駆出血流の最高速度は1.4m/sに低下していた（**図4c**）。また，僧帽弁閉鎖不全も消失した（**図4d**）。

予後

- 流出路狭窄がある例では，ない例と比較して死亡率が約2倍に上昇する。
- PTSMAにより，症状の改善や予後改善が期待できる。

図3 PTSMA前後の圧曲線
PTSMA前後で圧較差が79mmHgから9mmHgに減少した。

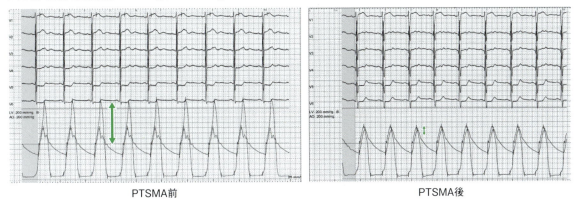

PTSMA前　　　　　　　　　　　　　　　PTSMA後

図4 心エコー図（PTSMA後）
a：傍胸骨からの断層像。中隔基部の流出路への突出は和らいだ印象をもつ。駆出率は保たれている。
b：僧帽弁と大動脈弁のMモード像。SAMや大動脈弁早期半閉鎖の所見は消失している。
c：流出路血流のドプラ波形。駆出血流のカラードプラ像ではモザイクが消失し，最高血流速度は1.4m/sに低下した。
d：僧帽弁閉鎖不全のカラードプラ。僧帽弁閉鎖不全は改善した。

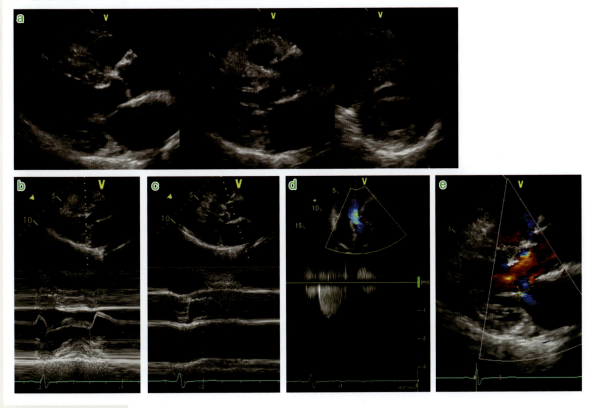

Case 2

心室中部肥大に心尖部血栓・多発脳梗塞を合併した一例

年齢：40歳代
性別：女性

主　訴：めまい

肥大型心筋症で他院に通院中。20XX年にめまいを発症。小脳梗塞であった。脳梗塞は心原性と考えられたため，精査目的に当院に紹介となった。

診断

症状

- 肥大型心筋症と既に診断されている。
- 心原性塞栓症合併の原因精査のために，肥大型心筋症の病型分類と不整脈精査を行う必要がある。

血液検査

- BNPは258ng/mLと上昇していた。

X線

- 心胸郭比は45%で心拡大はなく，肺うっ血・胸水所見なし。

12誘導心電図

- 洞調律，心拍数68bpm，Ⅱ，Ⅲ，aVF，V4-6誘導でST軽度上昇，V4-6誘導では終末T波が陰転していた（**図5**）。
- ホルター心電図：非持続性心室頻拍を認めた。心房細動は指摘されず。

心エコー図

- 左室中部が肥大し，最大壁厚は乳頭筋レベルの心室中隔で22mm。心尖部は心室瘤を左室に形成しており，心尖部四腔像では左室は砂時計のような形をしている（**図6a**）。
- カラードプラでは，乳頭筋レベルで収縮中期にモザイク血流がみられ，収縮末期には途絶した。拡張早期には，心尖部から心基部に向かう血流（paradoxical flow）があり，左室流入血流とぶつかる現象がみられた（**図6b**）。連続波ドプラ法で左室中部の血流を記録すると，二峰性のパターンを示した（**図6c**）。左室中部閉塞を伴う肥大型心筋症と診断した。Link➡Knowledge　図7　p53
- 心尖部を詳細に観察すると，内部に可動性のある血栓像が認められた。塞栓症の原因と考えられた（**図6d**）。

治療・予後

- 塞栓症の原因は心尖部瘤に合併した血栓症と判断し，抗凝固療法を開始した。血栓は溶解しその後の再発はない。
- また，非持続性心室頻拍に対して，突然死のリスク軽減のために植込み型除細動器を移植した。

図5 12誘導心電図

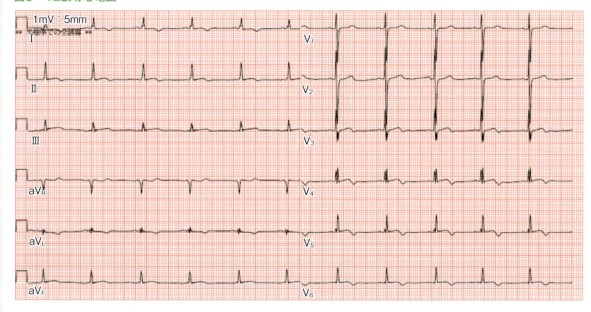

図6 心エコー図

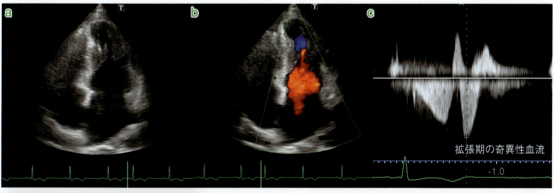

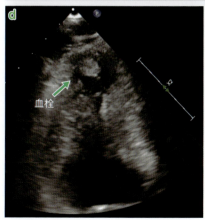

a：心尖部四腔像。心尖部が瘤になっていて砂時計様の形態を示している。
b：カラードプラ画像。拡張早期に心尖部から心基部に向かう血流があり、閉塞部で左房からの流入血流とぶつかる。
c：閉塞部の連続波ドプラ波形。駆出周期に血流はいったん途絶え、拡張早期に心尖部から心基部に向かう血流ができるので、二峰性になる。
d：心尖部拡大像。心尖部を拡大して観察すると血栓が認められた。

> **上達へのコツ 1**
>
> **限界を知る**
> - 左室中部閉塞を起こしている症例が心尖部瘤を合併した際に，本症例のように塞栓症を起こしたり致死性不整脈を併発したりするので予後が不良である。したがって瘤の合併の有無はていねいに探索したい。
> - 心エコーでは概して心尖を捉えることが難しい。体位をすこし仰向け加減にして息を吸ってもらうと，心尖が胸の中央に寄ってくるので観察しやすくなる。
> - 心尖が観察不能の場合には，造影CTやMRIを撮影して瘤の合併の有無を確認すべきである。

Case 3　アミロイドーシス

年齢：70歳代
性別：男性

主　訴：労作時息切れ

20XX年から階段昇降で息切れを自覚し始め，下腿がむくむようになった。息切れは徐々に増悪し起坐呼吸になってきたため当院受診。既往歴は潰瘍性大腸炎・気管支喘息で薬物療法中。

診断

症状
- 下腿浮腫や起座呼吸を認め，気管支喘息より心不全によると考えられた。

血液検査
- BNPは658pg/mLと上昇。

X線
- CTR 55%，軽度の肺うっ血あり，両側軽度胸水あり。

12誘導心電図
- 洞調律，HR 80bpm，Ⅰ度房室ブロック，左脚ブロック，低電位，心室期外収縮（図7）。

心エコー図

LV mass：left ventricular mass
RWT：relative wall thickness
LVDd：left ventricular end-diastolic dimension
EF：ejection fraction

- 左室は求心性に肥大しており（IVST/PWT=17/15mm，LV mass index=201g/cm^2，RWT=0.74），左室内腔の拡大は認めなかった（LVDd=45mm）。心筋のエコー輝度はやや上昇していた（図8a）。Link➡Knowledge　図8　p55
- 壁運動は全周性にやや低下しEFは47%と低下していた。
- 左室流入血流波形は拘束型のパターンであり（E/A=2.4，e'=4.1cm/s，E/e'=20.7），左房圧上昇が示唆された（図8b）。右室収縮期圧は39mmHgと上昇していなかった。

- 心電図は低電位であるが，心エコーでは左室肥大を認め心筋輝度が上昇していることから心アミロイドーシスが疑われた（心アミロイドーシスの診断における心電図上の低電位と心エコーでの左室肥大の組み合わせの感度と特異度は，それぞれ80%と90%と報告されている）。
- 診断を確定するために心筋生検を行った。アミロイドが間質に沈着していることが確認され，心アミロイドーシスと確定診断された。

図7　12誘導心電図

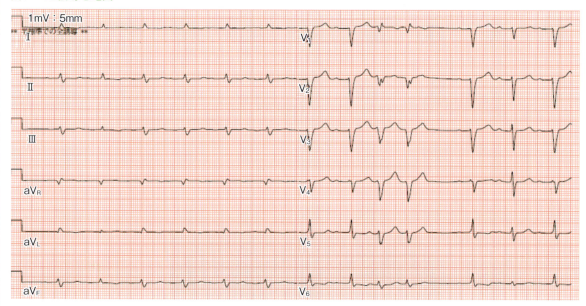

図8　心エコー図
a：傍胸骨長軸像，短軸像と心尖部四腔像。心筋輝度は高めであるが，granular sparkling appearanceと表現できるほどギラギラとはしていなかった。
b：左室流入血流ドプラ波形と弁輪移動速度波形。左室流入波形は拘束型パターンを示している。e'は低下，E/e'は上昇している。左房圧上昇が示唆される。

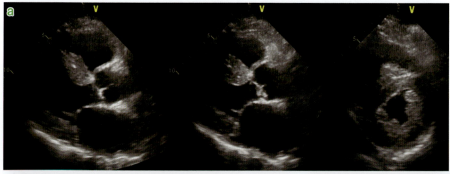

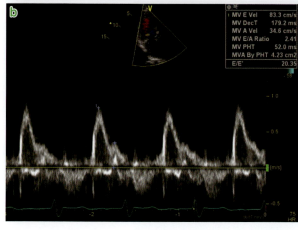
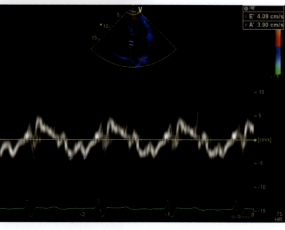

上達へのコツ 2

さらなる画像診断につなげる

- 心エコーから心アミロイドーシスが疑われた場合には，心筋生検を行う前に診断の確からしさを上げるために他のモダリティーでも心筋性状を評価する必要がある．
- ガドリニウム遅延造影MRIでは，全周性に心内膜側に遅延造影効果を認める（図9）．
- Tc^{-99m}ピロリン酸シンチグラムでは，左室心筋にほぼ均一に強くTc^{-99m}ピロリン酸が集積する．これは心アミロイドーシスに特徴的な所見である（図10）． **Link→ Knowledge　その他の検査所見　p56**
- BMIPPシンチグラムでは，トレーサ集積は均一であり心筋代謝異常は認めない（図11）．一方，鑑別疾患にあがる肥大型心筋症では集積欠損がみられる．

BMIPP：^{123}I-β-methyl-P-iodophenyl-pentadecanoic acid

図9　ガドリニウム造影MRI
下壁から側壁の心内膜側に遅延造影効果が認められた．

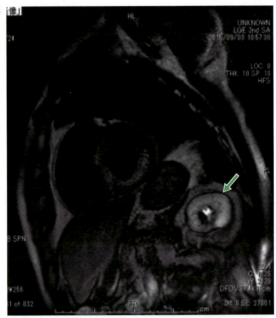

図10　Tc-^{99m}ピロリン酸心筋シンチグラム
CTとのfusion像である．左室心筋にTc-^{99m}ピロリン酸が均一に集積していた．この所見は心アミロイドーシスに特徴的である．

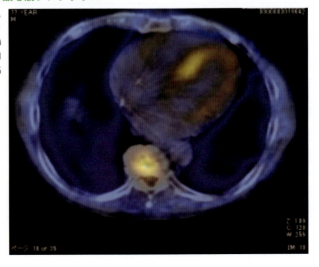

図11　BMIPP心筋シンチグラム
全周性にBMIPPの取り込みがあり，心筋の代謝異常は認めなかった。

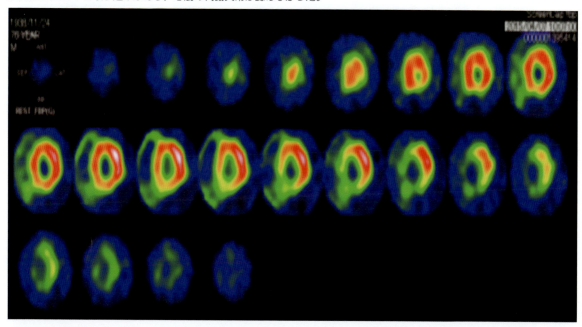

上達へのコツ 3

限界を知る

- 左室心筋のエコー輝度は，ファンダメンタル・イメージングを搭載していた昔の装置で記録すれば，granular sparkling appearanceと表現されるようなギラギラとした印象を受けるが，最近のエコー装置は組織ハーモニックイメージングを標準搭載しているので，昔ほどの印象を受けず，単なる高輝度として描出されることもある。診断前に認識できなくて後で見直すとそのような印象を受けることもしばしばである。
- 一般的に，左室拡張機能が高度に障害され左房圧が上昇すると，左室流入血流波形のA波は小さくなる（restrictive filling pattern）。本症の場合，アミロイドは心房にも沈着し心房機能を低下させることがある。その場合でもA波高は減少する。A波が小さい場合，肺静脈血流波形のA波も観察する。小さければ心房機能が低下していることを念頭に置かなければならない。左房圧を評価する際には，E/Aのみならず，E波減衰時間やE/e'，左房容積も参考にする。

基礎知識

肺高血圧と右心不全

守山英則（慶應義塾大学医学部循環器内科）
村田光繁（慶應義塾大学医学部中央臨床検査部臨床検査医学）

- 肺高血圧症は右心カテーテル検査で施行した安静時平均肺動脈圧が25mmHgを超えたものと定義される[*]。
- **心エコー図は，非侵襲的かつ簡便に肺高血圧の存在を推測でき，多くの症例で肺動脈収縮期圧(PASP)を推定することが可能である**。右心不全症状があり肺高血圧が疑われる場合には，必ず心エコー図を施行することが望ましい。
- 肺高血圧のスクリーニングから重症度の評価，治療効果の判定，予後予測まで，多くの場面で心エコー図が活躍する。
- 一方で，肺循環は平均圧に依存するため，肺高血圧の診断基準に心エコー指標は含まれていない（確定診断は右心カテーテルで行う）。
- 肺高血圧症の進行に伴って後負荷が増大すると，右室や右房の拡大が認められ，右室収縮機能は低下する。
- **右室評価のための心尖部四腔像は右室中心画像(RV-focused view)が望ましい**。
- 左室と異なり，一般に先天性心疾患以外で右室の肥大がみられることはまれである。
- 肺高血圧症の心エコー図による予後規定因子としては，心嚢液貯留，右房面積係数，右室機能（三尖弁輪収縮期移動距離TAPSE）などが報告されている[1, 2]。

[*]：2018年2月時点での定義。2018年ニース会議では平均肺動脈圧＞20mmHgを肺高血圧症とすることが提案され，今後定義が変更される可能性がある。

PASP：pulmonary artery systolic pressure
TAPSE：tricuspid annular plane systolic excursion

解剖がわかる

右室の構造

- 左室心筋は3層からなるが，右室心筋は輪状に走行する表層筋と縦走する深層筋の2層からなる。左室に比べてコンプライアンスが高いため，後負荷が上昇すると右室は容易に拡大する。
- 右室は左室に覆いかぶさり三日月が変形したような独特の形態を呈している（図1）。2次元の一方向のみで右室全体を正確に評価することは困難であり，より正確な評価を目指し3Dエコーやspeckle trackingを用いた解析が進められている。

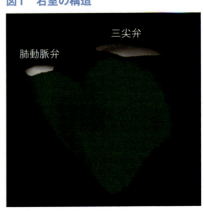

図1 右室の構造

診断

心エコー指標の計測

■肺動脈収縮期圧（PASP）の推定　Link➡Practice　Case 1　p76-77, Case 2 p78-80, Case 3　p81-84

- 最も一般的な算出法は，簡易Bernoulli式および推定右房圧を用いた以下の方法である（**図2**）。

$$推定肺動脈収縮期圧 = 4 \times (最大三尖弁逆流速度)^2 + 推定右房圧$$

- 三尖弁逆流速度（TRV）は連続波ドプラにて最大血流速度（TRV_{max}）を計測する。
- 推定右房圧は下大静脈（IVC）径および呼吸性変動率から算出する。
- 簡易Bernoulli式の適用は右室流出路から肺動脈主幹部に狭窄を認めないことが前提である。

TRV：tricuspid regurgitation velocity
IVC：inferior vena cava

図2　肺動脈収縮期圧の推定

a：三尖弁逆流速度（TRV）の測定。連続波ドプラにて最大三尖弁逆流速度（TRV_{max}）を計測する。

b：右房圧の推定。下大静脈（IVC）径および呼吸性変動率による算出が一般的である（**表1**）。心窩部像にてIVCの長軸を描出し，呼気終末時に肝静脈合流直前（右房入口から0.5～3cm手前）での径を計測する。呼吸性変動はsniffing（鼻をすする程度の呼吸）により評価する。

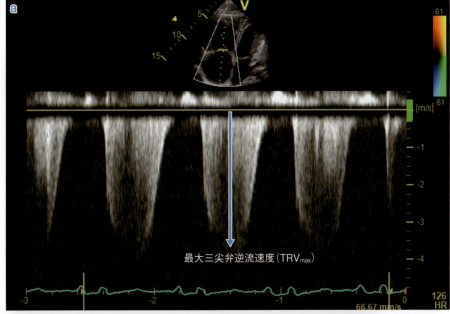

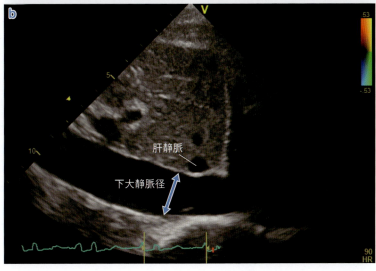

肺高血圧と右心不全

表1 右房圧の推定

推定右房圧（mmHg）	3（0〜5）	8（5〜10）	8（5〜10）	15（10〜20）
下大静脈径（mm）	≦21	≦21	>21	>21
呼吸性変動率（%）	>50	≦50	>50	≦50

（文献3より改変引用）

図3 心室中隔の偏位，左室扁平化
a：拡張期，b：収縮期
傍胸骨短軸像で心室中隔の偏位（→）と左室の扁平化が認められる。

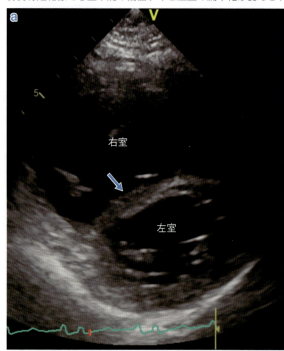
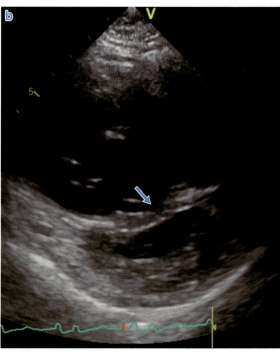

ESC/ERS：European Society of Cardiology / European Respiratory Society

- 2015年ESC/ERSガイドラインでは，TRV_{max} 2.9〜3.4m/secかつ他の肺高血圧を示唆する所見がある場合，もしくは≧3.4m/secの場合に，肺高血圧である可能性が高いとされ，右心カテーテルを含めたさらなる精査が推奨されている[3]。

■**心室中隔の偏位** Link➡Practice Case 1 p76-77, Case 3 p81-83
- 右室圧が上昇し中等度以上の肺高血圧をきたすと，心室中隔が左室側に偏位し左室が扁平化する（**図3**）。傍胸骨短軸像の心基部レベルでわかりやすい。

■**右室拡大** Link➡Practice Case 1 p76-77, Case 2 p78-80, Case 3 p81-83
- 右室に焦点をあてた心尖部四腔像（右室中心画像：RV-focused view）で拡張末期に計測する（**図4**）。
- 右室基部径>42mm，中部径>35mm，長軸径>86mmが右室拡大と定義される（**表2**）。

■**右室肥大**
- 右室肥大はまれだが，右室に過度の圧負荷が生じた結果として認められることがある。
- 心窩部像または傍胸骨長軸像の拡張期で壁厚を測定し，5mm以上が右室肥大と定義される（**表2**）。

■ **右房拡大** Link→Practice Case 1 p76-77, Case 2 p78-80, Case 3 p81-83

- 心尖部四腔像の拡張末期で計測し，右房面積＞18cm²，右房長軸径＞53mm，右房短軸径＞44mmが右房拡大と定義される（図5，表2）。

図4 右室の計測

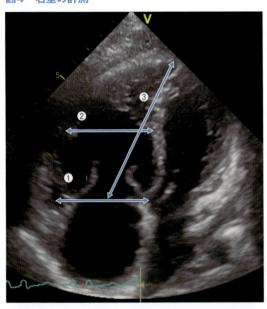

心尖部四腔像の拡張末期に右室基部径（①）・中部径（②）・長軸径（③）を計測する。過小評価を避けるため，右室をより鮮明に描出できるRV-focused viewでの測定が望ましい。

図5 右房の計測

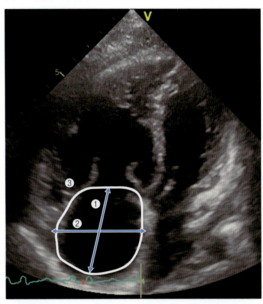

右室と同様，心尖部四腔像の拡張末期に右房長軸径（①），短軸径（②），内腔面積（③）を計測する。

表2 右心系計測値のまとめ

米国心エコー図学会（ASE）が採用する値を示した[4]。日本人の基準値は文献5を参照。

	異常値
右室拡大	
右室基部径	＞42mm
右室中部径	＞35mm
右室長軸径	＞86mm
右室肥大	
右室壁厚	＞5mm
右房拡大	
右房面積	＞18cm²
右房長軸径	＞53mm
右房短軸径	＞44mm
右室収縮機能	
三尖弁輪収縮期移動距離（TAPSE）	＜16mm
右室内腔面積変化率（RV FAC）	＜35％
三尖弁輪収縮期移動速度（S'）	＜10cm/秒
右室拡張機能	
E/A	＜0.8, ＞2.1
deceleration time	＜120msec
E/e'	＞6

（文献4を改変引用）

TAPSE : tricuspid annular plane systolic excursion
FAC : fractional area change
RVEF : right ventricular ejection fraction

■右室収縮機能　Link➡Practice　Case 1　p76-77,　Case 2　p78-80,　Case 3　p81-83

- 簡便に測定できる右室収縮機能の指標としてTAPSE，RV FAC，RVEF，S'などが使用される（**表2**）。

三尖弁輪収縮期移動距離（TAPSE）

- 心尖部四腔像でMモードにて三尖弁輪自由壁側の収縮期移動距離を計測する（**図6**）。
- 16mm以下は右室収縮機能低下を示唆する。長軸方向の計測であるが右室全体の収縮能と相関することが知られている。

右室内腔面積変化率（RV FAC）

- 心尖部四腔像の収縮末期面積および拡張末期面積を計測し，以下の計算式で変化率を計算する（**図7**）。

$$100 \times (右室拡張末期面積 - 右室収縮末期面積) / 右室拡張末期面積$$

- 35％未満は収縮能低下と定義される。

三尖弁輪収縮期移動速度（S'）

- 弁輪部は収縮期に心尖部に移動するため，組織ドプラにて三尖弁輪自由壁側の長軸方向移動速度を計測する（**図8**）。
- 10cm/sec未満は収縮能低下を示唆する。

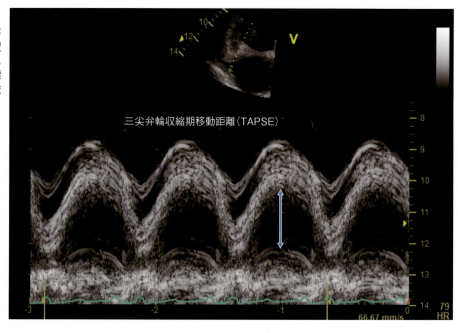

図6　TAPSEの計測
心尖部四腔像のMモードで三尖弁輪自由壁側の収縮期移動距離を計測する。簡便で再現性がよい指標だが，ドプラ入射角に依存することに注意する。

図7 RV FACの計測

a：収縮末期，**b**：拡張末期
心尖部四腔像で右室心内膜をトレースし，右室収縮末期と拡張末期の面積変化率を計算する。右室全体が描出されるように注意する。

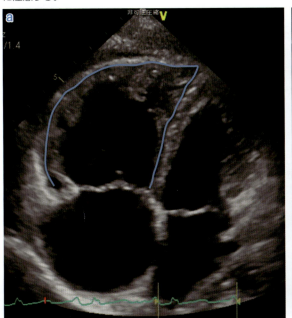
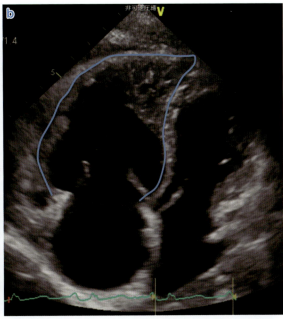

図8 S'の計測

心尖部四腔像の組織ドプラで三尖弁輪自由壁側の収縮期移動速度を計測する。TAPSEと同様にドプラ入射角の影響を受ける。

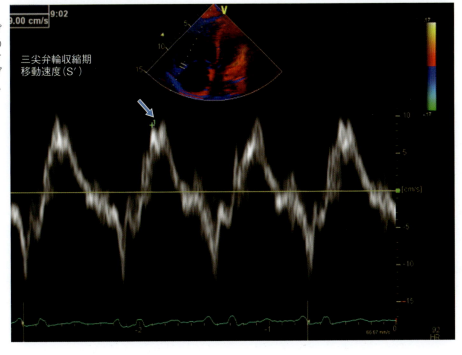

■右室拡張機能

- ルーチンで計測・使用されることは少ないが，左室と同様にE/A比，deceleration time，E/e'などが用いられる(**表2**)。

Check Point!!

肺高血圧の確定診断や詳細な血行動態の把握は右心カテーテルによって行うが，繰り返し簡便に施行できる心エコーも肺高血圧の評価に有用なツールである。**計測には右室全体がきれいに描出できるRV-focused viewを活用する。**肺動脈圧と独立した予後予測因子である右心機能の評価も忘れずに。

上達へのコツ

- IVCは若年者のアスリートや人工呼吸器装着中の患者では正常右房圧であっても拡大していることがあり，注意を要する。
- TRVは複数のviewから描出を行い，最良の画像を採用する。描出不良で過小評価したり，ノイズにより過大評価することがあるので注意を要する。

鑑別診断

PAH : pulmonary arterial hypertension

CTEPH : chronic thromboembolic pulmonary hypertension

- 肺高血圧症の原因となる疾患(2013年ニース分類)を以下に示す[6]。
  1. 肺動脈性肺高血圧症(PAH) Link ➡ Practice Case 1　p76
     特発性，家族性，膠原病，シャント性心疾患(心房中隔欠損症など)，門脈圧亢進症，薬剤性，総肺静脈還流異常など
  2. 左心系心疾患に由来する肺高血圧症 Link ➡ Practice Case 2　p78
  3. 肺疾患および/または低酸素血症に伴う肺高血圧症
  4. 慢性血栓塞栓性肺高血圧症(CTEPH) Link ➡ Practice Case 3　p81
  5. その他

200字でまとめるKey Sentence

肺高血圧が疑われたら

まず心エコーでのスクリーニングを行う。TRVmaxとIVCによる推定右房圧からPASPを算出する。左室扁平化・右室拡大・右房拡大・右室収縮機能(TAPSE, RV FAC, S')低下の合併がないかを確認する。確定診断には右心カテーテルが必要。

<table>
<tr><td rowspan="8" style="background:#e8866d">ピット
フォール</td></tr>
<tr><td>

• 右室拡大がみられても肺高血圧を認めない病態も存在する。

1. 右室容量負荷疾患

　短絡疾患や三尖弁逆流では右室容量負荷により右室拡大を認めるが肺高血圧をきたさないことがある。

2. 右室梗塞

　右室機能の低下により右室拡張末期圧は上昇し右室は拡大する。一方で，右室壁運動低下のため一回心拍出量は低下し，通常TRVは上昇せず肺高血圧はきたさない。

3. 収縮性心膜炎

　固く肥厚した心膜は，拡張期の心腔内流入を阻害する。そのため右室への流入血液量は減少し，一回拍出量は低下する。収縮性心膜炎では他疾患の合併がない限りは高度の肺高血圧はきたさない。

</td></tr>
</table>

治療

- 肺高血圧をきたしている原疾患の治療が主体である。
- 肺動脈性肺高血圧症では肺血管拡張薬が中心となり，利尿薬・抗凝固薬・酸素投与など支持療法も併せて行われる。**Link➡Practice　Case 1　p76**
- CTEPHに対しては抗凝固薬のほか，肺動脈血栓内膜剥離術や経皮的バルーン肺動脈形成術も適応となる。**Link➡Practice　Case 3　p85**

文献

1）Raymond RJ, Hinderliter AL, Willis PW, et al: Echocardiographic predictors of adverse outcomes in primary pulmonary hypertension. J Am Coll Cardiol 39: 1214-1219, 2002.

2）Forfia PR, Fisher MR, Mathai SC, et al: Tricuspid annular displacement predicts survival in pulmonary hypertension. Am J Respir Crit Care Med 174: 1034-1041, 2006.

3）Galie N, Humbert M, Vachiery JL, et al: 2015 ESC/ERS Guidelines for the diagnosis and treatment of pulmonary hypertension: The Joint Task Force for the Diagnosis and Treatment of Pulmonary Hypertension of the European Society of Cardiology (ESC) and the European Respiratory Society (ERS): Endorsed by: Association for European Paediatric and Congenital Cardiology (AEPC), International Society for Heart and Lung Transplantation (ISHLT). Eur Heart J 37: 67-119, 2016.

4）Rudski LG, Lai WW, Afilalo J, et al: Guidelines for the echocardiographic assessment of the right heart in adults: a report from the American Society of Echocardiography endorsed by the European Association of Echocardiography, a registered branch of the European Society of Cardiology, and the Canadian Society of Echocardiography. J Am Soc Echocardiogr 23: 685-713; quiz 786-788, 2010.

5）Daimon M, Watanabe H, Abe Y, et al: Normal values of echocardiographic parameters in relation to age in a healthy Japanese population: the JAMP study. Circ J 72: 1859-1866, 2008.

6）Simonneau G, Gatzoulis MA, Adatia I, et al: Updated clinical classification of pulmonary hypertension. J Am Coll Cardiol 62: D34-41, 2013.

実践 Practice

肺高血圧と右心不全

守山英則（慶應義塾大学医学部循環器内科）
村田光繁（慶應義塾大学医学部中央臨床検査部臨床検査医学）

Case 1

年齢：20歳代
性別：女性

主　訴：労作時息切れ
　　　数カ月前から階段昇降時に労作時息切れを自覚し，徐々に増悪したため近医を受診した。胸部X線で心拡大，心エコー図で肺高血圧症が疑われ，精査加療目的に紹介となった。心疾患，突然死の家族歴は特になし。

診断

血液検査
- ALB 3.0g/dL，AST 33U/L，ALT 31U/L，BUN 9.7mg/dL，Cre 0.6mg/dL，Hb 15.0g/dL，BNP 182pg/mL

12誘導心電図
（図1）
- 右室肥大（右房負荷，右軸偏位，不完全右脚ブロック，V5，6の深いS波）

右心カテーテル検査
- RA 18/10/9mmHg，RV 102/13mmHg，PA 108/41/68mmHg，PCWP 12/8/10mmHg，CO 2.27L/min，CI 1.44L/min/m^2，PVR 1972dynes·sec·cm^{-5}（Fick法による算出）

心エコー図
（図2）
- RV 5.6cm（心基部径）/5.2 cm（中部径）/8.5cm（長軸径），TAPSE 1.9cm，S′ 11.5cm/s，RA 6.0cm（短軸径）/6.1cm（長軸径），TR moderate，TRPG 84mmHg，IVC 2.0cm/呼吸性変動消失，少量の心嚢水　Link➡Knowledge　診断　p69-71

臨床診断
- 肺動脈性肺高血圧症（特発性）の症例。
- 心エコー図で重症肺高血圧，右心系拡大，右房圧上昇を認めた。右室収縮能は保たれていた。
- 膠原病，シャント性心疾患，左心系疾患などが除外され，遺伝子検査でBMPR2遺伝子異常を認めた。

治療

- エポプロステノール持続静注による治療が開始された。

図1　12誘導心電図

右室肥大（右房負荷，右軸偏位，不完全右脚ブロック，V5, 6の深いS波）を認める。

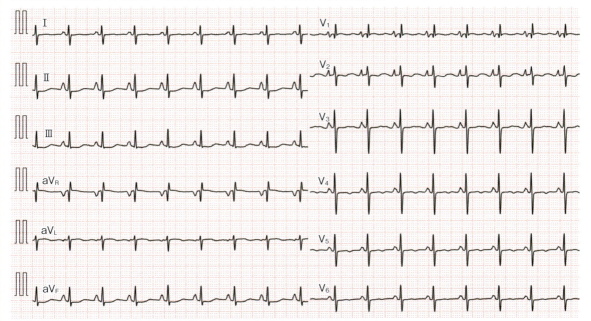

図2　心エコー図

a：傍胸骨単軸像（左：収縮期，右：拡張期）。収縮期・拡張期ともに中隔の偏位（→），左室の圧排を認める。また少量の心囊水がみられる。

Link▶Knowledge　診断 p70

b：心尖部四腔像（RV-focused view）。著明な右室・右房の拡大を認める。TRPG 84mmHg＋推定右房圧15mmHg＝PASP 99 mmHgと重症肺高血圧を認める。

Link▶Knowledge　診断 p69-71

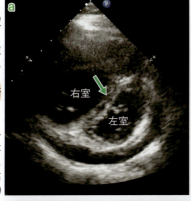
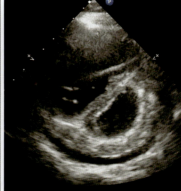
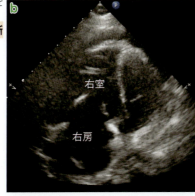
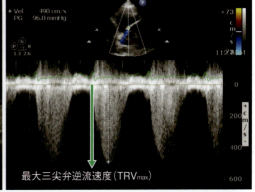

予後

- 3カ月後の右心カテーテル検査では，平均肺動脈圧は40mmHgまで低下を認めた。
- 肺動脈性肺高血圧症の自然予後は著しく不良であるが，近年さまざまな肺血管拡張薬の登場により生存率の改善を認めている。

肺高血圧と右心不全

Case 2

年齢：60歳代
性別：男性

主 訴：体重増加，下腿浮腫

5年前に検診で心電図異常を指摘されていたが，特に精査はされていなかった。2週間前に感冒に罹患し，その後から体重増加，下腿浮腫，腹部膨満感が出現したため受診した。

診断

血液検査
- ALB 4.1g/dL，AST 56U/L，ALT 51U/L，BUN 28.1mg/dL，Cre 1.5mg/dL，Hb 11.5g/dL，BNP 458pg/mL

12誘導心電図
（図3）
- 洞性頻脈，完全左脚ブロック

胸部X線（図4）
- 心拡大，肺血管陰影の増強，少量胸水を認める。

心エコー図（図5）
- LVDd 7.4cm，LVDs 6.3cm，IVST 1.0cm，PWT 1.0cm，LVEDV 245.8mL，LVESV 166.7mL，LVEF（modified Simpson）32.2%，LV diffuse hypokinesis，LA 6.7cm（短軸径）/6.9cm（長軸径），E/A 2.71，Dct 114ms，E/e′ 40.0，AR mild，MR severe（ERO 0.76cm²）
- **RV 5.1cm（心基部径）/4.5cm（中部径）/9.5cm（長軸径），TAPSE 1.2cm，RVFAC 28%，RA 3.4cm（短軸径）/5.3cm（長軸径），TR mild，TRPG 49mmHg，IVC 2.4cm/呼吸性変動消失** Link➡Knowledge　診断　p69-71

右心カテーテル
- RA 15/10/14mmHg，RV 48/8mmHg，PA 60/18/32mmHg，PCW 18/10/16mmHg
- CO 2.99L/min，CI 1.47L/min/m²，SV 51.5mL，SI 25.3mL/m²，SVR 1712 dynes·sec·cm⁻⁵，PVR 670dynes·sec·cm⁻⁵（Fick法による算出）

冠動脈造影
- 冠動脈に有意狭窄なし。

心筋生検
- 心筋細胞の肥大，変性，間質の線維化を認める。

臨床診断
- 左心系疾患（拡張型心筋症）に由来する肺高血圧症。感冒を契機に心不全が増悪した。
- **心エコー図にて左室・左房拡大，左室収縮能低下，右室・右房拡大，肺高血圧，右室収縮能低下を認めた。**

図3 12誘導心電図
完全左脚ブロック（QRS 130msec）を認める。

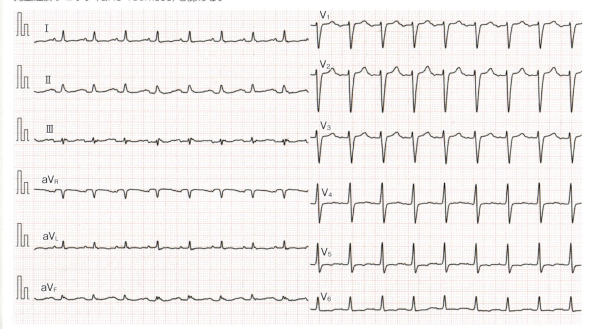

図4 胸部X線
心拡大，肺血管陰影の増強，少量胸水を認める。

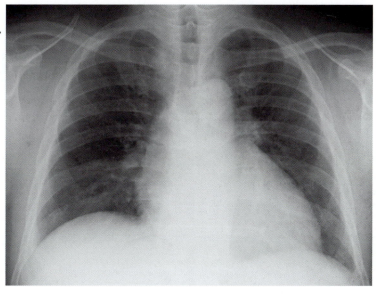

肺高血圧と右心不全 79

図5　心エコー図検査

a：傍胸骨長軸像。著明な左室・左房拡大を認める。
b：心尖部四腔像。左心系・右心系ともに拡大を認める。
Link ▶ Knowledge　診断 p70-71

c：TRPG 49mmHg＋推定右房圧15mmHg＝PASP 64mmHgと肺高血圧を認める。
Link ▶ Knowledge　診断 p69

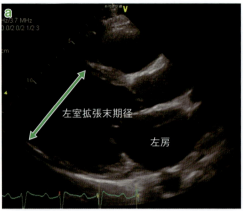
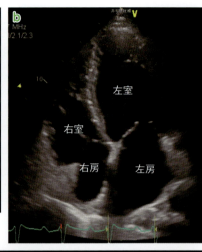
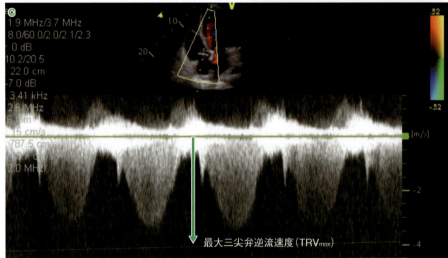

治療

- うっ血性心不全に対し利尿薬投与を開始し，体重減少および浮腫は消失した。

予後

- 治療後の心エコーでは肺高血圧は改善したが（PASP 64→33mmHg），右心機能の低下は残存した。

Check Point 1

拡張型心筋症は左心系疾患ではあるが，右心機能が重要な予後指標の1つとされている[1]。

Case 3

主　訴：労作時呼吸困難

数日前から5分程度の平地歩行で息切れを自覚し，近医で下肢深部静脈血栓症および急性肺血栓塞栓症と診断された。ワルファリンによる内服が開始されたが，1年後も労作時息切れは残存し，CTで肺動脈血栓の残存と，心エコーで肺高血圧を認め，慢性肺血栓塞栓性肺高血圧症（CTEPH）が疑われたため，精査加療目的に紹介となった。

CTEPH : chronic thromboembolic pulmonary hypertension

年齢：70歳代
性別：女性

診断

血液検査

- ALB 4.2g/dL，AST 35U/L，ALT 31U/L，BUN 14.5mg/dL，Cre 0.7mg/dL，Hb 14.5g/dL，BNP 308pg/mL，D-dimer 1.2μg/mL

12誘導心電図
（図6）

- **治療前**：ST変化を伴う右室肥大（右軸偏位，V_1の高いR波，V_5，V_6の深いS波）を認める。
- **治療後**：右室肥大の改善を認める。

心エコー図（図7）

Link➡Knowledge　診断　p69-71

治療前
- RV 4.6cm（心基部径）/4.0cm（中部径）/8.3cm（長軸径），TAPSE 1.8cm，S′10.7cm/s，RA 5.4cm（短軸径）/5.9cm（長軸径），TR moderate-severe，TRPG 108mmHg，IVC 1.4cm/呼吸性変動<50%

治療後
- RV 3.0cm（心基部径）/2.9cm（中部径）/7.0cm（長軸径），TAPSE 2.4cm，S′12.0cm/s，RA 3.6cm（短軸径）/4.6cm（長軸径），TR mild，TRPG 34mmHg，IVC 0.8cm/呼吸性変動>50%

右心カテーテル

治療前
- RA 12/8/8mmHg，RV 97/13mmHg，PA 98/25/55mmHg，PCW 11/11/5mmHg
- CO 2.45L/min，CI 1.63L/min/m²，PVR 2645dynes·sec·cm⁻⁵（Fick法による算出）

治療後
- RA 4/3/2mmHg，RV 29/5mmHg，PA 32/9/18mmHg，PCW 9/6/6mmHg
- CO 2.76L/min，CI 1.83L/min/m²，PVR 348dynes·sec·cm⁻⁵（Fick法による算出）

肺高血圧と右心不全　81

図6 12誘導心電図

治療前(**a**)に認めた右室肥大が治療後(**b**)には改善を認める。

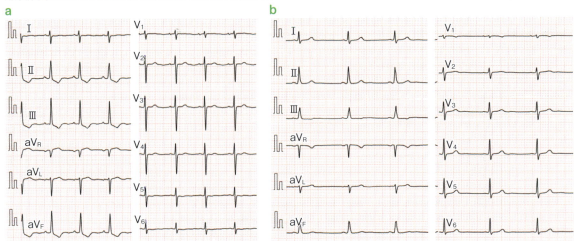

図7 心エコー図

a：傍胸骨短軸像（左：治療前，右：治療後）。左室の扁平化と中隔の圧排（→）が治療後に改善している。
Link➡Knowledge　診断 p70

b：心尖部四腔像（左：治療前，右：治療後）。右室・右房の拡大が治療後に改善している。
Link➡Knowledge　診断 p70-71

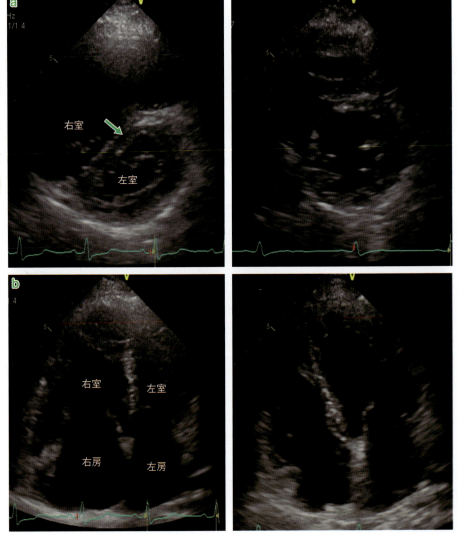

図7 心エコー図(つづき)

c：TRV_max 5.2 m/sec。TRPG 108mmHg＋推定右房圧8mmHg＝PASP 123mmHg

Link➡Knowledge 診断 p69

d：TAPSE 1.8cm
e：S' 10.7cm/s
f：IVC 14mm

Link➡Knowledge 診断 p71(d〜f)

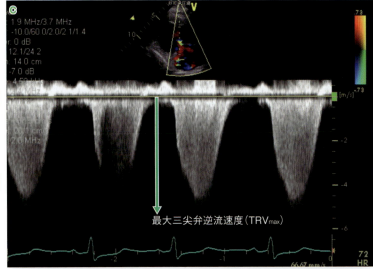

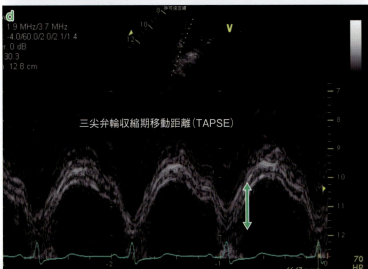

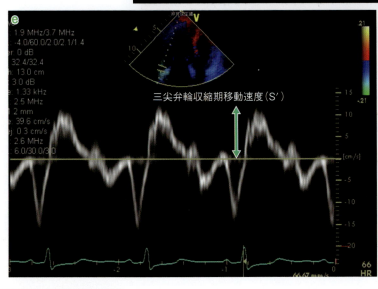

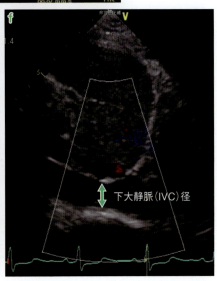

Check Point 2

CTEPHの診断に有用な画像検査として，肺換気・血流シンチグラム（**図8**），肺動脈造影（**図9**），胸部造影CTがあり，これらは公費負担の認定基準にもなっている。

図8 肺血流シンチグラム
区域性の血流欠損像（→）を多数認める。

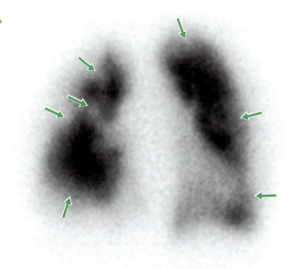

図9 肺動脈造影
肺動脈の陰影欠損（→）が多発している。

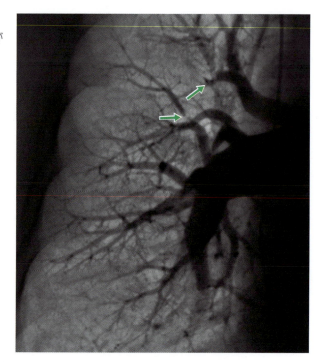

治療

BPA : balloon pulmonary angioplasty
TRPG : tricuspid regurgitation pressure gradient

- 末梢型のCTEPHに対し，バルーン肺動脈形成術（BPA）を施行した。治療後に息切れは消失し，右心カテーテル検査での平均肺動脈圧は55→18mmHgと著明な改善を認めた。
- 本症例では肺動脈圧の改善に伴い，**心エコー図でも右心系の拡大，TRPG，右心機能の改善が得られた。**

予後

- CTEPHでは平均肺動脈圧が30mmHg未満の症例は予後が良好とされ，治療目標の1つとなっている。

文献

1) Gulati A, Ismail TF, Jabbour A, et al: The prevalence and prognostic significance of right ventricular systolic dysfunction in nonischemic dilated cardiomyopathy. Circulation 128: 1623-1633, 2013.

基礎知識

僧帽弁狭窄

野澤有紀，穂積健之（和歌山県立医科大学循環器内科）

- 僧帽弁狭窄（mitral valve stenosis：MS）の原因の多くはリウマチ熱によるものである。本症は，リウマチ熱の減少とともに，わが国では，遭遇する機会の少ない疾患となっている。
- 心エコー図は，僧帽弁狭窄症の診断・重症度評価（弁口面積等）・治療法の判断・経過観察に必須である。
- 僧帽弁狭窄症の治療方針の決定には，症状，および心エコー図による弁口面積・僧帽弁機構・僧帽弁逆流・左房内血栓の評価が非常に重要である。

診断

病態
- 解剖学的な僧帽弁口面積の狭小化により，①左房から左室への血液流入障害による心拍出量減少，②左房圧上昇に伴う肺うっ血，をきたす（**図1**）。

病因
- 多くは，若年期の**リウマチ熱**罹患によって，弁障害が進んだ結果の後遺症である（リウマチ性）。
- 近年，加齢や透析例で高度**僧帽弁輪石灰化**が原因となる例がみられる。
- まれに，先天性，カルチノイド，全身性エリテマトーデス，薬剤等による。
- わが国では，リウマチ熱の発生低下により，本症に遭遇する機会は多くない。

> **解剖が わかる**
>
> リウマチ性によるものの特徴は，①交連部の癒合，②弁下部の短縮・癒合，③弁尖の肥厚，④弁尖・弁下部の石灰化，である。これらの結果，漏斗状の僧帽弁が形成され，弁口はfish-mouthの形態を呈する。
> **左房は拡大するが，一般に，左室は拡大も肥大もせず，壁運動は正常である。**

臨床症状
- 本症の治療方針を判断する際の最も基本となる評価項目である（**図2**）。
- 弁口面積が1.5cm²以下になると，左房圧・肺静脈圧が上昇し，肺うっ血による左心不全症状（労作時の息切れ・呼吸困難感）が出現する。Link➡Practice Case 1　p98，100
- 弁口通過血流低下により，心拍出量も低下し，易疲労感が生じる。
- 進行すると軽度の労作や安静時にも呼吸困難が出現する。Link➡Practice Case 1 p98，100，Case 2　p102，Case 3　p105

聴診
- Ⅰ音の亢進，僧帽弁開放音（opening snap：Ⅱ音に引き続き僧帽弁が開放するタイミング），拡張期ランブル（拡張期に狭窄弁口を血液が通過する際，心尖部における低調な雑音），前収縮期雑音（心房収縮期雑音，心房細動例では消失）が聴取される。

- **左心不全**が進み，二次性に三尖弁逆流を合併すると，肝腫大や末梢浮腫が出現する（**右心不全**）。
- 心房細動を合併することも多い。
- 左房内血流うっ滞により血栓が形成されやすい。
- 脳・腎・末梢動脈等への塞栓症（初発症状のこともある）。

図1 MSの病態生理

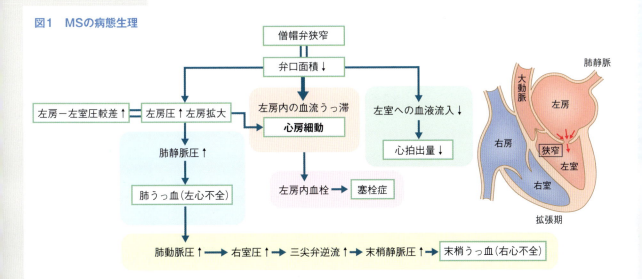

図2 MSに対する管理方針
a：NYHA心機能分類Ⅰ・Ⅱ度のMSに対する治療指針

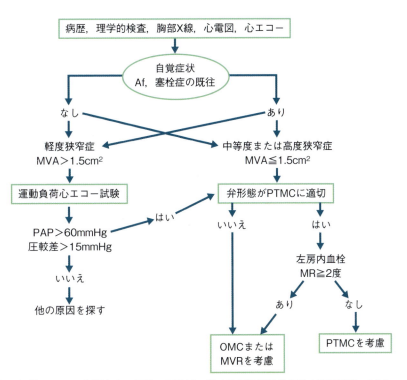

AF：心房細動，MVA：僧帽弁弁口面積，PTMC：経皮的経静脈的僧帽弁交連切開術，PAP：肺動脈圧，MR：僧帽弁逆流，OMC：直視下交連切開術，MVR：僧帽弁位人工弁置換術

（文献1より引用）

僧帽弁狭窄　87

図2 MSに対する管理方針（つづき）
b：NYHA心機能分類Ⅲ・Ⅳ度のMSに対する治療指針

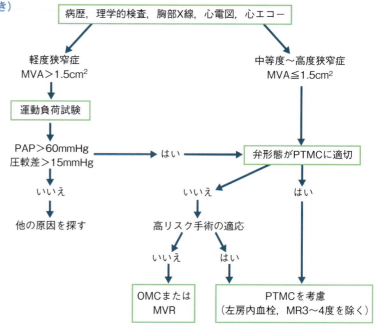

（文献1より引用）

検査

■心電図
- Ⅱ誘導のP波が幅広く増高，V_1誘導のP波は二相性（陰性部分が深く幅広い）。心房細動のことも多い。

■胸部X線
- 肺動脈拡大（左2弓突出），左房拡大（左3弓突出，右2弓内側の二重陰影），主気管支の上方圧排（気管分岐角の開大）。
- 心不全例では，肺うっ血所見。

■心エコー図
- 本症の確定診断，重症度評価，合併症評価を通して，治療方針の判断に主要な役割を果たす。

■直接的所見（図3）Link➡Practice　Case 1　p98-99，Case 2　p102-103，Case 3　p105-106
- 僧帽弁前尖の開放制限：リウマチ性では，交連部の癒合はきたしていても，弁尖の可動性が保たれていれば，前尖の拡張期ドーム形成がみられる。
- 僧帽弁口の狭小化。
- 弁尖の肥厚・エコー輝度増強。
- 弁下部組織の癒合・短縮。
- 治療法として，**経皮的経静脈的僧帽弁交連切開術（PTMC）**を考慮する場合，①弁の可動性，②弁下組織の肥厚，③弁尖の肥厚，④石灰化の4項目について，スコア化して合計点を求める（**表1**）。スコアの合計点8点以下が，PTMCのよい適応となる。
- 僧帽弁輪石灰化が原因の場合は，僧帽弁の開放制限をきたすような著明な石灰化がみられる。この場合，通常は交連部の癒合はみられないことが，リウマチ性との鑑別点である。

PTMC：percutaneous transseptal mitral commissurotomy

図3 MSの心エコー図
a：左室長軸像では，拡張期の僧帽弁の開放制限がみられ（→），左房は拡大している。
b：短軸像では，僧帽弁口が狭小化しているのがわかる（→）。

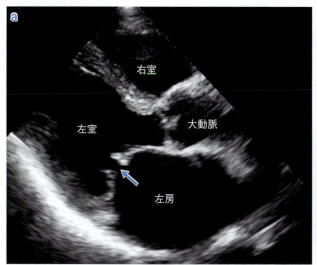
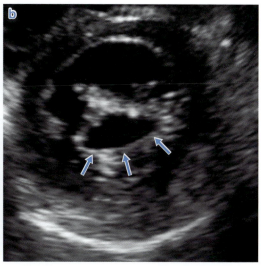

表1 MSの形態的重症度評価（Wilkins score）

スコア	弁可動性	弁下組織	弁肥厚	石灰化
1	可動性良好	わずかな肥厚	ほぼ正常 （4～5mm）	1部位のわずかな 輝度上昇
2	弁尖の基部・中部は 可動性あり	腱索長1/3まで肥厚	弁尖中央部は正常 弁辺縁は肥厚 （5～8mm）	弁辺縁に限局するが 散在して輝度上昇
3	弁基部のみ可動性	腱索遠位1/3まで肥厚	弁全体が肥厚 （>8～10mm）	弁中央部まで 輝度上昇
4	ほとんど可動性なし	腱索全体が肥厚し， 乳頭筋まで及ぶ	弁全体が強く肥厚 （8mm<）	弁の大部分で 輝度上昇

（文献2より改変引用）

本症診断のポイント
1) 長軸像では，前尖の拡張期ドーム形成を見逃さない。
2) 短軸像では，弁口面積が最も小さく描出される断面設定を行い，弁口狭小化を確認する。
3) 弁下部の肥厚範囲が腱索から乳頭筋間で，どの程度か評価できるような記録を行う。

■重症度評価（**表2**）

左房－左室平均圧較差（**図4**）

- 心尖部アプローチにて，拡張期の僧帽弁口通過血流速波形を連続波ドプラ法で記録し，拡張期平均圧較差を計測する。
- 心房細動例では，平均的なR-R間隔で，変動が少ない5心拍の平均値をとるのが望ましい。

表2 僧帽弁狭窄の重症度評価

	軽度	中等度	高度
弁口面積	$1.5cm^2<$	$1.0～1.5cm^2$	$<1.0cm^2$
左房－左室平均圧較差	$<5mmHg$	$5～10mmHg$	$10mHg<$
収縮期肺動脈圧	$<30mmHg$	$30～50mmHg$	$50mHg<$

(文献3より改変引用)

図4 連続波ドプラ法による左房－左室圧較差の計測
心房細動例では，平均的なR-R間隔の部位にて計測する。

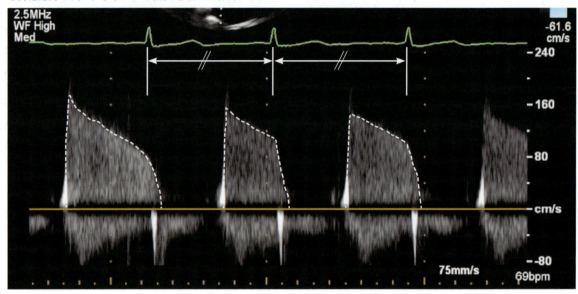

MVA：mitral valve area

- 心拍数，心拍出量，合併する僧帽弁逆流量等の影響を受けるため，最適な重症度評価指標ではない。

僧帽弁口面積（MVA） Link➡Practice Case 1 p98-99, 100-101, Case 2 p102-103, Case 3 p103-106

a) 断層法（プラニメトリ法）（図5）
- 僧帽弁口の短軸像を描出し，シネループを記録し，拡張中期の画像から，弁口内周をトレースして計測する。
- 弁口面積によって重症度分類を行う（図6，表2）。
- 治療方針を決めるうえで，弁口面積が $1.5cm^2$ 以下であるかが重要である。
- 他の指標に比べて，流量や左房コンプライアンスの影響が少なく，重症度評価に最も適している。
- 適切な弁口描出断面は，弁腹から弁尖が切れるまでを探索し，弁口が最も狭く観察される断面で計測する。
- 適切な断面設定は，超音波ビーム方向が弁口に平行に設定されることが重要である。通常の2D心エコー図で困難な場合は，3D心エコー図が有用である（図7）。
- 画像不良例，適切な弁口短軸描出が困難な例，弁口の石灰化で弁口トレースが困難な例では，他の指標で重症度評価を判断する。

図5 プラニメトリ法による僧帽弁口面積の計測

僧帽弁短軸像のズーム画像にて，拡張中期の僧帽弁口の内周をトレースする。

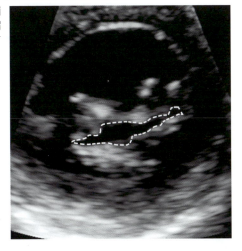

図6 僧帽弁狭窄症の重症度評価（プラニメトリ法による）

a：軽症例：MVA=1.7cm^2
b：中等症例：MVA=1.4cm^2
c：重症例：MVA=0.6cm^2

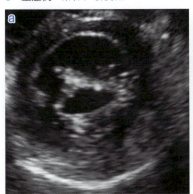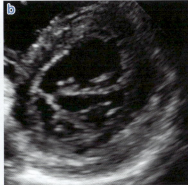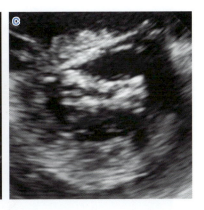

図7 3D心エコー図による僧帽弁口面積の計測

3D心エコー図や3Dによる撮像によって，複合断面から測定面の位置を最適化する（**a-1〜4**）ことで，再現性のある僧帽弁口（**b**）を描出できる[4]。

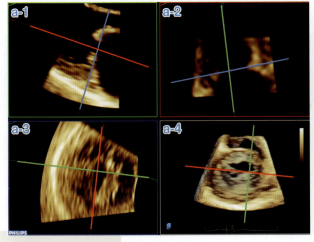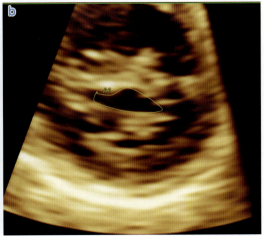

上達へのコツ 2

プラニメトリ法による計測の際の注意点
　超音波ビームが弁口の正確な断面描出(ビームが弁腹にずれると過大評価となる)となるよう，プローブの向きを微妙に調整して，断面設定を心がける。

PHT：pressure-half time

b) **圧半減時間(PHT)法**[5]
- 連続波ドプラ法により記録した拡張期僧帽弁流入波形から，拡張早期の最大圧較差が半減するまでの時間(最大速度が $1/\sqrt{2}$ になるまでの時間，PHT)を計測し，次の式から算出できる(図8)。Link➡Practice Case 1 p98-99, Case 2 p102-103, Case 3 p105-106

　　僧帽弁弁口面積(cm^2)＝220/PHT

- 拡張期僧帽弁流入波形が急峻な部位と緩やかな部位の二相性になる場合，傾きが緩やかな部位での計測値を用いる(図9)。

図8　圧半減時間(PHT)法による僧帽弁口面積の算出
カラードプラ法にて拡張期の左室流入血流シグナルを描出し，その血流速波形を記録すれば，その減速時間(PHT)から，僧帽弁口面積(220/PHT)が計算される。

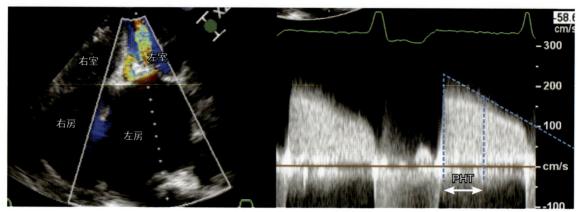

図9　PHT法による僧帽弁口面積算出の注意点
カラードプラ法にて得られた拡張期の左室流入血流が二相性となる場合，拡張早期のスロープ(a)よりも拡張中期でのスロープ(b)で計測することが推奨されている。

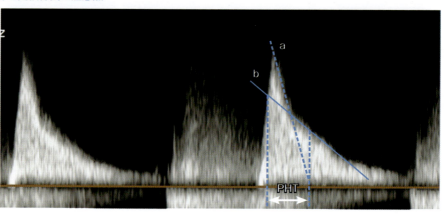

図10 連続の式による僧帽弁口面積の算出

「左室流出路通過血流量は，僧帽弁の通過血流に等しい」の関係から僧帽弁口面積の推定が行われる。
MVA：推定僧帽弁弁口面積，A_{LVOT}：左室流出路断面積，TVI_{LVOT}：左室流出路の時間速度積分，TVI_{MV}：僧帽弁通過血流の時間速度積分

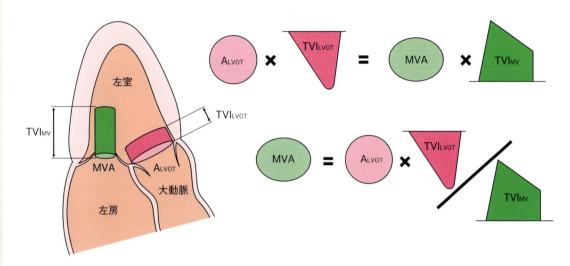

- 心拍数と大動脈弁逆流の影響で，PHTが短くなり，弁口面積が大きく算出される場合がある。
- 拡張早期の左房−左室圧較差，左房コンプライアンス，左室拡張能などの影響を受けるため，PTMC直後の計測値は，他の方法での計測値と解離する。
- 本法によるMVA測定は，リウマチ性MSにおいて，経験的に導かれたものである。
- 弁輪石灰化による高齢者のMS例では，左室拡張能の低下（左室流入血流速波形に影響）が影響する本法は適用しないほうがよい。

c) **連続の式**を用いる方法（**図10**）

- 機能的弁口面積が求められる。
- 左室流出路通過血流量と僧帽弁通過血流量が等しいことから，以下の式にて算出する[6]。

$$MVA = A_{LVOT} \times TVI_{LVOT}/TVI_{MV}$$

　　MVA：推定僧帽弁弁口面積
　　A_{LVOT}：左室流出路断面積
　　TVI_{LVOT}：左室流出路の時間速度積分
　　TVI_{MV}：僧帽弁通過血流の時間速度積分

- 心房細動例や，中等度以上の大動脈弁逆流・僧帽弁逆流を合併する症例では使用できない。
- 測定項目が多く，誤差を生じやすい。

■ 間接的所見
- **左房拡大（図11）**：左房への慢性の圧負荷により，左房は拡大する。
- **左房内"もやもや"エコー**：拡大した左房内の血流の高度のうっ滞を示すものである。

■ 合併症の評価
- **左房内血栓**：左房内の血流うっ滞に伴い，左房内に血栓が形成される場合がある。左心耳が好発部位であるため，できるだけ同部位の描出を試み，血栓検索を行う。PTMCを予定する場合は，経食道心エコー図を行い，左房内血栓がないことを確認する。
Link➡Practice　Case 1　p100，Case 3　p105
- **僧帽弁逆流**：軽度以下のことが多いが，PTMCの適応を考える際には，中等度以上の逆流がないことを確認する。PTMCを施行した場合は，逆流の増加について評価を行う。
Link➡Practice　Case 1　p98, 100, 101，Case 3　p105-106
- **三尖弁逆流**：左心不全に伴う二次性に生じうる。僧帽弁狭窄症の手術に際して，中等度以上みられる場合は，外科的処置が追加される（図12）。Link➡Practice　Case 1　p98-100，Case 2　p103-104，Case 3　p107
- **運動負荷心エコー図**：心エコー図所見と臨床症状が一致しない場合に有用である。
- **経食道心エコー図**：必須の検査ではない。経胸壁心エコー図で評価が不十分な場合，PTMC術前等で左房内血栓の評価が必要な場合に適応となる（図13）[1,4]。Link➡Practice　Case 1　p100

> **200字でまとめるKey Sentence**
> MSは，弁口面積狭小化により，左房から左室への流入障害による，①心拍出量減少，②左房圧上昇に伴う肺うっ血，をきたし，多くはリウマチ性である。心エコー図では，僧帽弁前尖の開放制限，僧帽弁口の狭小化，弁尖の肥厚・エコー輝度増強，弁下部組織の癒合・短縮がみられる。本症の重症度評価は，心エコー図にて，①弁口面積，②左房－左室圧較差，によってされる。本症の治療としてPTMCを考慮する場合，心エコー図による左房内血栓と僧帽弁逆流の評価が重要である。

図11　MSでの左房拡大
a：心尖部四腔像にて著明な左房拡大を認める。
b：傍胸骨短軸像にて拡大した左心耳（→）を描出し，丹念に血栓の有無を確認する。

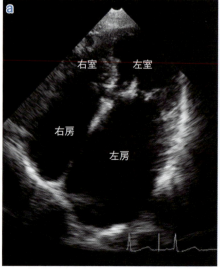
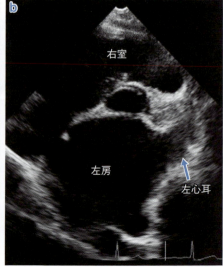

図12　連続波ドプラ法による右室圧の推定

カラードプラ法で三尖弁逆流（→）が検出されれば（a），三尖弁逆流速度（V）を計測（b）することで，右室－右房圧較差（$4V_2$）が求められ，平均右房圧を加えれば，右室圧が推定できる。

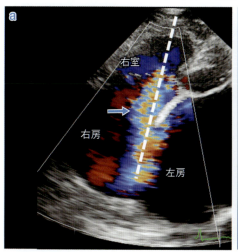
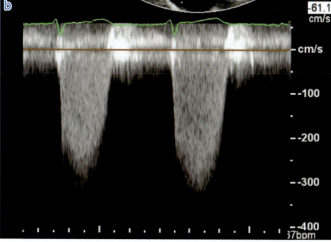

図13　経食道心エコー図によるMSの左房内血栓の検索

経食道心エコー図にて，左心耳を描出し，血栓の検索を行う。症例①から得られた画像では，左心耳内に血栓が描出されている（a，→）が，症例②では，左心耳内含めて，左房内に血栓エコーは明らかではない（b）。

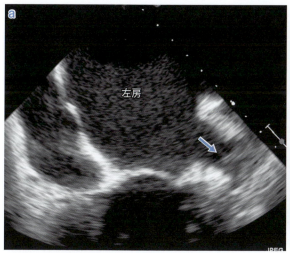
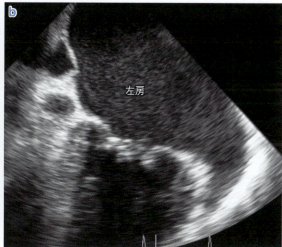

治療

非侵襲的治療

- 心不全症状のある場合，塩分制限が必要である。程度に応じて利尿薬も必要となる。
- 頻脈（特に心房細動例）では，心不全症状が出やすくなるため，ジギタリス製剤・カルシウム拮抗薬・β遮断薬による心拍数コントロールが行われる。
- 心房細動例では，左房内血栓の予防のため，抗凝固薬（ワルファリン）による塞栓症予防を行う。Link➡Practice　Case 1　p98，Case 2　p102，104

侵襲的治療

■カテーテル治療：PTMC

- バルーン付きカテーテルを大腿静脈から挿入し，経心房中隔的に左房から僧帽弁口に通過させ，バルーンを拡張させて弁口を拡大する方法である。
- 弁葉に可動性があり，比較的薄く，両交連部ともに癒合が軽度で石灰化がない例（Wilkins scoreで合計8点以下）が良い適応である（**表1**）。
- 中等度以上の僧帽弁逆流を合併例は適応とならない。
- 左房内に血栓が存在する場合，中等度以上の僧帽弁逆流を伴う場合は，本法の適応とならない。Link➡Practice　Case 1　p98-101，Case 3　p105-107

■外科的治療

OMC：open mitral commissurotomy

直視下交連切開術（OMC）

- 開胸直視下で交連切開を行う方法である。本法の適応例は，近年ではPTMCが行われる。

MVR：mitral valve replacement

僧帽弁置換術（MVR） Link➡Practice Case 3　p105-107

- 僧帽弁を切除し，人工弁に置換する方法である。
- 機械弁を用いた場合，抗凝固療法が必要となる。
- 出産希望の女性には生体弁が適しているが，長期的には人工弁機能不全をきたす可能性がある。

文献

1) 循環器病の診断と治療に関するガイドライン（2011年度合同研究班報告）弁膜疾患の非薬物治療に関するガイドライン（2012年改訂版）（日本循環器病学会ホームページで公開　http://www.j-circ.or.jp/guideline/index.htm）

2) Wilkins GT, Weyman AE, Abascal VM, et al: Percutaneous balloon dilatation of the mitral valve: an analysis of echocardiographic variables related to outcome and the mechanism of dilatation. Br Heart J 60: 299-308, 1988.

3) Bonow RO, et al: ACC/AHA 2006 guidelines for the management of patients with valvular heart disease. A report of the American College of Cardiology/ American Heart Association task force on practice guideline (writing committee to revise the 1998 guidelines for the management of patients with valvular heart disease). J Am Coll Cardiol 48: e1-e148, 2006.

4) Baumgartner H, et al: American Society of Echocardiography; European Association of Echocardiography. J Am Soc Echocardiogr 22: 1-23, 2009.

5) Hatle L, Angelsen B, Tromsdal A: Noninvasive assessment of atrioventricular pressure half-time by Doppler ultrasound. Circulation 60: 1096-1104, 1979.

6) Messika-Zeitoun D, Meizels A, Cachier A, et al: Echocardiographic evaluation of the mitral valve area before and after percutaneous mitral commissurotomy: the pressure half-time method revisited. J Am Soc Echocardiogr 18: 1409-1414, 2005.

実　践

Practice

僧帽弁狭窄

野澤有紀，穂積健之（和歌山県立医科大学循環器内科）

Case 1

年齢：50歳代
性別：女性

主　訴：労作時息切れ
20歳代で脳梗塞を発症し，僧帽弁狭窄(mitral valve stenosis：MS)を指摘された。40歳代で心房細動を発症した。内服薬(ジゴキシン，ワルファリン，ベラパミル)による加療が行われてきた。最近になって労作時の息切れを自覚するようになり，当科に紹介された。

Link➡Knowledge　診断　p86，　治療　p96

診断

聴診

• Ｉ音の亢進，僧帽弁開放音，拡張期ランブルを聴取。

心電図

• 心房細動，平均心拍数64bpm

心エコー図

• 左室拡大なく，左室肥大もなく，左室収縮は正常範囲であった。左房拡大が認められ，僧帽弁の開放制限と僧帽弁前尖のドーム形成がみられた(**図1**)。Link➡Knowledge 診断　p88-89

• プラニメトリ法での僧帽弁口面積は0.9cm²であった(**図2**)。連続波ドプラ法にて得られた左室流入血流速度波形から計測された左房－左室圧較差半減時間(PHT)から求められた僧帽弁口面積は1.2cm²，左房－左室平均圧較差は8mmHgであった(**図3**)。Link➡Knowledge　診断　p90-92

PHT：pressure-half time

臨床診断

• 以上より，高度のMSと診断された。Link➡Knowledge　診断　p90

• Wilkins scoreは計8点(可動性2点，弁肥厚2点，弁下部肥厚2点，石灰化2点)であり，僧帽弁逆流はごく軽度のみであった。Link➡Knowledge　診断　p88-89

• 三尖弁逆流は軽度から中等度みられ，右室－右房の最大圧較差は28mmHgであった(**図4**)。Link➡Knowledge　診断　p94-95

図1　傍胸骨左室長軸像

左室拡大なく（左室拡張末期径/収縮末期径41/27mm），左房拡大（左房前後径60mm）が認められた。僧帽弁の開放制限（→）と僧帽弁前尖のドーム形成（→）がみられる。

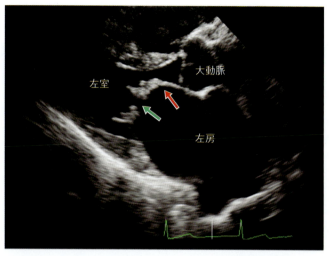

図2　左室短像（僧帽弁口レベル）

プラニメトリ法での僧帽弁口（→）面積は0.9cm²であった。

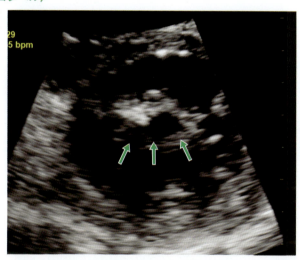

図3　左室流入血流速度波形からの僧帽弁口面積・左房－左室圧較差測定

左室流入血流（→）速度波形から計測された僧帽弁口面積は1.2cm²，左房－左室平均圧較差は8mmHgであった。

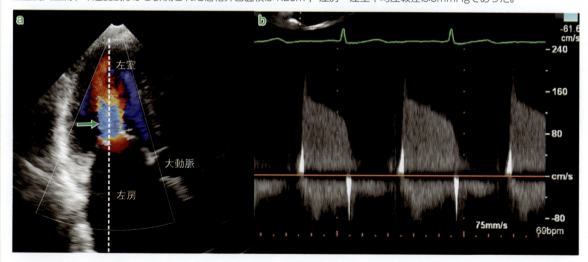

僧帽弁狭窄　99

図4　三尖弁逆流速度波形からの右室－右房圧較差測定
連続波ドプラ法にて得られた三尖弁逆流（→）最大流速は2.6m/sで，右室－右房最大圧較差は28mmHgであった。

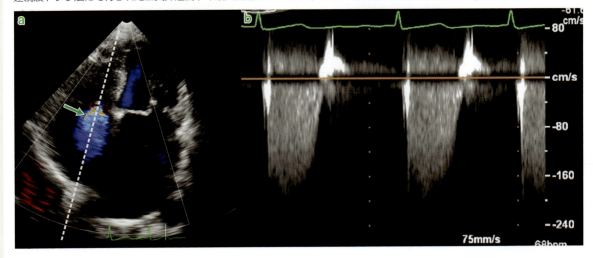

治療

- 薬物治療を行ってもNYHA Ⅱ度以上の臨床症状があり，弁口面積が1.5cm^{2}以下であれば，非薬物治療の適応とされる．心エコー図で評価されたWilkins scoreは8点以下で，僧帽弁逆流もごく軽度で，PTMCの適応と考えられた．**Link➡Knowledge　治療　p96**

- PTMC前の左房内血栓検索のため，経食道心エコー図が行われた．左心耳含めて，明らかな左房内血栓は認められず（図5），PTMCが施行された．**Link➡Knowledge　診断　p94-95**

- 右心カテーテル検査で計測された肺静脈楔入圧は，PTMC前17mmHgであったが，PTMC後に11mmHgと低下した．心エコー図でのプラニメトリ法による弁口面積は，術前0.9cm^{2}から1.5cm^{2}へと増加が確認された（図6）．**Link➡Knowledge　診断　p90**

- 僧帽弁逆流の有意な増加は認められなかった（図7）．**Link➡Knowledge　診断　p94**

PTMC : percutaneous transseptal mitral commissurotomy

図5　経食道心エコー図による左房内血栓の検索
左心耳（a，矢印）含めて，明らかな血栓は認められなかった．

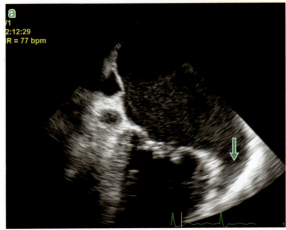
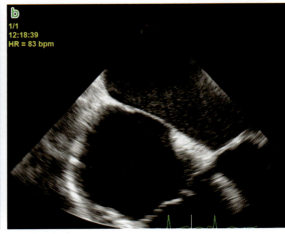

図6 PTMC施行後の左室短軸像（僧帽弁口レベル）
プラニメトリ法による弁口（→）面積は1.5cm²に増加がみられた。

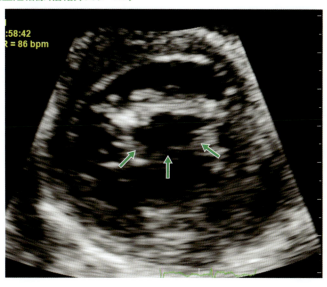

図7 左室短軸像（僧帽弁口レベル）での僧帽弁逆流評価
僧帽弁逆流（→）は，術前（a）と比べて，術後（b）で有意な増加は認められなかった。

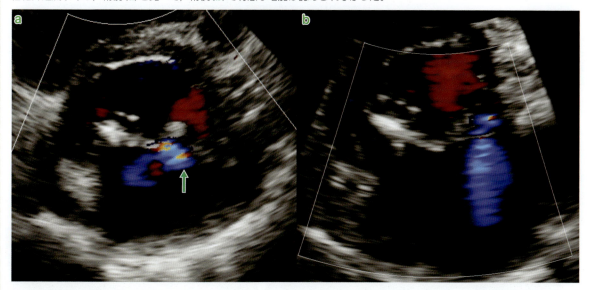

予後

- PTMC施行後平均3.5年の長期成績は，弁形態やPTMC後の弁口面積等が良好な場合，経過は良好とされる[1]。
- 879例の観察研究（平均4.2±3.7年）では，PTMCの長期予後規定因子は，弁形態，心機能，NYHA Classとされる。さらに，Wilkins scoreが8点以上，高齢，外科的交連切開術後，NYHA Ⅳ度，術後肺高血圧，術前後の僧帽弁逆流中等度以上が，心事故（死亡，僧帽弁手術，再PTMC）の危険因子と報告されている[2]。

Case 2

年齢：60歳代
性別：女性

主　訴：無症状

50歳代の頃，動悸と労作時の息切れを主訴に当院を受診した．MSと頻脈性心房細動と診断された．内服薬（アテノロール，ジゴキシン，ワルファリン）の処方を開始された．その後，症状は改善し，6年経過した現在も無症状である．Link➡Knowledge　診断　p86，治療　p96

診断

聴診
- Ⅰ音の亢進，僧帽弁開放音，拡張期ランブルを聴取．

心電図
- 心房細動，平均心拍数86bpm

心エコー図

■初診時
- 左室拡大なく，左室肥大もなく，左室収縮は正常範囲で，左房拡大が認められた．僧帽弁の開放制限がみられ，僧帽弁前尖のドーム形成がみられた．Link➡Knowledge　診断　p88-89
- プラニメトリ法での僧帽弁口面積は1.6cm^{2}で，軽度MSと評価された（**図8**）．Link➡Knowledge　診断　p90-92
- 僧帽弁逆流は，軽度から中等度であった．三尖弁逆流は軽度から中等度みられ，右室-右房の最大圧較差は30mmHgであった（**図9**）．Link➡Knowledge　診断　p88-89，94-95

■6年後
- 初診時と同様，左室拡大なく，左室肥大もなく，左室収縮は正常範囲で，左房拡大が認められた．僧帽弁口の開放制限と僧帽弁前尖のドーム形成がみられた．Link➡Knowledge　診断　p88-89

図8　初診時の傍胸骨左室長軸像（a）・左室短軸像（僧帽弁口レベル，b）
左室拡大なく（左室内径拡張末期/収縮末期49/36mm），左室収縮は正常範囲であった．左房拡大（左房前後径57mm）がみられ，僧帽弁の開放制限（→）と僧帽弁前尖のドーム形成（→）がみられた．プラニメトリ法での僧帽弁口面積は1.7cm^{2}であった．

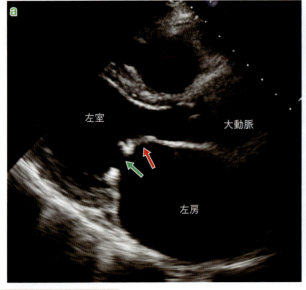
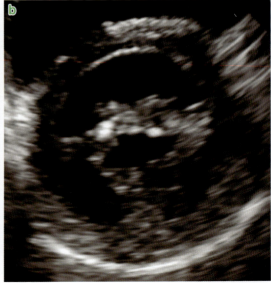

- プラニメトリ法での僧帽弁口面積は1.5cm²で，軽度から中等度のMSと評価された（図10）。Link▶Knowledge　診断　p90-92

図9　初診時の三尖弁逆流速度波形からの右室－右房圧較差測定
三尖弁逆流は軽度から中等度みられ，流速は3.3m/sで，右室－右房の最大圧較差は45mmHgであった。

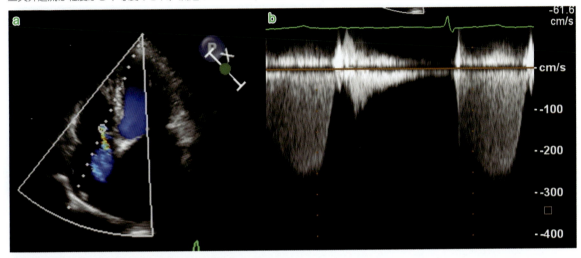

図10　6年後の傍胸骨左室長軸像（a）・左室短軸像（僧帽弁口レベル，b）
左室拡大なく（左室内径拡張末期・収縮末期49/35mm），左室収縮は正常範囲であった。左房拡大（左房前後径54mm），僧帽弁口の開放制限（→）と僧帽弁前尖のドーム形成（→）がみられた。プラニメトリ法での僧帽弁口（→）面積は1.5cm²であった。

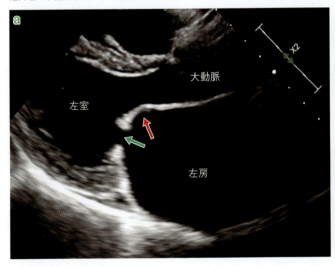
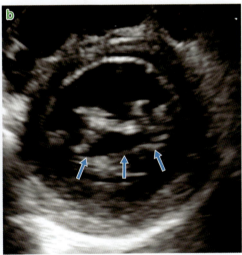

- 三尖弁逆流は軽度から中等度で，右室－右房の最大圧較差は33mmHgであった（図11）。Link➡Knowledge　診断　p94-95

図11　6年後の三尖弁逆流速度波形からの右室－右房圧較差測定
三尖弁逆流（→）は軽度から中等度みられ，流速は2.9m/sで，右室－右房の最大圧較差は33mmHgであった。

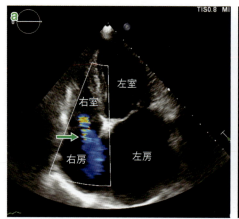
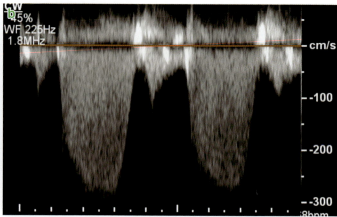

治療

- 本例では，初診時に軽度の僧帽弁狭窄で，当初みられた心房細動による症状については，内服薬による心拍数コントロールで症状はなくなった。また，ワルファリンによる抗凝固コントロールにて，塞栓症イベントなく6年間経過している。Link➡Knowledge　診断　p96
- 現在のところ症状がなく，軽度から中等度の重症度で，右室－右房圧較差の上昇もみられず，内服治療の継続予定である。
- しかし，今後，労作時息切れ等の症状が出現するか，重症度が中等度以上になれば，PTMCないしは弁置換術による非薬物治療が考慮される。

予後

- 僧帽弁狭窄の進行については，103例で経時的に弁口面積（プラニメトリ法で計測）を平均3.3年（1～11年）フォローした研究がある[3]。それによれば，全体では平均0.09cm²/年の割合で弁口面積は減少したが，約3割の症例では弁口面積に変化なく，約4割で0.1cm²/年未満の減少にとどまり，0.1cm²/年以上の減少は残り3割のみと，多くの症例で進行は緩やかと報告されている。

Case 3

年齢：60歳代
性別：女性

主　訴：労作時息切れ

小児期にリウマチ熱に罹患歴あり。5年前に労作時息切れが出現し，当院にてPTMCを施行された。以降，症状なく経過良好であったが，最近になって労作時息切れが増悪してきた。

Link➡Knowledge　診断　p86，治療　p96

診断

聴診
- Ⅰ音の亢進，僧帽弁開放音，心尖部に拡張期ランブルと全収縮期雑音を聴取。

心電図
- 心房細動，平均心拍数76bpm

心エコー図
- 左室拡大なく，左室肥大もなく，左室収縮は正常範囲で，左房拡大が認められた（図12）。僧帽弁の開放制限がみられ，僧帽弁前尖のドーム形成がみられた（図12）。Link➡Knowledge　診断　p88-89　左房内に明らかな血栓は認められなかった（図13）。Link➡Knowledge　診断　p94-95
- プラニメトリ法での僧帽弁口面積は0.89cm^2（図14）で，PHT法でのMSは0.96cm^{2}であった。左房－左室平均圧較差は11.5mmHgで（図15），高度と評価された。Link➡Knowledge　診断　p90-92
- 中等度の僧帽弁逆流を認めた（図16）。Link➡Knowledge　診断　p88-89
- 三尖弁逆流は軽度から中等度みられ，右室－右房の最大圧較差は30mmHgであった（図17）。Link➡Knowledge　診断　p94-95

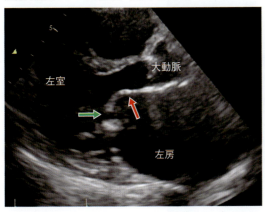

図12　傍胸骨左室長軸像
左室拡大なく（左室内径拡張末期/収縮末期49/36mm），左室収縮は正常範囲（EF 54%）であった。左房拡大が認められた（左房前後径49mm），僧帽弁の開放制限（→）と僧帽弁前尖のドーム形成（→）がみられた。

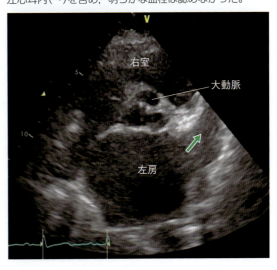

図13　傍胸骨左室短軸像（大動脈弁口レベル）
左心耳内（→）を含め，明らかな血栓は認めなかった。

図14 左室短軸像（僧帽弁口レベル）

プラニメトリ法での僧帽弁（→）口面積は0.89cm²であった。

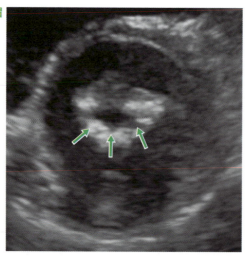

図15 左室流入血流速度波形からの僧帽弁口面積・左房－左室圧較差測定

連続波ドプラ法により得られた左室流入血流（→）速度波形から計測されたPHTは233msec，僧帽弁口面積は0.96cm²，左房－左室圧較差は平均11.5mmHgであった。

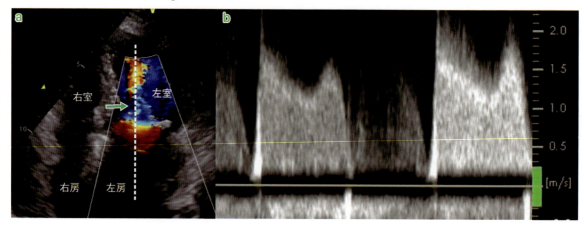

図16 心尖部四腔像像での僧帽弁逆流の描出

中等度の僧帽弁逆流（→）が認められた。

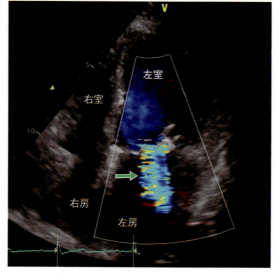

図17　三尖弁逆流速度波形からの右室-右房圧較差測定

三尖弁逆流(→)は軽度から中等度みられ，流速は2.74m/sで，右室-右房の最大圧較差は30mmHgであった。

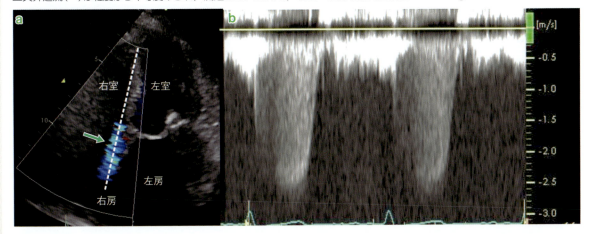

治療

OMC：open mitral commissurotomy
MVR：mitral valve replacement

- MSのうち，Wilkins score 8点以上，弁下部スコア3点以上のいずれかでは，PTMCの成功率が低く，直視下交連切開術(OMC)または僧帽弁置換術(MVR)が推奨されている[4]。
- 本例では，Wilkins scoreは8点以上であり，中等度以上の僧帽弁逆流も認められ，PTMCのいい適応とはいいがたい。
- 外科的治療については，中等度以上の僧帽弁逆流がみられ，MVRの適応と考えられ，MVRの方針となった。Link➡Knowledge　治療　p96

予後

- MVRの遠隔成績は，適切な抗凝固療法や外来follow-upが行われていれば，一般に予後良好である。
- PTMC，OMC，MVRの術後7年の遠隔成績を比較検討した研究では，各治療法間で生存率に有意差はみられていない。手術死亡についてはPTMCとOMCで0％に対し，MVRで1.6％であった。これは，MVR例に重症例が含まれていることによると考えられる[5]。
- 良好な手術成績と遠隔成績を得るためには，僧帽弁狭窄の心エコー図評価により，適切な治療法を選択することが重要である。

文献

1) Hernandez R, Banuelos C, Alfonso F, et al : Long-term clinical and echocardiographic follow-up after percutaneous mitral valvuloplasty with the Inoue balloon. Circulation 99 : 1580-1586, 1999.
2) Palacios IF, Sanchez PL, Harrell LC, et al: Which patients benefit from percutaneous mitral balloon valvuloplasty? Prevalvuloplasty and postvalvuloplasty variables that predict long-term outcome. Circulation 105: 1465-1471, 2002.
3) Sagie A, Freitas N, Padial LR, et al: Doppler echocardiographic assessment of long-term progression of mitral stenosis in 103 patients: valve area and right heart disease. J Am Coll Cardiol 28: 472-479, 1996.
4) 循環器病の診断と治療に関するガイドライン(2011年度合同研究班報告)弁膜疾患の非薬物治療に関するガイドライン(2012年改訂版)(日本循環器病学会ホームページで公開　http://www.j-circ.or.jp/guideline/index.htm)
5) Ismeno G, Renzulli A, De FM, et al: Surgery of rheumatic mitral stenosis: comparison of different techniques. Acta Cardiol 56: 155-161, 2001.

基礎知識

僧帽弁逆流

Knowledge

杜　徳尚（岡山大学大学院医歯薬学総合研究科循環器内科）

- 僧帽弁の解剖や機能は弁尖，腱索，弁輪，および左室の組織で規定され，僧帽弁複合体として認識する必要がある。
- 僧帽弁は前尖と後尖から構成され，それぞれA1，A2，A3とC1，C2，C3に分けて表記するCarpentier分類が広く普及している。
- 僧帽弁逆流（MR）の原因として，弁（弁尖）そのものに問題のある一次性MRと左室や左房の拡大に伴う二次性MRとその混合型がある。MRの原因を知ることは重症度評価やその後の治療方針の決定に重要である。
- 僧帽弁の観察では，①僧帽弁尖，弁下組織，弁輪部の形態の観察と②弁尖の動きの観察を行う。
- MRの重症度評価ではカラードプラ法で見る定性評価とドプラ法を駆使したvolumetric法，もしくはPISA法がある。

MR : mitral regurgitation
PISA : proximal isovelocity surface area

診断

MRの症状，病態

- 慢性のMRであれば左房が高度に拡大している症例が多く，たとえMRの逆流量が多くとも左房圧が上昇せず呼吸困難をきたしづらく，症状を訴えないことが多い。
- 慢性のMRでは容量負荷から，左室拡大と左室の遠心性肥大をもたらす。
- 前負荷が増大し，正常もしくは軽度に低下した後負荷の状態では，左室駆出率は増加する。

LVEF : left ventricular ejection faction

- ただし，左室駆出率（LVEF）は容量依存性の指標であり，心筋の収縮性が低下していても異常値を早期からは示しにくい。したがって，一次性MRの手術適応のガイドラインでも，左室収縮性が少しでも低下した時点で手術が考慮されている（一次性MRと二次性MRについては後述）。**Link➡Practice　Case 1　p116-119**
- 二次性MRでは，MRの存在によりさらに左室拡大が進行し，その左室拡大がMRを増悪させる悪循環に陥る。虚血性心疾患であろうと非虚血性心疾患であろうと二次性MRの存在は予後を悪化させることが知られている。**Link➡Practice　Case 3 p124-125**

> **解剖がわかる**
> - 僧帽弁は弁尖，腱索，弁輪，左室および乳頭筋，で規定され，これらの構造を含めて僧帽弁複合体（mitral valve complex）とよばれる（図1）。
> - 僧帽弁複合体のいずれの部分でも異常が生じると僧帽弁閉鎖不全症（MR）が発生する。
> - 僧帽弁は前尖と後尖で構成され，Carpentier分類では前尖はA1，A2，A3で区別され，後尖も同様にP1，P2，P3に区別される（図2）。この区分は僧帽弁逸脱などで病変部位を指定するときに有用であり，必ず覚えておきたい。
>
> MR：mitral valve regurgitation

図1 僧帽弁複合体

僧帽弁は正常であれば，前尖と後尖の二尖で構成される。さらにそれらの弁線につながり支える腱索と，腱索を制御する左室側の組織である乳頭筋がある。さらに僧帽弁は弁輪で囲まれており，この周囲径も僧帽弁複合体と僧帽弁閉鎖不全症を観察するうえで重要である。

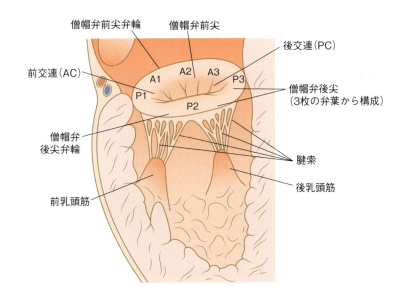

図2 僧帽弁の解剖と区分（Carpentier分類）

左房から見た僧帽弁の解剖（surgeon's view）。このviewでは左房から観察しており，経胸壁心エコー図で観察する（左室側から観察している）viewとは左右が逆になるので，注意を要する。僧帽弁自体は正常であれば，弁輪の約1/3を占める縦（垂直方向）に長い前尖と，残りの2/3を占め横（水平方向）に長い後尖で構成される。前尖はmedial sideからA3，A2，A1で構成され，後尖も同様にmedial sideからP3，P2，P1で構成される。交連部はmedial sideが後交連（PC），lateral sideが前交連（AC）とされる。

PC：posterior commissure，AC：anterior commissure

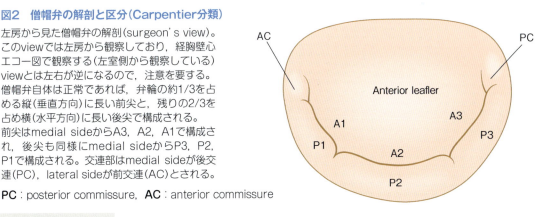

MRの原因

- MRの成因として一次性と二次性，もしくはその混合型がある。
- 一次性MRは僧帽弁逸脱やリウマチ性変化などの僧帽弁そのものに起因するMRである。
  Link➡Practice Case 1 p116-119
- 二次性MRは心筋症や虚血性心疾患など左心室が原因の僧帽弁の接合不全に伴うMRである。Link➡Practice Case 2 p121-123, Case 3 p124-125
- 一次性MRと二次性MRの鑑別には経胸壁心エコー図が最も簡便で有用性が高い。MRの経胸壁心エコー図のポイントは，Bモードで弁形態と動きを多断面から評価し，MRジェットの詳細に観察することが重要であり基本である。
- 経胸壁心エコー図で観察が不十分であれば，経食道心エコー図での評価が有効である。

僧帽弁複合体の形態観察

- 僧帽弁の観察では，①僧帽弁尖，弁下組織，弁輪部の形態の観察と②弁尖の動きの観察を行う。
- 僧帽弁尖の観察では，弁尖の逸脱や肥厚，延長，石灰化，穿孔だけでなく，疣贅やその他の腫瘤やcleftの有無等にも留意して観察する。またこれらの病変の部位や広がりについても観察する。
- 僧帽弁下組織の観察では，腱索の断裂や肥厚，融合だけでなく，疣贅やその他の腫瘤の有無に留意する。弁尖のときと同様に病変の部位や広がりについても観察する。
- 弁輪部の観察では拡大の有無に注目する。心房細動などで左房拡大を伴うときには，同時に弁輪拡大を伴い接合不全からMRをきたす。また，加齢やリウマチ熱等に伴う石灰化の有無にも留意する。

僧帽弁尖の動きの評価

- 弁尖を含めた僧帽弁複合体の形態評価に引き続き，弁尖の動きの評価を行う。僧帽弁尖の動き，機能からみたMRの分類としてはCarpentier分類が広く用いられている（**図3**）[1]。
- Type Ⅰは弁尖の動きが正常な状態をさす。この場合のMRの原因としては感染性心内膜炎や弁穿孔，cleft，（心房細動などに伴う）弁輪のみの拡大などが考えられる。
- Type Ⅱは弁尖の過剰な動きによるMRをさす。この原因としては，最も多いのは僧帽弁逸脱である。僧帽弁逸脱（prolapse）は弁尖の先端が弁輪を超えて左房側に位置する状態のことである（**図4**）。**Link➡Practice Case 1 p116-119** それに対してflail leafletは多くの場合，腱索断裂などが原因で弁尖の先端が固定されず，左室と左房を自由に動く状態のことである。また，billowingとは弁腹が弁輪を超えて左房側に落ち込むが，弁尖は弁輪部を超えない状態をさす。
- Type Ⅲは弁尖の可動制限によるMRとされ，さらに次の2つに分けられる。Type ⅢAは収縮期と拡張期ともに制限されるものをさし，リウマチ性変化や放射線や薬剤を含めた炎症により引き起こされる。Type ⅢBは収縮期のみ可動性が制限されるもので虚血性や心機能低下による二次性MRの原因として重要である。**Link➡Practice Case 2 p121-123, Case 3 p124-125**

一次性と二次性MRの鑑別

- 上述の①僧帽弁複合体の形態と②僧帽弁尖の動きを押さえれば**図5**のアルゴリズムに沿って一次性と二次性の鑑別を行う[2]。

図3 MRの機序から見た分類法（Carpentier機能分類）

本分類は特に心臓血管外科医がよく用いているが，心エコー図でMRを診断するに当たっては知っておかなくてはいけない。Type Ⅰは弁尖の動きが正常（normal），Type Ⅱは弁尖の動きが過剰（excessive），Type Ⅲは可動制限（restricted）とされ，Type ⅢAでは収縮期と拡張期で可動制限されるもの（例えば腱索の短縮），Type ⅢBでは収縮期のみに可動制限を認めるもの（例えば左室側からの牽引），とされている。

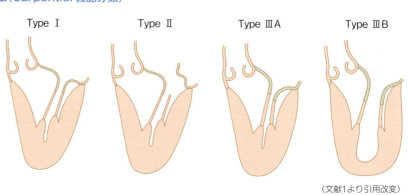

（文献1より引用改変）

図4 さまざまな僧帽弁逸脱

a：逸脱(prolapse)の定義はsubaortic curtainを除いた弁輪レベルのライン(青の点線)を収縮期に弁尖のいずれかの部分が左房側に超えることとされている。
b：billowing with prolapse：弁は反り，かつ弁の先端は弁輪面より左房側で接合している。
c：billowing without prolapse：弁が反ってはいるが，弁の先端は弁輪面より左室側にある。
d：flail：弁尖の先端が対側の弁尖と接合せず，支えを失って左房側へ翻っているもの。腱索断裂に多い。

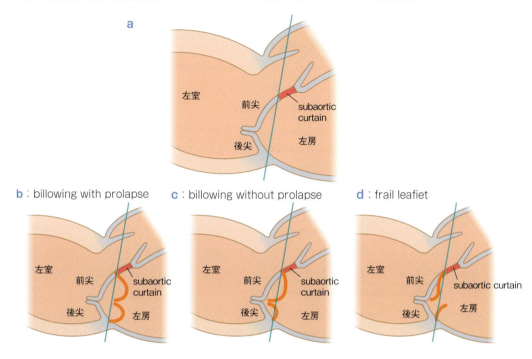

図5 MR成因の鑑別のアルゴリズム

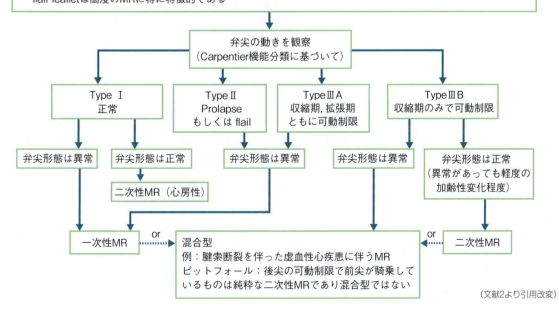

(文献2より引用改変)

重症度評価

■逆流ジェット面積

- カラードプラ法で逆流ジェットが左房に占める面積の割合からMRの重症度評価を行う(**図6**)。
- 逆流ジェット面積/左房面積＞40%で重症と判定し，＜20%で軽症と判定される。
- この手法ではカラーゲインなどの機器の設定の影響を強く受け，僧帽弁逸脱などでみられるような左房壁を這うようなwall jetでは過小評価する。

■Volumetric法（連続の式）

- 僧帽弁を通過した血流量から大動脈弁を通過した血流量を差し引いた値が僧帽弁逆流量となる。つまり，僧帽弁逆流量(RV_{MV})＝左室流入血流量(SV_{MV})－左室駆出血液量(SV_{AV})，より算出する(**図7**)。

    ①左室流入血流量(SV_{MV})は，SV_{MV}＝僧帽弁輪面積(CSA_{MV})×僧帽弁輪レベル左室流入血流速度時間積分値(VTI_{MV})，で求められる。

    CSA_{MV}は僧帽弁輪の断面積が楕円と仮定して求める。具体的には，心尖部四腔像弁輪径(D_{MV4})と心尖部二腔像弁輪径(D_{MV2})を計測し，CSA_{MV}＝3.14×($D_{MV4}/2$)×($D_{MV2}/2$)，の式から求める。

    VTI_{MV}は，僧帽弁レベルでの通過血流をパルスドプラで記録し，トレースすることで求めることができる（拡張能を知る指標である左室流入血流は僧帽弁尖で記録し，サンプルボリュームの位置が異なるので注意する）。

    ②左室駆出血液量(SV_{AV})は，SV_{AV}＝大動脈弁輪面積(CSA_{AV})×大動脈弁輪レベル駆出血流速度時間積分値(VTI_{AV})，で求められる。CSA_{AV}は長軸像で大動脈弁輪径(D_{AV})を計測し，CSA_{AV}＝3.14×($D_{AV}/2$)^2，の式から求める。

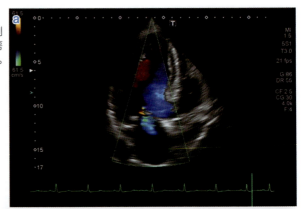

図6 逆流ジェット面積による重症度評価
カラードプラ法で逆流ジェットが左房に占める面積の割合からMRの重症度評価を行う。逆流ジェット面積/左房面積＞40%で重症と判定し，＜20%で軽症と判定される。

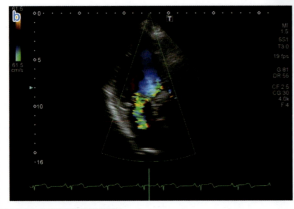
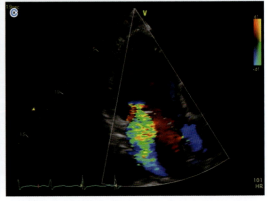

図7 volumetric法によるMRの定量評価

僧帽弁逆流量（RV_{MV}）＝左室流入血流量（SV_{MV}）－左室駆出血液量（SV_{AV}），より算出される。

$SV_{MV}=3.14×(D_{MV4}/2)×(D_{MV2}/2)×VTI_{MV}$
僧帽弁輪レベル左室流入血流速度時間積分値

$SV_{AV}=3.14×(D_{AV}/2)^2×VTI_{AV}$
大動脈弁輪レベル駆出血流速度時間積分値

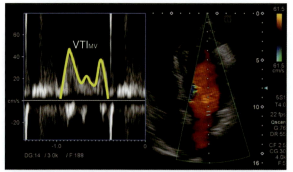
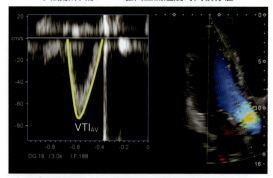

サンプルボリュームの位置は僧帽弁輪中央部
僧帽弁輪面積

サンプルボリュームの位置は，収縮期に大動脈弁輪部中央
大動脈弁輪面積

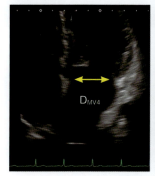
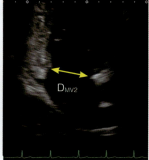
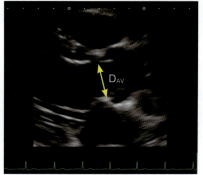

計測は拡張中期

計測は収縮早期

PISA: Proximal Isovelocity Surface Area
EROA: effective regurgitant orifice area
RV: regurgitant volume

■**PISA法**（図8）

- 逆流弁口の真上に形成される半球面であるPISAを通過する瞬時血流量と，逆流弁口面積（EROA）を通過する瞬時血流量が等しいという仮定から逆流量を定量化する。
- すなわち，PISA flow＝MR jet flow，という式が成り立つ。
- 瞬時血流量は通過面積と瞬時血流速度の積で求められる。左室内の加速血流が青から赤へ変化する面を半球と仮定し，僧帽弁の左室側に生じた収縮中期PISAの半径をr cmとすると，その表面積は$2πr^2$（cm^2）となる。さらに，そのときのカラー信号の色が変化する速度（折り返し速度）をVr cm/sとすると，PISAを通過する瞬時血流量（PISA flow）は，PISA flow ＝ $2πr^2×Vr$で求められる。
- 次に，MRのEROAを通過する瞬時血流量（MR jet flow）は，MR jet flow ＝ EROA×逆流血流速度（MR V_{max}）で求められる。MR jet flow＝PISA flowであるので，MR V_{max}を**図8**のごとく計測すればEROAが求められる。
- 最後にEROA が収縮期を通して一定であると仮定して，EROAと連続波ドプラ法による僧帽弁逆流血流速度の速度時間積分値（MR TVI）をかけたものが，MRの逆流量（RV）となる。

MRの重症度分類

- 一次性MRと二次性MRでは若干重症度分類が異なるが，心エコー図での定量評価でのAHA/ACCの重症度分類は**表1**のようになる[3,4]。**表1**では心エコー図での定量評価を基にした分類だけを抜粋してあるが，原本ではこれに加えて弁の解剖，逆流による左房，左室への影響や肺高血圧の有無，症状，が加味されている。

図8　PISA法によるMRの定量評価

瞬間逆流量(flow rate)＝2πr²×血流折り返し速度
逆流弁口面積(EROA)＝flow rate÷MR V_{max}
僧帽弁逆流量(RV)＝EROA×MR TVI
逆流率(RF)＝RV÷MV SV
PISA法では複数のMRジェットがある場合には有用ではない。また半径(r)の計測を誤ると二乗されるので，誤差が大きくなる。

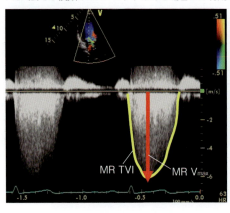 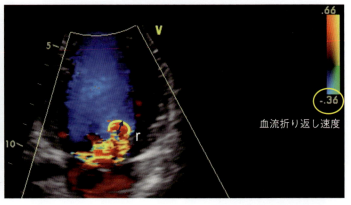

表1　心エコー図を基にしたMRの重症度分類

一次性MRの心エコー図での重症度分類

軽度MR （at risk of MR）	中等症MR （progressive MR）	高度MR （severe MR）
・MRジェットの面積が左房の20%未満 ・vena contracta（僧帽弁口部逆流ジェット幅）が0.3cm未満	・MRジェットの面積が左房の20〜40%，もしくは収縮後期の偏心性MR ・vena contractaが0.7cm未満 ・逆流量が60mL未満 ・逆流率が50%未満 ・MR逆流弁口面積(EROA)が0.40cm²未満	・MRジェットの面積が40%を超える，もしくは全収縮期の偏心性MR ・vena contractaが0.7cm以上 ・逆流量が60mL以上 ・逆流率が50%以上 ・EROAが0.40cm²以上

二次性MRの心エコー図での重症度分類

軽度MR （at risk of MR）	中等症MR （progressive MR）	高度MR （severe MR）
・MRジェットの面積が左房の20%未満 ・vena contracta（僧帽弁口部逆流ジェット幅）が0.3cm未満	・逆流量が60mL未満 ・逆流率が50%未満 ・MR逆流弁口面積(EROA)が0.40cm²未満	・逆流量が60mL以上 ・逆流率が50%以上 ・EROAが0.40cm²以上

治療

- MRの治療方針は，一次性か二次性かにより大きく変わる。
- 治療のアルゴリズムは図9のとおりであるが，近年のガイドラインでは一次性MRであれば，形成術が出来るのであればより早期の手術が考慮されるようになった。
- その一方で，二次性MRの手術適応は効果を積極的に支持するエビデンスに乏しく，より慎重となっている。

図9 MRに対する治療方針のアルゴリズム

Class I ：強く推奨される（有益性＞＞＞リスク）
Class II a ：推奨される（有益性＞＞リスク）
Class II b ：弱いながら推奨される（有益である可能性がある）（有益性≧リスク）

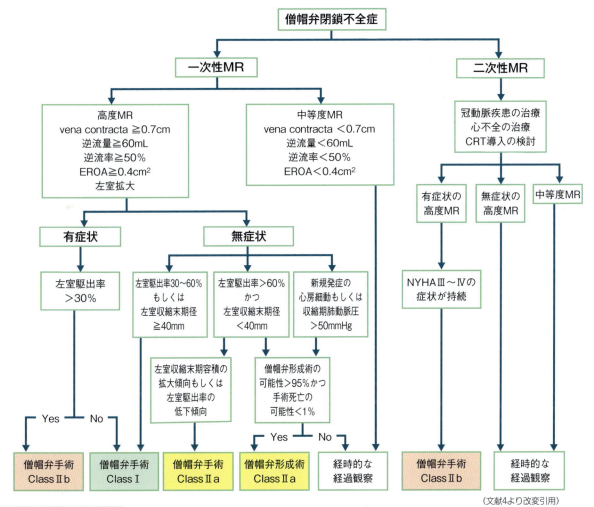

（文献4より改変引用）

文献

1) Carpentier A: Cardiac valve surgery--the "French correction". J Thorac Cardiovasc Surg 86: 323-337, 1983.
2) O'Gara PT, Grayburn PA, Badhwar V, et al: 2017 ACC Expert Consensus Decision Pathway on the Management of Mitral Regurgitation: A Report of the American College of Cardiology Task Force on Expert Consensus Decision Pathways. J Am Coll Cardiol 70: 2421-2449, 2017.
3) Nishimura RA, Otto CM, Bonow RO, et al; ACC/AHA Task Force Members: 2014 AHA/ACC Guideline for the Management of Patients With Valvular Heart Disease: executive summary: a report of the American College of Cardiology/American Heart Association Task Force on Practice Guidelines. Circulation 129: 2440-2492, 2014.
4) Nishimura RA, Otto CM, Bonow RO, et al: 2017 AHA/ACC Focused Update of the 2014 AHA/ACC Guideline for the Management of Patients With Valvular Heart Disease: A Report of the American College of Cardiology/American Heart Association Task Force on Clinical Practice Guidelines. Circulation 135: e1159-e1195, 2017.

実　践

Practice

僧帽弁逆流

杜　徳尚（岡山大学大学院医歯薬学総合研究科循環器内科）

Case 1

年齢：60歳代
性別：女性

主　訴：労作時の息切れ
20xx年より労作時の息切れを自覚していた。近医受診時に心雑音と胸部X線で心拡大を認めたため当院に紹介となった。

診断

身体所見

NYHA：New York Heart Association

- 来院時のNYHA（心機能分類）ClassⅡであった。
- 聴診所見では心尖部で収縮中期のクリックと，その後に収縮後期逆流性雑音を聴取した。

検査所見

LVDd：left ventricular end-diastolic diameter
LVDs：left ventricular end-systolic diameter
LVEF：left ventricular ejection fraction

- 心エコー図所見を**図1〜3**に示す。
- 左室拡張末期径（LVDd）は49mm，左室収縮末期径（LVDs）は28mm，左室駆出率（LVEF）は72％であった。また左房容積係数は78mL/m^{2}と高度に拡大していた。
Link➡Knowledge　図9　p115

臨床診断

MR：mitral regurgitation

- 収縮中期のクリックとその後の収縮期逆流性雑音を聴取することより，僧帽弁逸脱とそれに伴うMRが考えられる。クリックは弁の逸脱に伴って聴取されるものであり，MRに伴う雑音の前に聴取される。
- 本症例では僧帽弁逸脱と僧帽弁閉鎖不全症が疑われ，引き続き心エコー図を施行した。

- 僧帽弁逸脱の診断には，まず断層法での診断が重要である。**図4，5**で示すように長軸像と短軸像でプローブを振ることで，いま弁のどこを見ているかを把握することが重要である。
- **図4，5**を基に本症例を見てみると，**図1**は傍胸骨長軸像であるが僧帽弁のほぼ真ん中が描出されており，後尖がflailしている様子が観察される。同様に**図2**は傍胸骨短軸像であるが，後尖の真ん中に当たるP2が逸脱して"輪"のようになっているのが観察される。

図1 傍胸骨左室長軸像（詳細は本文）

a：左室拡張末期径は49mm，左室収縮末期径は28mmと拡大はなく，左室駆出率は72%（modified Simpson法）と保持されていた。僧帽弁後尖のprolapseを認める（矢印）。
b：カラードプラ法では高度のMRを認める。

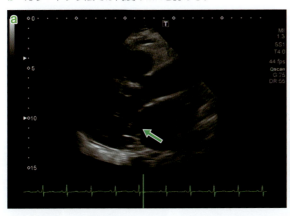
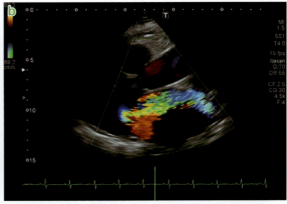

図2 傍胸骨左室短軸像（詳細は本文）

a：後尖のP3よりではあるがP2でのprolapseを認める（矢印）。
b：同部より逆流ジェットを認める。

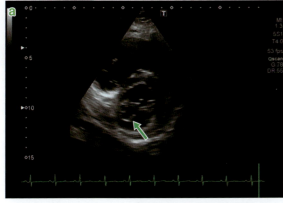
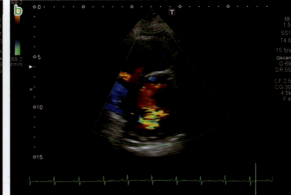

図3 心尖部二腔像（詳細は本文）

後尖（P2）のprolapseを認める（矢印）。

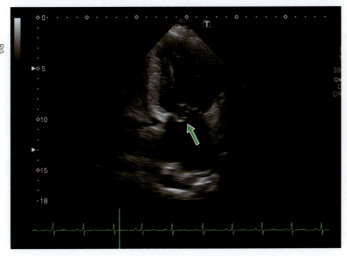

図4　傍胸骨左室長軸像での僧帽弁の観察（正常症例）

プローブを丁寧にスイープ（超音波プローブを上下左右に振る）して前交連側から後交連側まで観察する。
この僧帽弁は左室側から観察した図である（前項で提示した僧帽弁は左房側からの観察であり，この図とは左右が逆転するので注意を要する）。

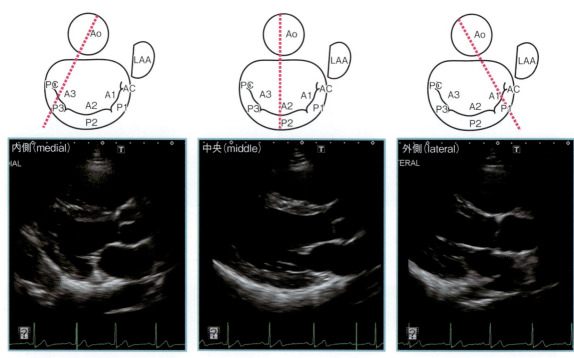

図5　傍胸骨左室短軸像での僧帽弁の観察（正常症例）

長軸像と同様に丁寧にスイープして観察する。

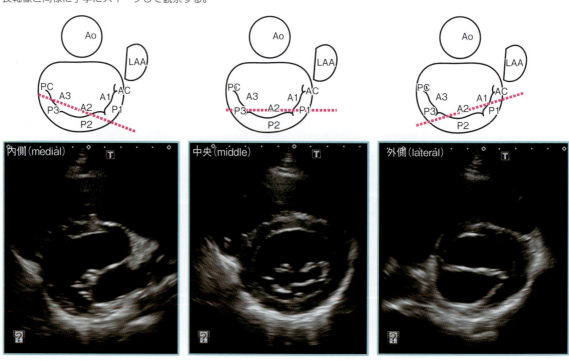

118

MR：mitral regurgitation

- また，**図6**のようにcommissure viewとよばれる断面も有効である。本症例の**図3**を見てみても，後尖のP2に当たる部位が逸脱している様子が観察できる。
- さらにカラードプラ法での観察も逸脱部位の同定に有用である。カラードプラ法で逸脱部位を同定するに当たっては，①吸い込み血流の部位，②MRジェットの向き，③MRジェットの到達度，を観察する。**図7**に逸脱部位と逆流ジェットに方向を示す。
- **図7**を基に，**図2**を見てみるとP2に当たる部分に吸い込み血流があり，さらにMRジェットは中隔に向かって吹いているのがわかる。
- 以上の断層法とカラードプラ法での心エコー図所見より，僧帽弁後尖（P2）の逸脱と診断された。
- MRの定量評価では逆流量は98mLと計測され，高度MRと診断された。

図6　心尖部二腔像での僧帽弁の観察（正常症例）

commissure viewといわれ僧帽弁の観察には傍胸骨像とならび有用である。心尖部二腔断面からやや時計方向へ回転させると，両交連部が観察できる。

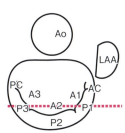
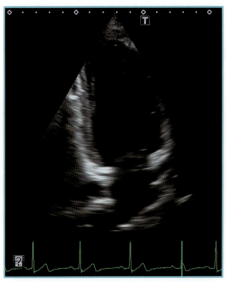

図7　カラードプラ法での逸脱部位の観察

カラードプラ法で逸脱部位を同定するに当たっては，①吸い込み血流の部位，②MRジェットの向き，③MRジェットの到達度，を観察する。

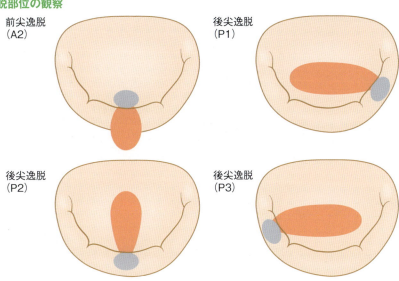

僧帽弁逆流

治療

LVEF：left ventricular ejection fraction

- 高度のMRですでに有症状であり，左室駆出率(LVEF)も保持されていたので外科手術が選択された。
- さらに，逸脱部位が後尖で弁や弁輪部の石灰化を認めず，弁下組織の肥厚もなく，局所的な逸脱であり，僧帽弁形成術が好ましい病変と判断され，僧帽弁形成術が選択された。

予後

- 僧帽弁形成術の短期と長期予後は，あらゆる年代で僧帽弁置換術より優れている。また僧帽弁形成術が成功裏に施行された症例では，同年代の健常人と同等の予後が期待できると報告されている[1, 2]。

Case 2

年齢：30歳代
性別：女性

主　訴：労作時の息切れ
乳癌の術後でトラスツズマブ（ハーセプチン）®を投与中である。ここ数カ月で労作時の息切れが出現するようになり，循環器内科に紹介となった。

診断

身体所見
- 聴診では心尖部に汎収縮期雑音を聴取し，Ⅲ音を聴取した。

検査所見
- 心エコー図所見を図8〜10に示す。

臨床診断
- 図8は傍胸骨長軸像を示す。LVDdは65mm，LVDsは55mmと拡大しており，LVEFは38％（modified Simpson法）と低下していた。また左房容積は59mL/m²と左房拡大を認めた。図9は心尖部四腔像であり，僧帽弁尖の閉鎖位置が心尖部によっているのがわかる。またカラードプラ法では高度のMRを認め，定量評価では逆流量では64mLである。
- 図10は僧帽弁尖の接合面に注目して拡大した心エコー図画像である。図10aは心尖部四腔像での僧帽弁の接合位置であり，図10bは心尖部三腔像での僧帽弁の接合位置である。
- 正常の僧帽弁は弁輪部で閉鎖する。しかし，二次性MRでは弁尖の閉鎖位置は左室側に移動している。二次性MRでは，僧帽弁尖および弁下組織に器質的な異常を伴わず，左室心筋の障害に伴う左室内腔拡大と機能不全によりMRが生じるとされている。

図8　傍胸骨長軸像
a：拡張末期
b：収縮末期
LVDdは65mm，LVDsは55mmと拡大しており，LVEFは38％（modified Simpson法）と低下していた。

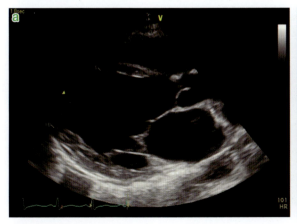
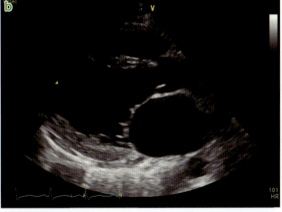

僧帽弁逆流　121

図9 心尖部四腔像（詳細は本文）
a：左室と左房の拡大を認め，僧帽弁の接合面は弁輪部まで下りることなく，左室側にある（矢印）。
b：弁の接合面は浅く，高度MRを認める。

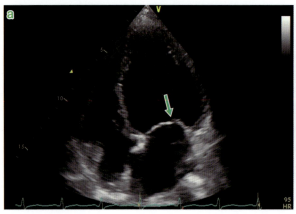 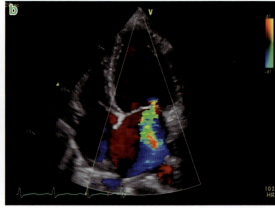

図10 僧帽弁接合部の拡大画像
a：心尖部四腔像
b：心尖部三腔像
いずれの断面においても僧帽弁弁尖の接合部位は左室側によっている。

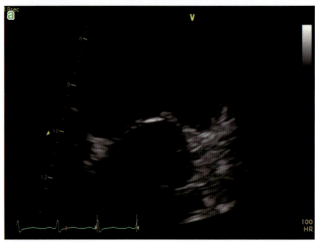 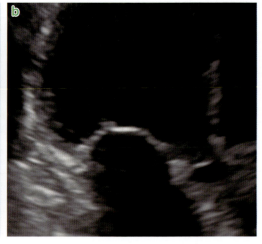

- **図11**に二次性MR発生機序の概念図を示す。左室拡大により乳頭筋が外側に偏位し，腱索と僧帽弁線を引っ張ることで弁接合位置が移動している（tethering）。
- また二次MRのtetheringは，**図12**のようにtenting heightとtenting areaを計測することで定量化することができる。

図11 二次性MR発生機序の概念図

左室拡大により乳頭筋が外側に偏位し，腱索と僧帽弁線を引っ張ることで弁接合位置が移動している(tethering)。

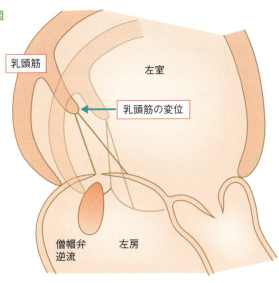

図12 僧帽弁tetheringの定量評価

心尖部断面で弁輪部から弁尖の接合部までの高さ(tenting height)と弁輪部と僧帽弁で囲まれる面積(tenting area)を計測することで僧帽弁tetheringを定量評価することができる。

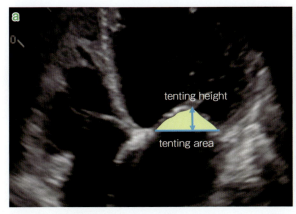
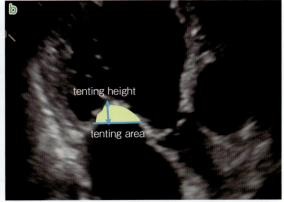

治療

- 本症例はこれまで心疾患の既往がなく，化学療法前の心エコー図でもLVEFは保持されていた。したがって，化学療法に伴う左室機能低下と高度MRであると考えられた。
- 外科的介入は行わずに，ACE阻害薬とβ遮断薬を中心とした心不全加療を行うこととした。 Link▶Knowledge　図9　p115

予後

- 二次性MRでは外科手術の有益性に関する確固としたエビデンスはなく[3]，手術適応は慎重に検討する。 Link▶Knowledge　図9　p115　また本症例は化学療法に伴う左室機能低下の症例と考えられ，MRは予後を悪化させる因子であるので厳重な経過観察が必要である。

Case 3

年齢：80歳代
性別：女性

主　訴：労作時の呼吸苦
後下壁領域の陳旧性心筋梗塞にて近医に通院中であった。最近労作時の呼吸苦が出現し，精査目的にて当院に紹介された。

診断

身体所見
- 聴診にて心尖部に汎収縮期雑音を聴取した。

検査所見
- 心エコー図を**図13，14**に示す。

臨床診断
- 心エコー図では左室内腔は拡大しており，LVDdは65mm，LVDsは50mmと拡大しており，LVEFは41％と低下していた（**図13**）。また左房容積も65mL/m^{2}と左房は拡大していた心基部から心尖部のinferior-inferolateralで高度の壁運動の低下を認め，**図14**に示すように腱索と僧帽弁尖は外側に偏位しており，二次性MRを認める。volumetric法によるMRの定量化では逆流量68mLであり，高度MRと判断された。また，三尖弁逆流と下大静脈より求めた推定の収縮期肺動脈圧は58mmHgと高度の肺高血圧が疑われた。
- 本症例では左室拡大と左室駆出率の軽度低下を認めるが，後下壁領域の心筋梗塞では同部位の収縮性が低下することにより乳頭筋が外側に引っ張られて，たとえ左室駆出率が保持されていても二次性MRを認めることがある。

図13　傍胸骨短軸像
a：拡張期
b：収縮期
LVDdは65mm，LVDsは50mmと左室内腔は拡大しており，LVEFは41％と低下していた。
inferior-inferolateralにかけて左室壁は菲薄化し，輝度も上昇している。

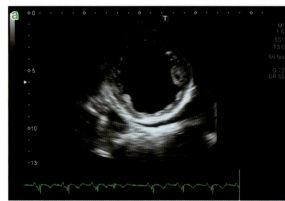
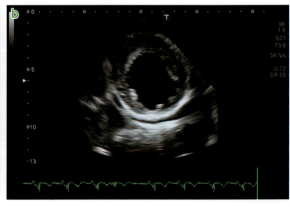

図14 心尖部三腔像
心基部のinferolateralは菲薄化し，外側に張り出している。その結果として乳頭筋は腱索と僧帽弁線を引っ張り，接合面が左室側に偏位している。

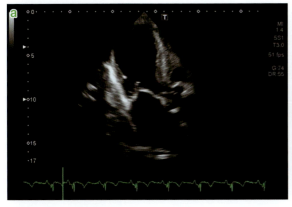 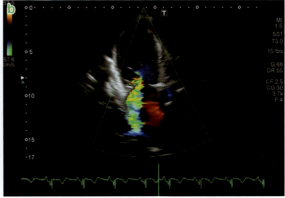

治療

- 本症例では冠動脈造影を行い，残存している心筋虚血がないことを確認した。その後，ACE阻害薬，β遮断薬，利尿薬による心不全加療を強化することとした。同薬剤の開始後は症状は速やかに改善した。
- 二次性MRに対しての外科治療は議論が絶えないところである。しかし，これまでの知見では僧帽弁形成術も僧帽弁置換術も高度の二次性MRの生命予後の改善は難しいと考えられている[4]。Link➡Knowledge 図9 p115

予後

- 冠動脈疾患や拡張型心筋症などに伴う二次性MRは予後を悪化させる因子であり[5,6]，治療介入を行いたいところではあるが外科的な治療介入の効果は確立されていない。Case 2と同様に手術適応に関しては慎重に検討し，まずは薬物治療などを優先する。

文献

1) Vassileva CM, Mishkel G, McNeely C, et al : Long term survival of patients undergoing mitral valve repair and replacement: a longitudinal analysis of Medicare fee-for-service beneficiaries. Circulation 127 : 1870-1876, 2013.
2) Badhwar V, Peterson ED, Jacobs JP, et al : Longitudinal outcome of isolated mitral repair in older patients: results from 14,604 procedures performed from 1991 to 2007. Ann Thorac Surg 94 : 1870-1877, 2012.
3) Wu AH, Aaronson KD, Bolling SF, et al : Impact of mitral valve annuloplasty on mortality risk in patients with mitral regurgitation and left ventricular systolic dysfunction. J Am Coll Cardiol 45 : 381-387, 2005.
4) O'Gara PT, Grayburn PA, Badhwar V, et al: ACC Expert Consensus Decision Pathway on the Management of Mitral Regurgitation: A Report of the American College of Cardiology Task Force on Expert Consensus Decision Pathways. J Am Coll Cardiol, 70: 2421-2449, 2017.
5) Grigioni F, Enriquez-Sarano M, Zehr KJ, et al : Ischemic mitral regurgitation: Long-term outcome and prognostic implications with quantitative Doppler assessment. Circulation 103 : 1759-1764, 2001.
6) Blondheim DS, Jacobs LE, Kotler MN, et al : Dilated cardiomyopathy with mitral regurgitation: Decreased survival despite a low frequency of left ventricular thrombus. Am Heart J 122 : 763-771, 1991.

基礎知識

大動脈弁狭窄

柴山謙太郎（東京ベイ・浦安市川医療センター循環器内科）

- 大動脈弁狭窄（AS）の病態は慢性的な左室への圧負荷によるに求心性肥大と弁狭窄に伴う拍出制限が背景となっている。
- ASの症状は労作時息切れ，失神，胸痛であるが，高齢患者では活動度が低く症状を訴えない場合がある。
- AS診断に経胸壁心エコー図は必須であり，大動脈弁の形態評価や機能評価だけでなく，左室サイズや左心機能や右心負荷などを評価することができる。
- ASの重症度が症状や身体所見に矛盾するとき，運動負荷検査や運動負荷心エコー図検査による客観的な評価が重要となる。また，low-flow, low-gradient ASを疑う場合，ドブタミン負荷心エコー図の適応を検討する。
- ASに対する根本的治療として2013年10月から経カテーテル大動脈弁植込み術（TAVI）が選択可能となったためASに対する治療適応は拡大傾向にある。

TAVI：transcatheter aortic valve implantation

診断

病態
AS：aortic stenosis

- 大動脈弁狭窄（AS）では慢性的な圧負荷による左室の求心性肥大で心拍出を維持するが，一時的に後負荷が増加すると酸素供給が需要に見合わず左室心筋に可逆的な虚血をきたす。
- ASが進行すると後負荷の程度にかかわらず常に心拍出量が制限される。これにより，左室に慢性的な虚血を生じて左心機能が低下するため，血行動態は破たんする。

症状

- ASの症状は**労作時息切れ，失神，胸痛，心不全**である。Link➡Practice Case 1 p136, Case 3 p145
- AS患者は症状を身体的衰弱によるものと判断して活動を制限するため，症状を訴えないことが多い。Link➡Practice Case 2 p142

上達へのコツ 1

重症ASにもかかわらず，詳細な問診で無症状な場合や症状の判断が困難な場合は運動負荷検査や運動負荷心エコー図により労作と症状の関係を客観的に評価する[1]。また，症状はあるが中等症以下である場合も，負荷検査が有用となることがある。

検査

TTE : transthoracic echocardiography

- ASは聴診での収縮期駆出性雑音や他の理由で施行された**経胸壁心エコー図（TTE）で診断される**ことが多い。Link→Practice Case 1 p136, Case 2 p142, Case 3 p145
- TTEは形態評価および弁機能評価に優れASの重症度評価やフォローアップに必須検査である。TTEが評価不十分であったり症状や身体所見と矛盾があったりする場合，その他のモダリティを用いて総合的に評価すべきである。

■TTE

- 形態評価では大動脈弁石灰化と弁の開放制限の有無が重要である。Link→Practice Case 1 p138, Case 2 p143, Case 3 p146
- さらに，若年患者であれば二尖弁など先天的異常を疑う。
- リウマチ性僧帽弁狭窄ではリウマチ性ASの合併が多い。

> **解剖がわかる 1**
> TTEで大動脈弁を描出できる断面は，傍胸骨アプローチの左室長軸像および大動脈弁短軸像と心尖部アプローチの左室三腔像および五腔像である。これら断面から大動脈弁の石灰化や開放制限の有無や弁尖の枚数などを評価する（図1）。

AVA : aortic valve area

- 弁の血行動態として**大動脈弁通過血流最大速度，大動脈弁平均圧較差および大動脈弁口面積（AVA）**を評価する（表1）。血流最大速度と平均圧較差は，連続波ドプラ法で大動脈弁通過血流波形を取得して計測する。AVAはドプラ法を用いた連続の式法とプラニメトリ法で計測する。Link→Practice Case 1 p136, Case 2 p142, Case 3 p145

図1　経胸壁心エコー図での大動脈弁狭窄の形態評価
a：傍胸骨長軸像。大動脈弁の石灰化（→）と開放制限を確認する。
b：大動脈弁短軸像。弁の枚数や石灰化の分布や開放制限を確認する。図では3尖確認できる。

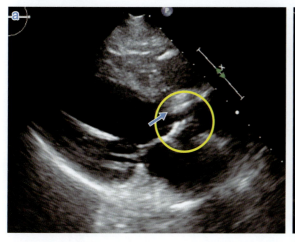
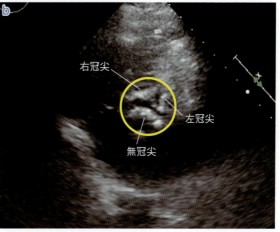

大動脈弁狭窄

表1　ASの重症度ステージ分類 Link➡Practice　Case 1　p138,　Case 2　p142,　Case 3　p147

ステージ	定義	弁の解剖	ASの機能的評価	心機能および血行動態	症状
A	ASのリスク	・二尖弁などの先天性 ・硬化性変化	・V_{max}<2m/s	・正常	・なし
B	進行性のAS	・可動性低下を伴う軽度から中等度の弁尖石灰化 ・リウマチ性	・軽度：V_{max} 2.0〜2.9m/s or ΔP_{mean}< 20mmHg ・中等度：V_{max} 3.0〜3.9m/s or ΔP_{mean} 20〜39mmHg	・軽度左室拡張障害 ・左室収縮能正常	・なし
C：無症候性重症AS					
C1	無症候性重症AS	・高度可動性低下を伴う高度石灰化あるいは先天性	・V_{max}≧4.0m/s or ΔP_{mean}≧40mmHg ・AVA≦1.0cm²(or AVAi≦0.6cm²/m²) ・Very severe AS：V_{max}≧5.0m/s or ΔP_{mean}≧60mmHg	・左室拡張障害 ・軽度左室肥大 ・左室収縮能正常	・なし（運動負荷試験で症状の確認）
C2	左心機能の低下した無症候性重症AS	・高度可動性低下を伴う高度石灰化あるいは先天性	・V_{max}≧4.0m/s or ΔP_{mean}≧40mmHg ・AVA≦1.0cm²(or AVAi≦0.6cm²/m²)	・左室収縮能低下(左室駆出率<50%)	・なし
D：症候性重症AS					
D1	症候性重症AS	・高度可動性低下を伴う高度石灰化あるいは先天性	・V_{max}≧4.0m/s or ΔP_{mean}≧40mmHg ・AVA≦1.0cm²(or AVAi≦0.6cm²/m²)	・左室拡張障害 ・左室肥大 ・肺高血圧の可能性	・労作時息切れおよび運動耐容能低下 ・労作による狭心症状 ・労作による失神や前失神症状
D2	Classical LFLG AS	・高度可動性低下を伴う高度石灰化あるいは先天性	・AVA≦1.0cm²かつV_{max}<4.0m/s or ΔP_{mean}<40mmHg ・ドブタミン負荷：AVA≦1.0cm² and V_{max}≧4.0m/s	・左室拡張障害 ・左室肥大 ・左室収縮能低下(左室駆出率<50%)	・心不全 ・狭心症 ・失神や前失神症状
D3	Paradoxical LFLG AS	・高度可動性低下を伴う高度石灰化あるいは先天性	・AVA≦1.0cm²かつV_{max}<4.0m/s or ΔP_{mean}<40mmHg ・AVAi≦0.6cm²/m² ・Stroke volume index<35mL/m² ・計測時の収縮期血圧<140mmHg	・高度な左室求心性肥大 ・左室内腔の狭小化による低心拍出 ・高度左室拡張障害 ・左室収縮能低下(LVEF<50%)	・心不全 ・狭心症 ・失神や前失神症状

AS：大動脈弁狭窄，V_{max}：大動脈弁通過血流最大速度，ΔP_{mean}：大動脈弁平均圧較差，AVA：大動脈弁口面積，AVAi：大動脈弁口面積係数，LFLG：低拍出性低圧較差

(文献1より引用・翻訳)

- 連続の式によるAVAは質量保存の法則を基にした**再現性の高い方法**である。しかし，左室流出路断面積を円形と仮定し，断面の速度分布が一様であると仮定していることに留意する。連続の式によるAVAは以下の式で求める（**図2**）。

AVA ＝(左室流出路断面積×左室流出路血流波形積分値)/大動脈弁通過血流波形積分値

- プラニメトリ法を用いたAVAは，**大動脈弁短軸像から大動脈弁口を用手的にトレースする方法**である。至適断面を選択できなければ正確な計測ができないが，良好な短軸像を記録できれば有用な情報となる。

- 左室拡大や左室肥大の有無，左室収縮能などから左室への影響を考慮する。また，右室圧や三尖弁輪収縮期移動距離などから右室への影響を考慮する（**表1**）。

図2 経胸壁心エコー図による大動脈弁狭窄の弁機能評価

傍胸骨長軸像にて高度石灰化と弁開放制限（○）を認める（a）。収縮中期での左室流出路径は20.3mm（b，計測），同部位にサンプルボリュームを設定した心尖部からのパルスドプラ法で左室流出路血流の波形積分値は17.3cmであった（c）。大動脈弁通過血流速度は連続波ドプラ法で4.5m/sであり，平均圧較差は50mmHgであった（d）。大動脈弁通過血流の波形積分値は91.0cmであり，連続の式により大動脈弁口面積は0.61cm^{2}と算出された。

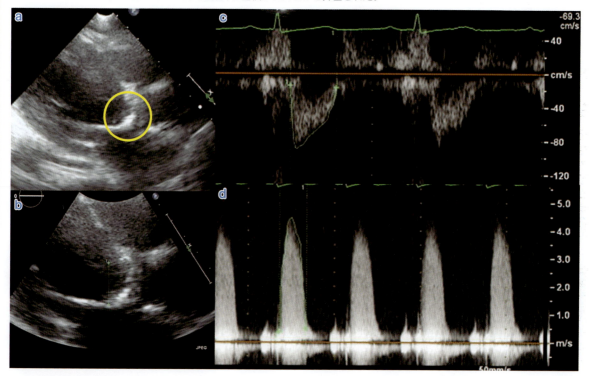

200字でまとめる Key Sentence 1

LFLG AS

AVAは重症だが，大動脈弁通過血流最大速度や大動脈弁平均圧較差が重症に満たない症例をLFLG ASという。LFLG ASには，左室収縮能が低下したClassical LFLG ASと，その他の理由（狭小な左室等）で心拍出量が低下するParadoxical LFLG ASに分類される（図3）[2]。Link➡Practice Case 3 p145-148

LFLG：low-flow, low-gradient

上達へのコツ 2

プレッシャー・リカバリー現象

TTEの大動脈弁圧較差が観血的な大動脈弁圧較差と一致しない原因として，プレッシャー・リカバリー現象が考慮される（図4）[3]。左室拍出血流の静水圧は大動脈弁を通過する際に運動エネルギーに変換され，通過血流の縮流部で静水圧は最小となる。縮流部で集束した血流は徐々に拡散し大動脈基部壁および上行大動脈壁に到達し，その間に静水圧は部分的に回復する。観血的な大動脈弁圧較差は左室と上行大動脈の圧較差を見ており，左室流出路と通過血流縮流部の圧較差であるTTEの大動脈弁圧較差とは根本的に異なっている。

図3 症候性重症ASの分類

全周性肥大を認める正常心機能の高拍出性高圧較差重症AS(左)，正常心機能，求心性肥大および左室内腔の狭小化による低拍出性低圧較差重症AS(中)，低心機能による低拍出性低圧較差重症AS(右)。

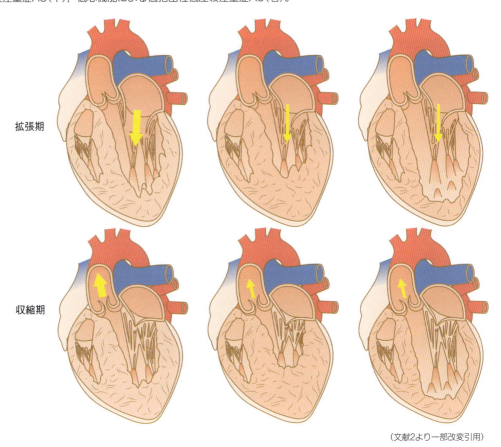

(文献2より一部改変引用)

図4 プレッシャー・リカバリー現象

左室流出路から大動脈基部にかけての大動脈弁血流と静止圧を示す。
A_A：大動脈断面積，EOA：有効大動脈弁口面積，LVSP：左室収縮期圧，MG_{net}：プレッシャー・リカバリー後の大動脈弁圧較差，MG_{VC}：縮流部での大動脈弁圧較差，SAP：収縮期大動脈圧，SAP_{VC}：縮流部での収縮期大動脈圧，SV：一回拍出量

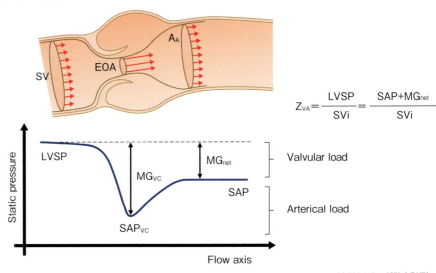

$$Z_{VA} = \frac{LVSP}{SVi} = \frac{SAP + MG_{net}}{SVi}$$

(文献3より一部改変引用)

Check Point 1

TTEの評価項目
- 大動脈弁の石灰化・開放制限
- 大動脈弁ドプラ波形:大動脈弁通過血流最大速度,大動脈弁平均圧較差
- 大動脈弁口面積:連続の式,プラニメトリ法
- 左室収縮能,左室径,左室肥大
- 右室圧,三尖弁輪収縮期移動距離

■運動負荷検査,負荷心エコー図

- 症状がTTE所見と合わない場合,運動負荷検査や運動負荷心エコー図が検討される。運動負荷心エコー図は,労作時息切れや胸部症状を客観的に評価できる。Link➡Practice Case 2 p142-143
- ドブタミン負荷心エコー図はClassical LFLG ASの重症度評価に有用である(図5)。Link➡Practice Case 3 p145-148

■経食道心エコー図(TEE)

TEE: transesophageal echocardiography

- TTEで大動脈弁の形態評価が不十分な場合,TEEでの形態評価が参考となる。TEEでは3Dデータの取得および解析が可能であり,さらに任意断面の描出や定量評価を行うことができる(図6)。

■心臓CT

- 良好な空間分解能を有し,形態評価で有用となる機会が増えている。特に術前心臓CTにより大動脈弁輪サイズや石灰化の程度,大動脈基部の形態を評価することができる。

TAVI: transcatheter aortic valve implantation

- 心臓CTは経カテーテル大動脈弁植込み術(TAVI)前に人工弁のサイズ選択や大動脈基部の形態評価として必須の検査である。Link➡Practice Case 1 p138-139

図5 low-flow,low-gradient ASに対するドブタミン負荷心エコー図

負荷前の大動脈弁通過最大血流速度は3.8m/s(**a**)で弁口面積は0.73cm^{2}とlow-flow,low-gradient ASであった。ドブタミン負荷5γで4.1m/s(**b**),10γで4.5m/s(**c**),20γで5.3m/s(**d**)と最大血流は著明に増加した。弁口面積は負荷後も0.74cm^{2}と大きな変化はなく,真の重症ASと判断した。Link➡Practice Case 3 p145-148

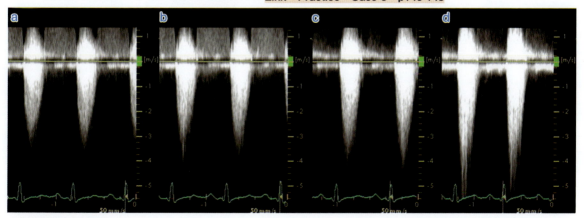

図6　経食道心エコー図による重症ASの3D解析
経食道心エコー図3Dデータを用いて直交する大動脈弁長軸像（a，b）から切り出した左室流出路短軸像（c）。
Aorta：上行大動脈，LV：左室，LA：左房，AV：大動脈弁，LVOT：左室流出路

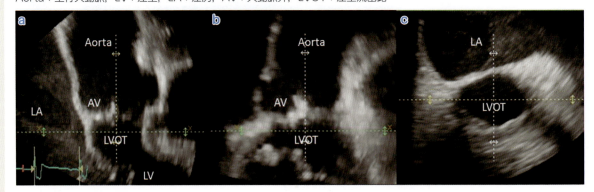

解剖がわかる2

ASの術前には心臓CTや3DTEEによる大動脈弁基部の3D評価が重要となる。大動脈基部は，大動脈弁尖・大動脈弁輪底部・sino-tubular junctionなどで立体的に構成される（**図7**）。特に大動脈弁輪の面積や周囲長はTAVIの人工弁のサイズ選択に必須だが，大動脈弁輪は楕円形であり2D評価でこれらを求めることはできない。

図7　大動脈弁基部の解剖

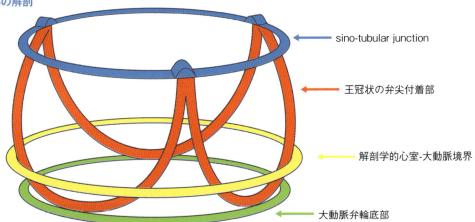

- sino-tubular junction
- 王冠状の弁尖付着部
- 解剖学的心室-大動脈境界
- 大動脈弁輪底部

■**心臓カテーテル検査**
- 心臓カテーテル検査は重症度評価のルーチン検査ではないが，TTE評価が症状や身体所見と乖離する場合，血行動態の評価を目的として施行することがある。**Link➡ Practice　Case 3　p145**

治療・予後

- 重症ASに対する侵襲的治療のポイントとして，症候性，左室収縮能の低下（左室駆出率＜50％），超重症AS，異常な運動負荷所見，進行の速いASが挙げられる[1]。

SAVR：surgical aortic valve replacement

- 現在のASの根本的治療は，外科的大動脈弁置換術（SAVR）とTAVIである。**Link➡ Practice　Case 1　p139-140，Case 2　p144，Case 3　p148**
- SAVRはASに対する根本的治療としてかねてより施行され，直視下で大動脈弁の性状を観察し大動脈弁輪の石灰化を除去して人工弁置換ができる。**Link➡Practice Case 2　p144**
- ASに合併する中等度以上の弁膜症や冠動脈疾患や不整脈があれば，SAVRにその他弁膜症手術や冠動脈バイパス手術や外科的アブレーションなどを追加できる。
- 重症ASにSAVRを施行した80歳以上の日本人高齢者137人（EuroSCORE II 7.9％）で，術後30日，1年，5年生存率がそれぞれ96.4％，92.0％，75.5％と良好であった[4]。

■TAVI

- TAVIは経皮的で大動脈弁にアプローチして人工弁を植込む治療である（**図8a**）。ASの根本的治療の新たな選択肢として認識されており，適応も徐々に拡大傾向である。**Link➡Practice　Case 1　p139-140，Case 3　p148**

200字でまとめる Key Sentence 2

TAVIのアプローチ
　TAVIでは経皮的アプローチの部位が問題となることがある。一般的に外腸骨動脈からの経大腿アプローチが多いが，血管に強い動脈硬化や蛇行を認める小さい血管では人工弁の通過が困難となる。その他，経心尖部アプローチや経大動脈アプローチ，経左鎖骨下動脈アプローチなど人工弁の種類や形態的なリスクによって異なるアプローチを選択できる。

- SAVRと異なり，直視下で治療できないため術前の人工弁サイズの選択が重要である。心臓CTがゴールドスタンダードとなっているが，CTの施行が困難な場合は3次元TEEによる形態評価で代替する。
- PARTNER試験では，AVR群とTAVI群の間で1年間の全死亡に有意差はなかった（p＝0.44）[5]。術関連死に関してもTAVI群（3.4％）とAVR群（6.5％）では有意差がなかった（p＝0.07）。
- わが国でのTAVIの初期成績を同時期の欧米の成績と比較した報告では，術後3カ月，6カ月生存率が92.2％ vs 90.7％（p＝0.71），89.1％ vs 83.1％（p＝0.25）と同等であった[6]。また，術後の合併症に有意差はなかった。

■経カテーテル大動脈弁形成術（BAV）

BAV：balloon aortic valvuloplasty

- BAV（**図8b**）では血行動態や症状を一時的に改善させるが，短期間で再狭窄する可能性が高い。そのため根本的治療とはならないが，近年，高リスク患者にもTAVIを選択可能となったため，**ブリッジ治療としてBAVを選択**する場面が増えている。
- 高リスクの重症AS患者に対するBAVで，全患者の45％でAVAを1.0cm^{2}より大きく拡張できたと報告された[7]。術後合併症は，死亡が1.6％，脳梗塞が2.0％，心筋梗塞が0.7％，重症大動脈弁逆流が1.3％であった。また，術後半年の死亡率は50％と多かった。

大動脈弁狭窄　133

図8 TAVIとBAV

a：バルーン拡張でのTAVI。人工弁をバルーン拡張で大動脈弁に植込む治療で，経大腿動脈アプローチ（左）か，経心尖アプローチ（右）かの選択が可能である。**Link⇒Practice　Case 1　p139-140，Case 3　p148**
b：BAV。ワイヤーを大動脈弁（矢印間）に通過させた後にバルーン拡張する治療。

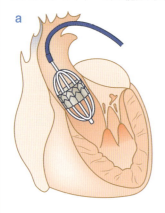
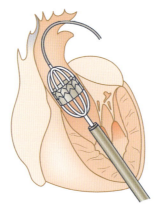
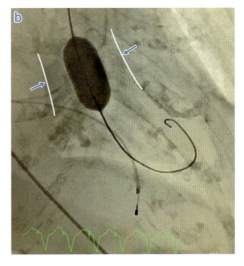

ACE：angiotensin converting enzyme
ARB：angiotensin Ⅱ receptor blocker

■薬物治療

- ASに対してAVRやTAVIが困難な場合，薬物治療が治療の中心となるが，急激に血行動態の破たんをきたすことがあり注意が必要である。
- アンジオテンシン変換酵素（ACE）阻害薬やアンジオテンシンⅡ受容体拮抗薬（ARB）は比較的安全な使用が可能で，重症AS患者の心血管イベントを減らす可能性がある。一方，血管拡張薬や陰性変力薬や利尿薬の使用には注意すべきである。
- 薬物治療のみの場合，無症候性重症ASでは年1％程度の突然死を認め，5年以内に67％でASの症状が生じ，75％で心イベント（心臓手術，突然死）が発生した[8]。

Check Point 2

ASに対する侵襲的治療のメリット・デメリット

	メリット	デメリット
AVR	根本的治療，石灰化除去は可能，その他心臓手術を追加可能	高侵襲
TAVI	根本的治療，低侵襲	石灰化除去は不可，人工弁のサイズ選択に経験が必要
BAV	低侵襲	姑息的治療，早期の再発率が高い

文献

1）Nishimura RA, Otto CM, Bonow RO, et al: 2014 AHA/ACC Guideline for the Management of Patients With Valvular Heart Disease: a report of the American College of Cardiology/American Heart Association Task Force on Practice Guidelines. Circulation 129: e521-643, 2014.

2）Pibarot P, Dumesnil JG: Low-flow, low-gradient aortic stenosis with normal and depressed left ventricular ejection fraction. J Am Coll Cardiol 60: 1845-1853, 2012.

3）Briand M, Dumesnil JG, Kadem L, et al: Reduced systemic arterial compliance impacts significantly on left ventricular afterload and function in aortic stenosis: implications for diagnosis and treatment. J Am Coll Cardiol 46: 291-298, 2005.

4）Shibayama K, Watanabe H, Tabata M, et al: Impact of Ejection Fraction on Long-Term Outcome After Elective Aortic Valve Replacement in Octogenarians With Aortic Stenosis. Circ J 76: 1761-1767, 2012.

5）Smith CR, Leon MB, Mack MJ, et al: Transcatheter versus surgical aortic-valve replacement in high-risk patients. N Engl J Med 364: 2187-2198, 2011.

6）Watanabe Y, Hayashida K, Takayama M, et al: First direct comparison of clinical outcomes between European and Asian cohorts in transcatheter aortic valve implantation: the Massy study group vs. the PREVAIL JAPAN trial. J Cardiol 65: 112-116, 2015.

7）Ben-Dor I, Pichard AD, Satler LF, et al: Complications and Outcome of Balloon Aortic Valvuloplasty in High-Risk or Inoperable Patients. JACC Cardiovasc Interv 3: 1150-1156, 2010.

8）Pellikka PA, Sarano ME, Nishimura RA, et al: Outcome of 622 adults with asymptomatic, hemodynamically significant aortic stenosis during prolonged follow-up. Circulation 111: 3290-3295, 2005.

実践

Practice

大動脈弁狭窄

柴山謙太郎（東京ベイ・浦安市川医療センター循環器内科）

Case 1

年齢：80歳代
性別：女性

主　訴：労作時息切れ
　　　　5年前から徐々に労作時息切れが出現し，2年前に他院で心不全入院歴あり。日常生活は自立していたが，1カ月前より100m歩行後の息切れがより増悪し，15分程度休まないと買い物を続けられなくなった。精査・加療目的で当院に紹介入院となった。
既　往：腎機能障害，高血圧

診断

症状
AS：aortic stenosis

- 大動脈弁狭窄（AS）による症状と考えられる。　Link➡Knowledge　診断　p126

身体所見および胸部X線

- BP 109/45mmHg，HR 77bpm，BT 36.4℃
- 頸動脈に遅脈あり。Shudderを認める。
- 胸部　心音S1→S2，Ⅲ音聴取せず。心尖部に収縮期駆出性雑音　Levine Ⅲ/Ⅳを聴取。
- 下腿浮腫あり。
- X線検査では明らかな胸水はなし，肺血管陰影増強あり，心臓胸郭比 60%，左第4弓拡大（矢印）あり（**図1**）。

血液検査
NT-proBNP：
N-terminal pro brain natriuretic peptide

- 貧血あり，ヘモグロビンは9.1g/dLと低値。
- 腎機能障害あり，クレアチニンは1.69mg/dLと高値。
- NT-proBNP（脳性ナトリウム利尿ペプチド前駆体N端フラグメント）3293pg/mL

心電図（**図2**）

- 脈拍71bpm，洞調律，Ⅰ，aV_L，V_6に陰性T波あり。R波増高不良，左室肥大あり。

経胸壁心エコー図（TTE）（**図3**）

- 左室拡張末期径（LVDd）38mm，左室収縮末期径（LVDs）24mm，心室中隔（IVS）厚14mm，左室後壁（LVPW）厚14mm，推定右室圧37mmHg，下大静脈（IVC）12mm，呼吸性変動あり。
- 大動脈弁最大通過血流速度（V_{max}）6.4m/s，大動脈弁平均圧較差（PG_{mean}）92mmHg，連続の式での大動脈弁口面積（AVA）0.48cm²。　Link➡Knowledge　診断　p127-130
- プラニメトリ法のAVAは0.52cm²。

LVDd：left ventricular end- diastolic diameter
LVDs：left ventricular end-systolic diameter
IVS：inteeventricular septum
LVPW：left ventricular posterior wall
IVC：inferior vena cava
TTE：transthoracic echocardiography
PG：pressure gradient
AVA：aortic valve area

図1　胸部X線

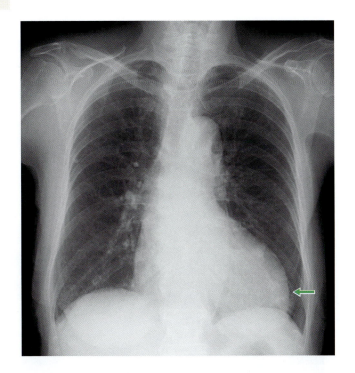

図2　心電図

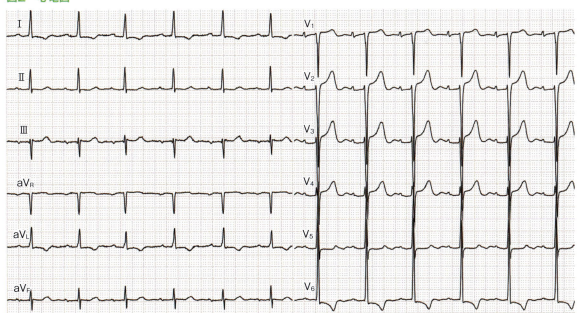

大動脈弁狭窄

図3 経胸壁心エコー図（Case 1）

傍胸骨左室長軸像（a）および傍胸骨大動脈弁短軸像（b）で大動脈弁の弁は3尖だが石灰化と開放制限（○）を認めた．また，傍胸骨右側から得た大動脈弁通過血流波形（c）では最大血流速度は6.4m/s，平均圧較差は92mmHgと重症ASを示している．

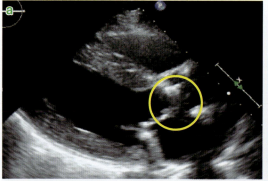
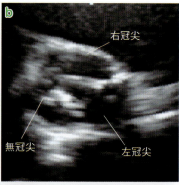
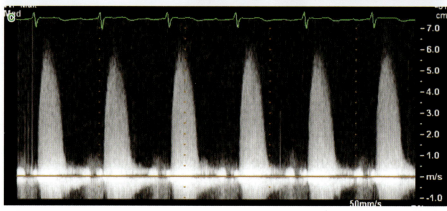

右冠尖
無冠尖
左冠尖

Check Point 1

当症例のTTEでの大動脈弁狭窄（AS）評価項目
- 大動脈弁形態：石灰化・開放制限を認め，弁は3尖と考えられた．
- 大動脈弁血行動態：V_{max} 6.4m/s，PG_{mean} 92mmHg，AVA 0.48cm^2．
- 左室：左室収縮能は良好，左室拡大あり，左室肥大あり．
- 右室：右室圧は軽度上昇．
- 以上より心機能の保たれた重症ASと診断できる．

AS：aortic stenosis

心臓CT（図4）

- 大動脈弁は3尖で各弁尖ともに石灰化著明．
- 大動脈弁輪面積466mm^2，大動脈弁輪周囲長78.2mm，大動脈弁輪最大径8.1mm，大動脈弁輪最小径20.4mm，左冠動脈入口部高さ14.6mm，右冠動脈入口部高さ14.9mm．
- 腹部大動脈に著明な蛇行を認め，腸骨動脈最小血管径は両側とも4mm．**Link ▶ Knowledge 診断 p131**

臨床診断

- 以上から，当症例を症候性重症AS（Stage D1）と診断した．**Link ▶ Knowledge 診断 p128**

図4 心臓CT(Case 1)

大動脈側から大動脈弁を観察(a)すると，弁は3尖であるが高度石灰化と開放制限を確認できる．大動脈弁輪(b)および冠動脈入口部[左冠動脈(c)，右冠動脈(d)]の高さを解析し，大動脈および腸骨動脈の蛇行や石灰化も確認する(e)．

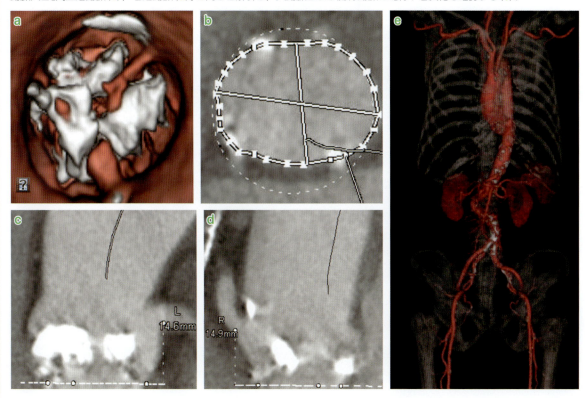

治療

SAVR: surgical aortic valve replacement
TAVI: transcatheter aortic valve implantation

- 症候性の重症AS(Stage 1)で侵襲的治療の適応があり(Class I)，選択肢として開胸大動脈弁置換術(SAVR)あるいは経カテーテル大動脈弁植込み術(TAVI)が考えられた．当患者はADLが保たれているものの89歳と超高齢で手術リスクが高いため，TAVIの適応を検討することとなった．**Link ➡ Knowledge 治療・予後 p133-134**
- 心臓CTではTAVIを施行するうえで十分な大動脈弁輪サイズであり，冠動脈の高さも十分であった．石灰化は左室流出路には認めず，TAVIを施行した際の弁輪破裂のリスクも少ないと考えられた．手技のアプローチは，腹部大動脈の著明な蛇行と腸骨動脈径が小さいことを考慮して経心尖アプローチが選択された．
- 経心尖アプローチでSapien XT(Edwards社製)26mmを植込み(**図5**)，術後軽度の弁周囲逆流を認めるものの明らかな大動脈弁圧較差は消失した．術後，明らかな腎機能悪化を認めず心不全症状はすみやかに消失し，術後5日目に独歩退院となった．

図5 経カテーテル大動脈弁植込み術（Case 1）

経心尖アプローチにてSapien XT（Edwards社製）26mm（○）を展開。

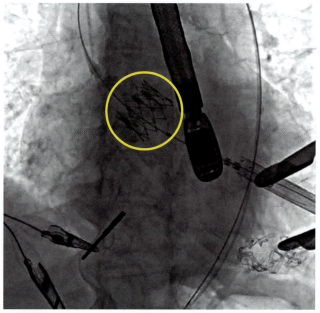

予後

- TAVI術後の経過は良好で，日常生活は完全に自立しているが明らかな症状はなし。

■**術後1年TTE（図6）**

- LVDd3mm，LVDs21mm，IVS厚11mm，LVPW厚11mm，右室圧32mmHg，下大静脈18mm，呼吸性変動あり。
- 人工弁機能：軽度弁周囲逆流あり，V_{max} 1.8m/s，PG_{mean} 7mmHg，人工弁有効弁口面積1.85cm^2。
- 左室は術前と比してやや縮小し，人工弁狭窄は認めない。軽度弁周囲逆流を認めるが，術直後からの明らかな変化はなし。

図6　術後1年の経胸壁心エコー図（Case 1）

傍胸骨左室長軸像（a）およびカラードプラ法（b）で人工弁の機能障害は認めないが，軽度の人工弁周囲逆流（→）を認めた。また，心尖部五腔像から得た人工弁通過血流波形（c）では最大血流速度は1.8m/s，平均圧較差は7mmHgと著明に改善している。

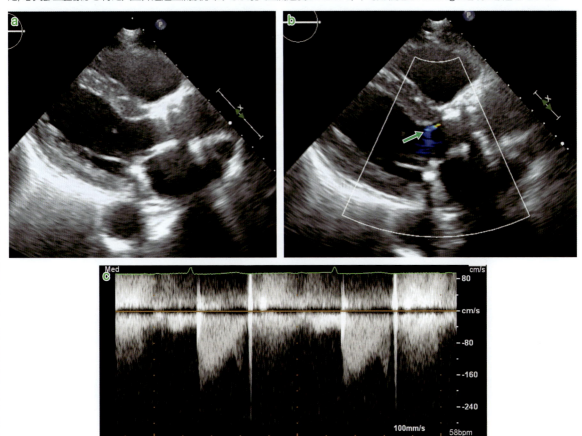

大動脈弁狭窄　141

Case 2

年齢：80歳代
性別：女性

主　訴：易疲労感
2年前に高血圧で通院していたクリニックで心雑音の指摘あり，精査目的に当院へ紹介となっていた。当院で施行したTTEで中等度ASを認めたためTTEをフォローしていたが，最近施行したTTEでASの増悪を確認した。ここ最近，日常生活での疲労感を自覚しているが，明らかな労作時の息切れや動悸はない。

既　往：高血圧

診断

症状
- 高齢者において，易疲労感がASによる症状かどうかを判断することは難しい。 **Link ➡Knowledge　診断　p126**

身体所見および胸部X線
- BP 172/82mmHg，HR 75bpm
- 頸動脈拍動は遅脈あり。Shudderなし。
- 胸部　心音S1→S2, Ⅲ音聴取せず。心尖部で収縮期駆出性雑音　Levine Ⅲ/Ⅳを聴取。
- 下腿浮腫なし，四肢冷感なし。
- 胸部X線で明らかな胸水はなし，肺血管陰影増強なし，心臓胸郭比56%，左第4弓拡大あり。

血液
- NT-proBNP 487pg/mL，その他特記所見は認めず。

心電図
- 脈拍63bpm，洞調律，左室肥大あり。

TTE（図7）
LVEF：left ventricular ejection fraction
- LVDd48mm，LVESP27mm，IVS厚12mm，LVPW厚11mm，左房径49mm，左室駆出率（LVEF）64%，軽度大動脈弁逆流，推定右室圧33mmHg。
- V_{max} 4.1m/s，PG_{mean} 40mmHg，AVA 0.72cm²
- プラニメトリ法のAVAは0.74cm²。 **Link➡Knowledge　診断　p127-130**

運動負荷心エコー図（図8）
- 運動負荷による著明な息切れを認めた。脈拍は56bpmから120bpmに増加し，血圧は133/49mmHgから156/65mmHgに上昇した。
- PG_{mean}は24mmHg上昇した（安静時36mmHg→負荷時60mmHg）。
- 推定右室圧は72mmHgまで上昇しており，運動誘発性肺高血圧を生じた。 **Link➡ Knowledge　診断　p131**

> **なぜその検査を施行したのか？1**
> - 症状が不明瞭な重症ASでは運動負荷検査か，運動負荷心エコー図により症状を確認する必要がある[1]。特に運動負荷心エコー図では，症状と運動誘発性肺高血圧の関係を客観的に評価することができるため診断に有用な情報となる。
> - 当症例では，TTEで重症ASの診断であるが，はっきりとした労作時症状や心不全症状はなく症候性と断言することが困難であったため，運動負荷心エコー図を施行した。

臨床診断
- 以上から，当症例は自覚症状がないものの運動負荷心エコー図により症候性重症AS（Stage D1）であると診断した。 **Link➡Knowledge　診断　p128**

図7 経胸壁心エコー図

傍胸骨左室長軸像(a)および傍胸骨大動脈弁短軸像(b)で大動脈弁の弁尖は3尖だが石灰化と開放制限(○)を認める。また，傍胸骨右側から得た大動脈弁通過血流波形(c)では最大血流速度は4.1m/s，平均圧較差は40mmHgと重症ASを示している。

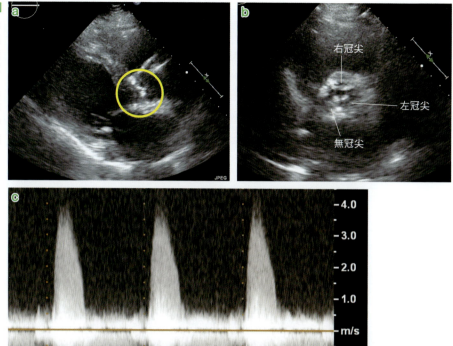

図8 運動負荷心エコー図の連続波ドプラ波形

安静時(左)と負荷直後(右)の大動脈弁通過血流波形(a)と三尖弁逆流波形(b)。負荷直後に明らかな大動脈弁平均圧較差の上昇(安静時36mmHg→負荷時60mmHg)と推定右室圧の上昇(安静時33mmHg→負荷時72mmHg)を認めた。

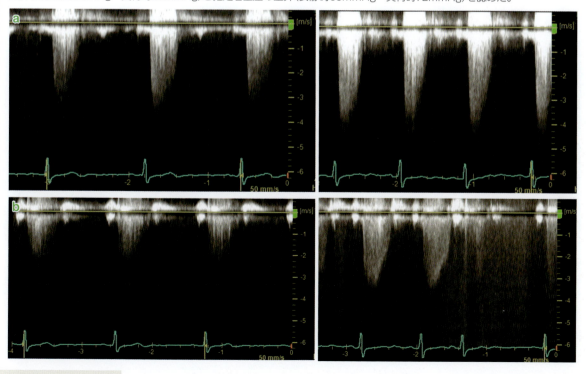

大動脈弁狭窄 143

治療

- 症候性の重症AS(Stage D1)と診断し侵襲的治療の適応(Class Ⅰ)であり，手術リスクも低かったためSAVRが施行された。
- 術後の経過は良好で，術前に自覚していた易疲労感は消失した。術後TTEでは人工弁機能異常は認めず，心機能も増悪所見は認めなかった。Link▶Knowledge 治療・予後 p133-134

予後

- Marechauxらは無症候性重症ASの患者に対して運動負荷心エコー図を行い，PG_{mean}が20mmHg以上上昇する群は年齢や左心機能にかかわらず心イベントが3.8倍多いと報告している[2]。
- Lancellottiらは運動負荷時の収縮期肺動脈圧が60mmHgを超える群を運動誘発性肺高血圧と定義し心疾患イベントが多いと報告している[3]。ASによる拡張不全と左室内圧の上昇が運動誘発性肺高血圧の誘因となっている可能性を示唆した。
- 以上の報告を考慮すると，当症例で運動負荷心エコー図を施行した時点では心疾患イベントのリスクが有意に高いことが予測された。Link▶Knowledge 診断 p131

上達へのコツ 1
- 運動負荷心エコー図で労作時症状を認めた場合，運動誘発性肺高血圧の有無を確認する。
- 運動負荷心エコー図で症状がなくても，PG_{mean}が20mmHg以上上昇する場合は心イベントが有意に高い可能性がある。

Case 3

年齢：80歳代
性別：男性

主　訴：呼吸困難
　　　　1カ月前に夜間呼吸困難が出現しうっ血性心不全の診断で他院入院。心不全は速やかに改善したもののTTEで重症ASを認めたため，精査加療目的で紹介転院となった。転院時，心不全は改善し明らかな症状は認めなかった。
既　往：高血圧，脂質異常症

診断

症状

- うっ血性心不全の原因として，ASを含む何らかの心疾患が疑われる。 Link➡ Knowledge　診断　p126

身体所見および胸部X線

- BP 144/80mmHg，HR 76bpm
- 頸動脈拍動は遅脈を触れるが，shudderを認めない。
- 胸部　心音S1→S2，Ⅲ音聴取せず。心尖部で収縮期駆出性雑音　Levine Ⅲ/Ⅳを聴取する。
- 胸部X線では明らかな胸水はなし，心臓胸郭比58%，左第4弓拡大あり。

血液検査

- NT-proBNP 1384pg/mL，その他特記所見は認めず。

心電図

- 脈拍77bpm，洞調律，左軸偏位，左室肥大あり。

TTE（図9）

- LVDd52mm，LVDs47mm，IVS厚12mm，LVPW厚12mm，左房径39mm，LVEF24%，全周性の壁運動低下，三尖弁逆流はtrivial，推定右室圧20mmHg。
- V_{max} 2.8m/s，PG_{mean} 22mmHg，AVA 0.66cm^2
- プラニメトリ法のAVAは0.69cm^2。 Link➡Knowledge　診断　p127-130

冠動脈造影検査

- 冠動脈に有意狭窄を認めない。 Link➡Knowledge　診断　p132

大動脈弁狭窄　145

> **なぜその検査を施行したのか？2**
>
> 当症例は大動脈弁の石灰化や開放制限を認め，かつ，AVA 0.66cm^{2}と重症ASを示唆するものの，V_{max}とPG$_{mean}$は重症ASに合致していない。その原因は左室収縮能低下による一回拍出量（SV）の低下が考えられ，低拍出性低圧較差（Classical LFLG）ASと診断された。Classical LFLG ASでは中等度ASを除外するため，ドブタミン負荷心エコー図で重症ASであることを確認する必要がある[1]。
>
> SV：stroke volume
> LFLG：low-flow, low-gradient

図9 経胸壁心エコー図

傍胸骨左室長軸像（a）および傍胸骨大動脈弁短軸像（b）で大動脈弁の弁尖は3尖だが石灰化と開放制限（○）を認める。心尖部五腔像から得た大動脈弁通過血流波形（c）では最大血流速度は2.8m/s，平均圧較差は22mmHgであったが，左室駆出率は24％で著明に低下しておりclassical low-flow, low-gradient ASの診断となった。
AS：大動脈弁狭窄

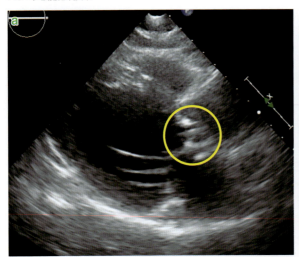
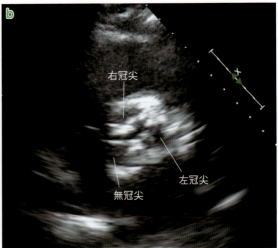
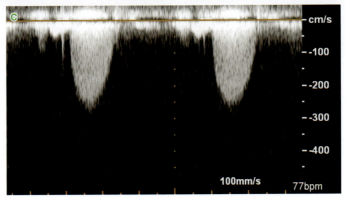

ドブタミン負荷心エコー図（図10）	・ドブタミン20γまで負荷して，血圧は低下し（138/78mmHg→114/69mmHg），脈拍は増加した（81bpm→95bpm）。ドブタミン20γ負荷時にV_{max}は4.0m/sをわずかに超えた。 ・Projected AVAを求めると，0.86cm²であった（図11）。Link→Knowledge 診断 p131
臨床診断	・以上から，重症ASにより左室収縮能が低下したと判断し，当症例を心機能の低下した症候性重症AS（Stage D2）と診断した。Link→Knowledge 診断 p128

図10　ドブタミン負荷心エコー図の大動脈弁通過血流の連続波ドプラ波形
a：負荷前，b：5γ，c：10γ，d：20γ
AV_{max}：大動脈弁最大通過血流速度，PG_{mean}：大動脈弁平均圧較差，AVA：大動脈弁口面積，SV：一回拍出量，Flow rate：血流速度，EF：左室駆出率

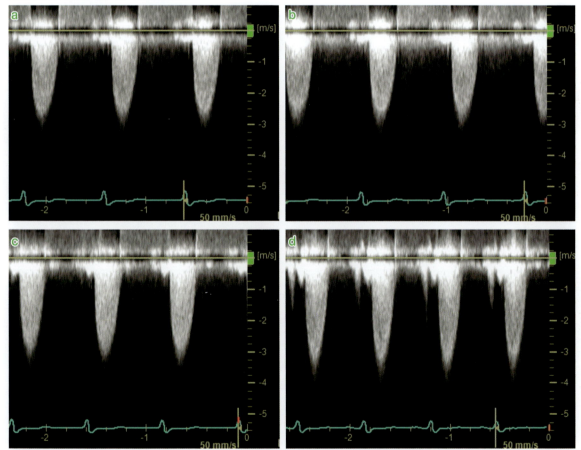

	AV_{max} (m/s)	PG_{mean} (mmHg)	AVA (cm²)	SV (mL)	Flow rate (mL/s)	LVEF (%)
負荷前	3.21	22.8	0.77	49.0	182	20.5
5γ	3.36	25.3	0.78	49.8	194	21.9
10γ	3.50	29.3	0.80	53.9	215	25.8
15γ	4.02	37.2	0.85	54.8	239	38.4

上達へのコツ 2

- ドブタミン負荷によりSVが増加してClassical LFLG ASのV$_{max}$が4.0m/s以上となる場合は重症ASと診断される[1]。しかし，収縮予備能がなくSVが増加しない場合は評価が困難な場合がある。
- 流量を一定にしたAVAはprojected AVAと定義される。projected AVAとは，SVを駆出時間で割ったflow rateを250mL/sと仮定したときのAVAであり，SVが増加しない場合に有用と考えられる。projected AVAが1.0cm^{2}以下であれば中等度ASを十分に除外できたと報告された[4]。

図11 ドブタミン負荷心エコー図による大動脈弁口面積と左室流出路の単位時間血流量との関係

Flow rateを250mL/sとしたときのprojected AVAは0.86cm^2（赤矢印）となることがわかる。
AVA：大動脈弁口面積

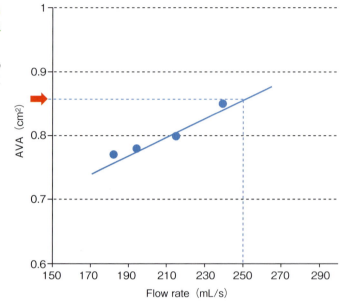

治療

- 当症例はうっ血性心不全をきたした症候性重症AS（Stage D2）であり，侵襲的治療の適応と考えられた（Class IIa or IIb）。高齢であることから手術リスクが高く，TAVIを行う方針となった。**Link➡Knowledge　治療・予後　p133-134**
- 術後の経過は良好で，日常生活で心不全症状を特に認めず，外来で経過フォロー中である。
- 当症例の術後1年のTTEでは，左室駆出率は40％に改善し明らかな人工弁機能異常は認めていない。

予後

SAVR：surgical aortic valve replacement
ESC/EACTS：European Society of Cardiology/European Association for Cardio-Thoracic Surgery

- Classical LFLG ASに対する侵襲的治療の生存率が低いことは以前より指摘されている。
- ドブタミン負荷により一回拍出量が20%上昇しない収縮予備能がない群は術後の生存率が低い。しかし，収縮予備能がないClassical LFLG ASにおいて，薬物加療群はSAVR群よりも生存率が低い。
- ESC/EACTSの弁膜症ガイドラインでは，収縮予備能がある群でAVRがClass IIaの適応，収縮予備能がない群でClass IIbの適応としている。

文献

1）Nishimura RA, Otto CM, Bonow RO, et al: 2014 AHA/ACC Guideline for the Management of Patients With Valvular Heart Disease: a report of the American College of Cardiology/American Heart Association Task Force on Practice Guidelines. Circulation 129: e521-643, 2014.

2）Maréchaux S, Hachicha Z, Bellouin A, et al: Usefulness of exercise-stress echocardiography for risk stratification of true asymptomatic patients with aortic valve stenosis. Eur Heart J 31: 1390-1397, 2010.

3）Lancellotti P, Magne J, Donal E, et al: Determinants and prognostic significance of exercise pulmonary hypertension in asymptomatic severe aortic stenosis. Circulation 126: 851-859, 2012.

4）Clavel MA, Burwash IG, Mundigler G, et al: Validation of conventional and simplified methods to calculate projected valve area at normal flow rate in patients with low flow, low gradient aortic stenosis: the multicenter TOPAS (True or Pseudo Severe Aortic Stenosis) study. J Am Soc Echocardiogr 23: 380-386, 2010.

基礎知識

大動脈弁逆流

丸尾　健（倉敷中央病院循環器内科）

- 大動脈弁逆流（AR）は，大動脈弁尖の拡張期の閉鎖が不十分になり，拡張期に左室へ血液が逆流する状態。
- 左室は慢性的に容量負荷を受け遠心性肥大を呈する。
- 50歳未満のARは少なく，年齢とともに増加する。若年者でARを認めた場合には，何らかの異常（二尖弁，感染，大動脈基部拡大，リウマチ性変性など）がないか考慮する必要がある。
- 労作時息切れが主だが，進行するまで多くは無症状。拡張期圧が低くなると狭心痛を起こす。
- 胸骨左縁第3〜4肋間にて最大となる拡張期逆流性雑音を聴取。重度の場合には相対的大動脈弁狭窄（AS）による収縮期駆出性雑音を聴取する。拡張期圧は低下し，脈圧の拡大を認める。

AR：aortic regurgitation
AS：aortic stenosis

診断

原因

- 大動脈弁は弁尖と大動脈基部から成り立っている。これらが良好な大動脈弁機能の基本であり，ARは両者のいずれかが原因になって起こる。

■弁尖の問題

- 先天的→2尖弁，1尖弁，4尖弁
- 後天的→粘液腫様退行性変性（myxomatous degenerative change），硬化性変性（calcific degenerative change），感染性心内膜炎，リウマチ熱，外傷など。

■大動脈基部の問題

- 加齢による退行性変性による大動脈基部拡大。
- 遺伝による大動脈基部拡大→Marfan症候群，Ehlers-Danlos症候群など。
- 炎症性疾患による大動脈基部拡大→大動脈炎症候群（高安動脈炎）など。
- 大動脈解離。

> **解剖がわかる（図1）**
>
> - 大動脈弁は大動脈弁尖（aortic cusp），大動脈基部（aortic root）という2つの要素で構成。
> - 大動脈基部：解剖学的な大動脈と左室の境界であるAVJ，遠位のSTJから構成。
> - 弁尖はsinus of Valsalva洞内で王冠様半月形（crown-like semilunar）に付着。弁尖間三角形（interleaflet triangle）が弁尖を分けている。
> - 心エコーなどで計測されるいわゆる弁輪は，3つの弁尖が基部で付着する仮想弁輪（virtual basal ring）に相当し実際にはAVJとは位置が異なる。
>
> AVJ：aorto-ventricular junction
> STJ：sino-tubular junction

■ **機能的原因分類（図2）**

- El Khouryらによる大動脈弁自己弁温存術の術式も視野に入れた機能分類である[1]。自己弁温存術で弁を修復する際には弁尖，大動脈基部の両要素を考慮するのが基本的な考え方である。

　　Type Ⅰ：弁尖の動きは正常。基部拡大もしくは穿孔による。
　　　Type Ⅰa　STJ拡大と上行大動脈瘤
　　　Type Ⅰb　大動脈基部瘤（AVJとSTJの拡大）
　　　Type Ⅰc　AVJの拡大
　　　Type Ⅰd　弁尖穿孔
　　Type Ⅱ：弁尖の過度な動き。主に弁尖逸脱による。
　　Type Ⅲ：弁尖可動制限。硬化性変性，リウマチ性変性などによる。

図1　大動脈弁の構成要素

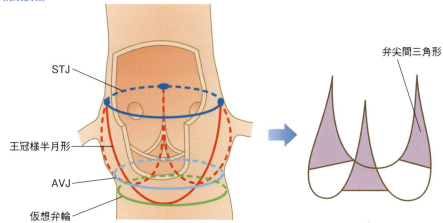

図2 機能的原因分類

AR Class	Type I 弁尖の動きは正常　機能的大動脈弁輪の拡大もしくは弁尖穿孔				Type II	Type III
	Ia	Ib	Ic	Id		
機序	STJ拡大と上行大動脈瘤	大動脈基部瘤	AVJ拡大	弁尖穿孔	弁尖逸脱	弁尖可動制限
形成術式	STJの形成	aortic valve sparing	弁輪縫縮	パッチ形成	逸脱形成	形成困難

上達へのコツ 1

- El KouryらによるARの機能的な原因分類は，自己弁温存術の術式を示唆するために作られた分類であり，術式も理解しているほうが望ましい。
- Central plication：自由縁を縫縮することでprolapseしている弁尖を持ち上げる。基本的にType IIに用いられるが，valve sparingなどで弁尖の高さを調整するのにも用いられる。**Link→Practice　Case 1～3　p164**
- 弁輪縫縮：拡大している弁輪を小さくする。subcomissural annuloplasty，ring annuloplastyなどがある。Type Icに適している。**Link→Practice　Case 1 p164-169，Case 3　p175-178**
- Valve sparing：大動脈基部そのものをグラフトへ置換し自己弁尖を縫合する。グラフトがAVJを覆うか否かでReimplantation法，Remodeling法がある。大動脈基部形態を根本的に修正することが可能である。**Link→Practice　Case 2　p170**
- 上行置換術：上行大動脈のみグラフトに置換することでSTJを小さくする。Type Iaに適している。

治療

- ARに対する外科的治療の第一選択は長い間人工弁置換術であった。一方，大動脈弁自己弁温存術は15年ほどで大きく進歩を遂げ，ヨーロッパやアメリカの著名な施設では，多くが単施設での成績であるものの10年の再手術回避約90％，2度以上のAR回避80～85％と報告されている[2]。わが国でも，自己弁温存術が広がりをみせつつある。
- 2014年に発表されたACC/AHAのガイドラインでは自己弁温存術は一般に行われるものにはなっておらず，耐用年数の問題についても明確ではないとされていた[3]。しかし，**自己弁温存術について2017年ESCのガイドラインにおいては，severe ARに対しては習熟した病院でハートチームで議論して適切と判断され選択された患者に対しては大動脈弁形成術をClass I，また若年で三尖弁の大動脈基部拡大の患者に対しては自己弁温存基部置換をClass Iで推奨する**に至っている[4]。

ACC/AHA：American Heart Association/American College of Cardiology
ESC：European Society of Cardiology

心エコー指標による評価

原因評価

■弁尖の評価

- Cusp prolapse：**弁尖先端部である自由縁が余剰になり，左室側に逸脱する**。その際には**長軸で線維性，肥厚した明白な屈曲（bending）をエコーで描出できる（図3）**ことが多い。**短軸では弁尖を横切るとして線状構造（図3）**としてみられ，fibrous band，foldなどとよばれる。弁輪拡大などで弁尖全体がAVJよりも左室流出路側にbillowingする場合もある。Link➡Practice Case 1 p166

- Flail cusp：Flail cuspは弁尖の自由縁が左室流出路に翻転するものであり（図4），原因としてはfenestrationや弁尖の断裂（tear）がある。重度ARを示唆する所見になる。Link➡Practice Case 3 p175

- Gap：大動脈基部拡大の場合には弁尖の中心に，逸脱の場合は逸脱部位にGapを生じる（図3, 4）。重度ARを示唆する所見になる。Link➡Practice Case2 p170-174, Case3 p175-179

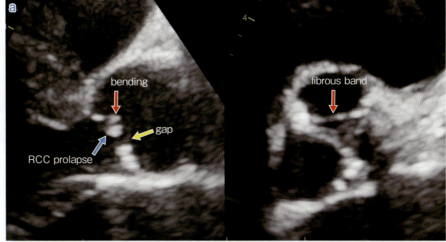

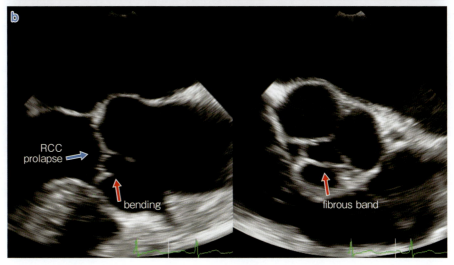

図3　Cusp prolapse
a 左：胸壁心エコー長軸像。RCCはprolapseし，線維性，肥厚した明白な屈曲（bending，赤矢印），gap（黄矢印）を認める。右：短軸像。RCCを横切る線状構造（fibrous band，赤矢印）を認める。
b 左：経食道心エコー長軸像。RCCはprolapseし，bending（赤矢印）を認める。右：短軸像。RCCを横切るfibrous band（赤矢印）を認める。

大動脈弁逆流　153

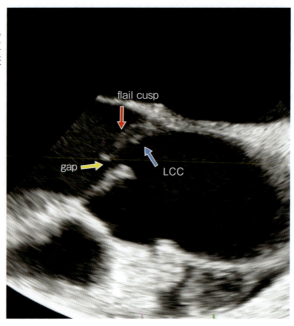

図4　Flail cusp
経食道心エコー長軸像。LCCのtipが左室流出路に翻転(赤矢印)しgap(黄矢印)を認める。

RCC：right coronary cusp
LCC：left coronary cusp
NCC：non-coronary cusp

■弁尖の高さと長さの評価

- **絶対的な弁尖の高さ評価として，effective height**がある。エコーでbasal ringから弁尖自由縁の中心Tipまでの距離を計測する(**図5**)。多くの場合，右冠尖(RCC)は超音波ビームが垂直に入ることからeffective heightの計測が可能である。左冠尖(LCC)と無冠尖(NCC)は3Dでの評価が必要である。海外の報告では9～10mmが正常とされているが，体格差も考慮すると，わが国では7～8mm程度が妥当かもしれない[5]。

- 弁尖の長さの評価としては**geometric height**(**図5**)がある。弁尖の基部(nadir)から自由縁中央までの長さを計測する。極端に短い場合には温存が難しいことを予測できる。3尖の場合には16mm以下，2尖の場合には19mm以下では温存が困難である[6]。

■大動脈基部評価

- 通常，大動脈基部は長軸像を用いてAVJ≒basal ring，Valsalva洞，STJ，上行大動脈を収縮期で計測評価する(**図6**)。2DではAVJはRCCのbottomを基準に対側にラインを引き径を計測評価する(**図6**)。ARの臨床病態に関与する，日本人での境界値はいまだに不明確ではあるが，現状，当院ではbasal ring 25mm，STJ 30mmを基準としている。また，弁輪は円ではなく，楕円であり3Dによる面積計測のほうがより正確である。

- 上行大動脈拡大のみでの手術適応は，通常(三尖弁，結合織の異常がない)は55mm以上，二尖弁の場合は大動脈解離のriskがある，もしくは術リスクの低い場合には50mm以上，大動脈弁置換術を行う場合には45mm以上，Marfan症候群でリスクのある場合は45mm以上で考慮する[3,4]。**Link➡Practice　Case 2　p171**

図5 弁尖形態の定量評価
a：Basal ringから弁尖自由縁の中心Tipまでの距離をeffective height(EH)，弁尖の基部から自由縁までの長さをgeometric height(GH)としている．
b：経食道心エコーでRCCのeffective height(EH)，geometric height(GH)を計測している実例を示す．RCCのbottomと対側の交連部で切る断面を設定することで正確に評価できる．

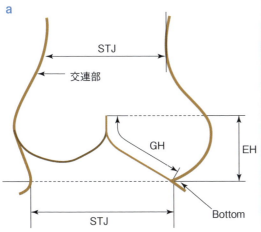
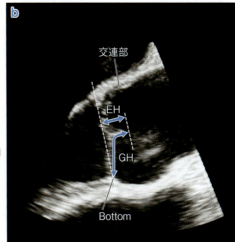

図6 Aortic rootの計測
a：経胸壁心エコー長軸像．AVJ≒basal ring，Valsalva洞，STJを収縮期で計測評価する．AVJはRCCのbottom(赤矢印)を基準に対側にラインを引き径を計測評価する．
b：経食道心エコー長軸像．AVJ≒basal ring，Valsalva洞，STJを収縮期で計測評価する．AVJはRCCのbottom(赤矢印)を基準に対側にラインを引き径を計測評価する．

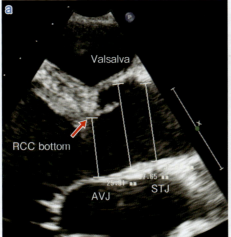
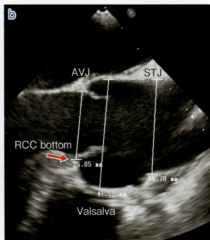

> **200字でまとめる Key Sentence 1**
>
> **大動脈基部評価のポイント**
> - 基部拡大の評価は，AVJ(≒basal ring)とSTJの大きさをみる．
> - AVJは25mm，STJは30mm以上あればおおよそ大きい．
> - Type I はSTJ側からa(STJ)→b(STJ+AVJ)→c(AVJ)と名前が付いている．
> - 多くの場合STJの拡大を伴っており，さらに大動脈基部全体に及ぶ．AVJ単独の拡大は割合としては少ない．

■弁尖の変性
- リウマチ性の場合には，弁尖の肥厚，短縮，可動制限，交連部の癒合などの所見を認める。また，僧帽弁弁尖においてリウマチ性変化を程度の違いはあれ伴うのも特徴的である。
- 加齢による退行性変性の場合には，弁尖の輝度上昇，石灰化，短縮，可動制限などの所見を認める。僧帽弁輪石灰化を認めることも多い。
- これら変性が強い場合には自己弁温存術は困難である。

■カラードプラによる原因評価
- TypeⅠ，TypeⅢの場合には逆流のacceleration flowは多くがcenterに位置し，逆流の向きはcentral jetである（**図7**）。一方，**TypeⅡ**の場合，僧帽弁逸脱と同様に逸脱している箇所，範囲にacceleration flowが位置し，同部から対側に吹くeccentric flow（**図8**）を認める[7]。Link➡Practice　Case 2　p170
- Acceleration flowの位置は短軸で評価する。逆流の向きはRCCを含むcoaptation line（RCC-NCC間，RCC-LCC間）の場合，長軸像で評価できる。RCC逸脱の場合にはacceleration flowから後ろ方向（**図9**），LCCとNCC逸脱の場合には前方向に吹く。それに対して，LCC-NCC間の場合には，短軸像でacceleration flowを確認し心尖部方向に断面を移動させることで，吸い込みの場所から逆流がどちら向きに吹いているかを評価する（**図8，9**）。Link➡Practice　Case 1　p166, Case 3　p175

■血行動態の影響評価
- 左室駆出率（LVEF）：Simpson法を用いて評価し，50％未満は手術適応をClass Ⅰで考慮する収縮能低下と判断する。
- 左室径の評価：左室収縮末期径（LVDs）>50mmは手術適応をClassⅡaで考慮する拡大である。体格の差を考慮し体表面積補正をしたindexed LVDs>25mm/m^{2}でも同様である。左室拡張末期径（LVDd）>65mmは手術適応をClassⅡbで考慮する拡大である[3, 4]。
- 左室容積の評価：左室収縮末期容量（LVESV）を体表面積補正したindexed LVESVが>45mL/m^{2}または>35mL/m^{2}の場合には心血管イベントを増加させると報告されている。

LVEF：left ventricular ejection fraction
LVDs：left ventricular end-systolic diameter
LVDd：left ventricular end-diastolic diameter
LVESV：left ventricular end-systolic volume

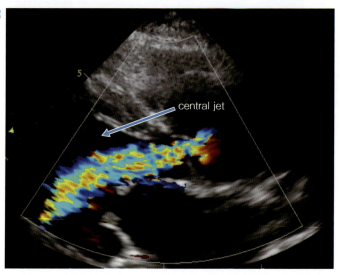

図7　Central jetのAR
TypeⅠ，TypeⅢの場合には逆流のacceleration flowは多くがcenterに位置し，逆流の向きはcentral jetである。

図8 Eccentric jetのAR

a：RCC prolapse。
左：経胸壁心エコー，胸骨左縁長軸像。Acceleration flowをRCCに認めposterior方向(矢印)に吹くeccentric jetを認める。
右：胸骨左縁短軸。幅広いacceleration flowをRCCに認めposterior方向(矢印)に吹くeccentric jetを認める。

b：LCC prolapse。
左：経胸壁心エコー，胸骨左縁短軸像，大動脈弁レベル。LCC全体に幅広いacceleration flow(↔)を認める。
右：左室流出路レベルに断面を移動させることでLCCの対側medial側にeccentricに吹いている(矢印)ことがわかる。

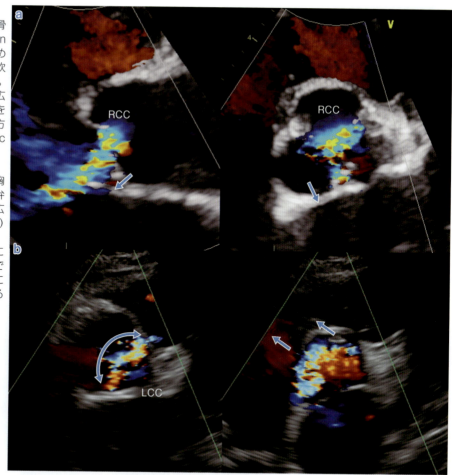

図9 ARの吹く向き(経胸壁の場合)

a：RCCの逸脱。RCCの弁尖に直行する後ろ方向にeccentricに吹く。
b：LCCの逸脱。LCCの弁尖に直行する前〜medial側にeccentricに吹く。
c：NCCの逸脱。NCCの弁尖に直行する前〜lateral側にeccentricに吹く。

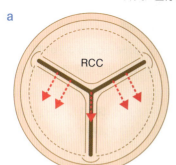 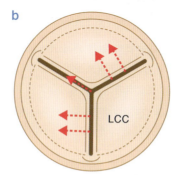 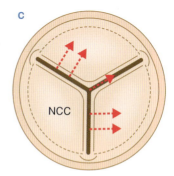

■**Pressure half-time（PHT，ms）**

- Central jetの場合には心尖部から描出する（**図12**）。Eccentric jetの場合には難しいが胸骨左縁から評価可能な場合もある。
- slow＞500，500≧medium≧200，200＞steep。
- **左室コンプライアンスの影響を受けるため，重度ARの慢性期で代償されるとPHTはあまり短縮しない**。拡張能が重度の場合には，軽度ARでもPHTは短縮する。血管拡張薬の影響も受ける。そのため，この指標のみで評価するのは困難な場合も多い。

> **Check Point 1**
>
> **severe ARの閾値**
> - Vena-contracta width 6mm
> - Jet幅/LVOT 65%
> - ERO 0.35cm², RVol 60mL
> - 下行大動脈血流拡張末期速度 20cm/s

重症度評価ー定量指標

- 定量評価法としては，大きくPISA法とDoppler volumetric法がある。Doppler volumetric法に関しては時間がかかる，曖昧な僧帽弁輪径計測の定義，複数計測による誤差の拡大，検者間誤差など多くの問題点があり，ガイドライン，教科書によって取り扱いが大きく異なる。本稿ではPISA法のみを取り上げることとする。

■**PISA法** Link→Practice Case 3 p175

- 逆流弁口面積（ERO）と逆流量（RVol，mL）を求めることができる。
- Eccentric jetの場合には傍胸骨（右縁，左縁）から（**図13**），central jetの場合には心尖部から描出する（**図13**）。
- 僧帽弁逆流と同様に比較的短時間で計測可能である。ARを連続波ドプラで捉え，波形をトレースし，最高血流速度（V_{MR}），波形の時間速度積分（VTI_{MR}）を求める。カラー

ERO：effective regurgitant orifice
RVol：regurgitant volume

図12 Pressure half-time
Severe ARの場合に心尖部から連続波ドプラでPHTを評価している。PHT 247msとmediumである。

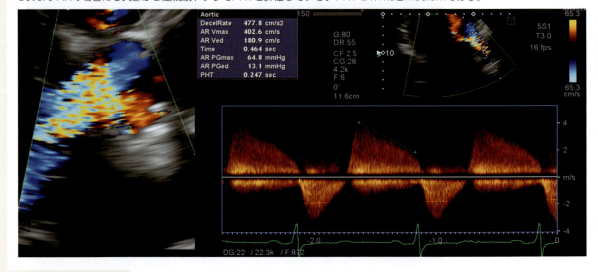

図13 PISA法

a：RCC prolapseの症例。胸骨左縁長軸で描出している。上：カラードプラ。PISA径8.6mm，Baseline 39.3cm/s。下：連続波ドプラ。peak velocity 431cm/s，VTI 220cm。以上からERO 0.42cm², RV 92mLと計算される。
b：Central jetの症例。心尖部像で描出している。上：カラードプラ。PISA径8mm，Baseline 43.3cm/s。下：連続波ドプラ。Peak velocity 494cm/s，VTI 167cm。以上からERO 0.35cm², RV 58mLと計算される。

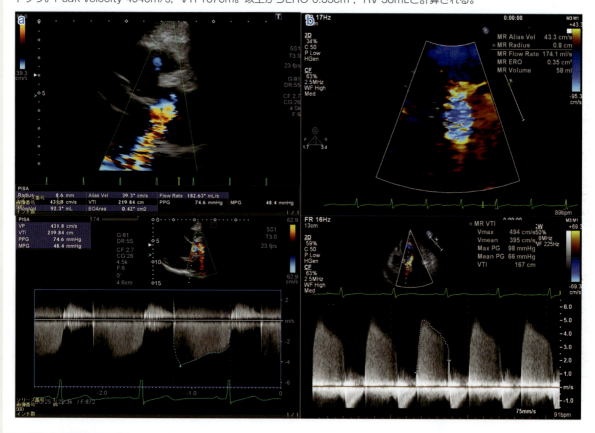

ドプラのベースラインを30～40cm/s程度（V_{alias}）に調整（逆流の向きが遠位方向の場合下げ，近位方向の場合上げる）し，なるべくpeak velocityの時相のPISA球を捉え径（r）を計測する。

- 計算式

  $ERO(cm^2) = 2\pi r^2 \times V_{alias}/V_{MR}$，$RVol(mL) = ERO \times VTI_{MR}$

- 大動脈弁石灰化が多い場合にはシャドウの影響を受け難しい。形態が半球ではない場合には，正確な評価は困難である。径計測は2乗で誤差が大きくなるため検者間誤差が大きくなりがちである。

- 重症度

  $ERO(cm^2)$：mild<0.10，0.10≦mild～moderate≦0.19，0.20≦moderate～severe≦0.29，0.30≦severe

  RVol(mL)：mild<30，30≦mild～moderate≦44，45≦moderate～severe≦59，60≦severe。

EACVI : European Association of Cardiovascular Imaging
ASE : American Society of Echocardiography

■大動脈弁逆流の重症度評価を正確に判断するには

- ARの重症度指標は前記のように非常に数多くあり，各々に限界がある。
- 2013年のEACVIのガイドラインではvena-contracta width，PISA法を勧めているように読める[9]。2017年のASEガイドラインでは複数の定性評価を行い，判断できない場合に定量評価で重症度を決定するという，複合評価を提案している[10]。このようにARの重症度評価はガイドライン，教科書によって統一した見解が得られていない。
- やや個人的な見解になるが，現状では**複数断面でのvena-contracta**（不整形な場合も多いため）でおおよその評価を行い，**弁尖形態，大動脈逆行性血流，PISA，左室拡大で判断し，できれば経食道心エコー（3Dも含む）を追加する**のが望ましいのではないだろうか。

手術適応の閾値
- LVDd　>65mm
- LVDs　>50mm
- indexed LVESD　>25cm/m²
- indexed LVESV　>35〜45mL/m²
- LVEF　≦50%

prolapse評価のポイント
- 頻度はRCC＞LCC＞NCCの順。
- RCC prolapseに特徴的な所見は胸骨左縁長軸でのbending，短軸でのfibrous band，後ろ向きに吹くeccentric jet。
- LCC，NCCの評価はRCCよりも難しい。①短軸カラードプラを左室流出路にスキャンして血流の吸込み，向きから判断，②心尖部二腔像から前に振り大動脈弁を描出するなどでおおよそ評価可能。できれば3D評価が望ましい。

文献

1 ）Boodhwani M, de Kerchove L, Glineur D, et al: Repair-oriented classification of aortic insufficiency: impact on surgical techniques and clinical outcomes. J Thorac Cardiovasc Surg 137: 286-294, 2009.

2 ）Aicher D, Fries R, Rodionycheva S, et al: Aortic valve repair leads to a low incidence of valve-related complications. Eur J Cardio-Thorac Surg 37: 127-132, 2010.

3 ）Nishimura RA, Otto CM, Bonow RO, et al: 2014 AHA/ACC Guideline for the Management of Patients With Valvular Heart Disease. Circulation 129: e521-643, 2014.

4 ）Baumgartner H, Falk V, Bax JJ, et al: 2017 ESC/EACTS Guidelines for the management of valvular heart disease. Eur Heart J 38: 2739-2791, 2017.

5 ）Schäfers HJ, Bierbach B, Aicher D: A new approach to the assessment of aortic cusp geometry. J Thorac Cardiovasc Surg 132: 436-438, 2006.

6 ）Schäfers HJ, Schmied W, Marom G, et al: Cusp height in aortic valves. J Thorac Cardiovasc Surg 146: 269-274, 2013.

7 ）Cohen GI, Duffy CI, Klein AL, et al: Color Doppler and two-dimensional echocardiographic determination of the mechanism of aortic regurgitation with surgical correlation. J Am Soc Echocardiogr 9: 508–515, 1996.

8 ）le Polain de Waroux JB, Pouleur AC, Robert A, et al: Mechanisms of recurrent aortic regurgitation after aortic valve repair: predictive value of intraoperative transesophageal echocardiography. JACC Cardiovasc Imaging 2: 931-939, 2009.

9 ）Lancellotti P, Tribouilloy C, Hagendorff A, et al: Recommendations for the echocardiographic assessment of native valvular regurgitation: an executive summary from the European Association of Cardiovascular Imaging. Eur Heart J Cardiovasc Imaging 14: 611-644, 2013.

10）Zoghbi WA, Adams D, Bonow RO, et al: Recommendations for Noninvasive Evaluation of Native Valvular Regurgitation: A Report from the American Society of Echocardiography Developed in Collaboration with the Society for Cardiovascular Magnetic Resonance. J Am Soc Echocardiogr 30: 303-371, 2017.

実践

Practice

大動脈弁逆流

丸尾　健（倉敷中央病院循環器内科）

Case 1

年齢：60歳代
性別：男性

主　訴：労作時息切れ。

10年前に高血圧症を指摘。この際，スクリーニング目的で施行した心エコーでmoderate ARを指摘されていた。5年前に再検した際に，高度ARへの増悪を認めたが無症状，LVDd 47mm，LVDs 34mm(20/m²)，LVESV 50mL(30/m²)，LVEF 69%であり経過観察となった。

2017年，労作時の息切れを認め，経過観察の心エコーでLVDd 53mm，LVDs 33mm(20/m²)，LVESV 67mL(40/m²)，LVEF 60%と徐々に心拡大進行あり。高度ARの精査となった。

LVDd : left ventricular end-diastolic diameter
LVDs : left ventricular end-systolic diameter
LVEDV : left ventricular end-diastolic volume
LVESV : left ventricular end-systolic volume
LVEF : left ventricular ejection fraction

診断

身体所見，血液検査

- 身長171cm，体重57kg，血圧158/68mmHg，脈拍86/min(整)，心雑音　拡張期逆流性雑音2/6　胸骨左縁第4肋間，四肢　浮腫(−) 冷感(−)。
- T-BIL 0.8mg/dL，AST 16U/L，ALT 11U/L
- Cr 0.85mg/dL，eGFR 69.3，BUN 19mg/dL
- Ht 45.4%，Hb 14.9g/dL，BNP 39.9pg/mL↑

心電図

- 66bpm，洞調律，完全右脚ブロック，左軸偏位(左脚前枝ブロック)。

経胸壁心エコー図

RCC : right coronary cusp
AVJ : aorto-ventricular junction
STJ : sino-tubular junction
Asc Ao : ascending aorta

- 左室はLVDd 53mm，LVDs 33mm(20/m²)，LVEDV 168mL，LVESV 67mL(40/m²)，LVEF 60%であり拡大は認めるも収縮は保たれている。
- 大動脈弁尖は3尖弁。長軸ではRCCがbendingしprolapseしている。短軸ではRCCにfibrous bandを認める。弁尖の変性なく解放良好(図1)。Link➡Knowledge　原因評価　p153
- 大動脈基部はAVJ 25mm，Valsalva 35mm，STJ 26mm，Asc Ao 34mm(図1)。
- ARはRCCにacceleration flowを認め対側のposterior方向に吹くeccentric jetを認める(図2)。Link➡Knowledge　原因評価　p156-157

図1 経胸壁心エコー：B-mode

a：長軸像。RCCがbending（←）しprolapseしている。
b：短軸像。RCCにfibrous band（←）を認める。
c：大動脈基部の計測。

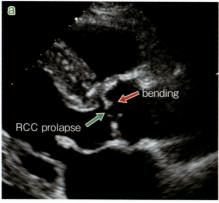
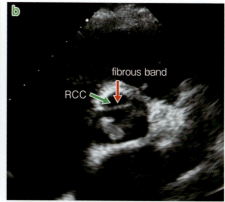
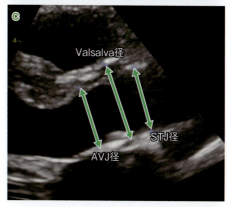

図2 経胸壁心エコー：カラードプラ，逆行性血流

a：RCCにacceleration flowを認め対側のposterior方向に吹く（←）eccentric jet。
b：腹部大動脈の汎拡張期逆行性血流。

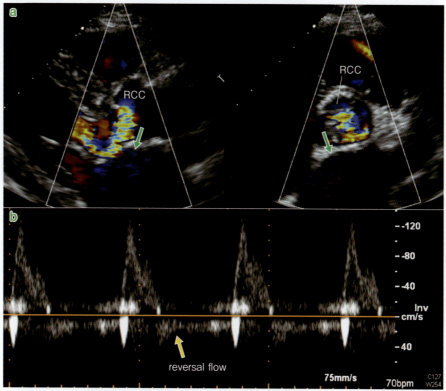

大動脈弁逆流

- 重症度はvena-contracta width 7.8mm，腹部大動脈には汎拡張期逆行性血流を認め（**図2**）severe ARと判断。また，peak aortic flow velocity 2.3m/sであり severe ARによる相対的ASと判断。**Link➡Knowledge　重症度評価　p158**

経食道心エコー図

- 大動脈弁はRCC（右冠尖）がbendingしprolapseしている。短軸ではRCCにfibrous bandを認める（**図3**）。弁尖の変性なく解放良好。**Link➡Knowledge　原因評価　p153**
- 大動脈基部はAVJ 25mm, Valsalva 35mm, STJ 26mm, Asc Ao 34mm（**図3**）。
- ARはRCCにacceleration flowを認め，対側のposterior方向に吹くeccentric jetを認める（**図4**）。**Link➡Knowledge　原因評価　p156-157**
- 3Dカラードプラの多断面再構築像ではvena-contracta width 6.5×7.9mm, vena-contracta area 0.50cm²でありsevereと判断（**図4**）。

臨床診断

- 以上から，症状を伴うsevere ARであり手術適応と判断。機能分類はRCC逸脱，AVJの拡大を認め機能分類のTypeⅠc＋Ⅱと判断でき，弁輪縫縮，RCCに対するcentral plicationによる修復が可能と考えられた。**Link➡Knowledge　図2　p152**
- 60歳代前半であり自己弁温存術を試みることとした。**Link➡Knowledge　図2　p152**

図3　経食道心エコー：B-mode
a：長軸。RCCがbending（←）しprolapseしている。
b：短軸。RCCにfibrous band（←）を認める。
c：大動脈基部の計測。

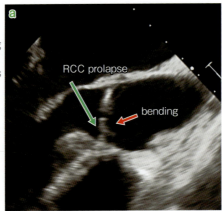
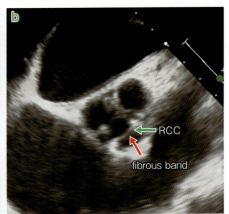
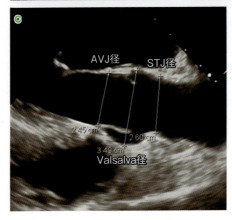

図4 経食道心エコー：カラードプラ，3Dカラードプラ

a：RCCにacceleration flowを認め対側のposterior方向に吹く（←）eccentric jet。

b：3Dカラードプラによる多断面再構築像。左上と左下でvena-contracta width 6.5×7.9mm，右上でvena-contracta area 0.50cm²と計測。

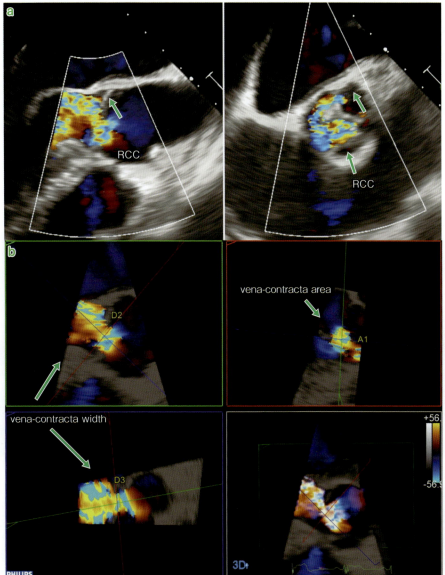

治療

手術所見

- 大動脈弁はRCCにfibrous bandを伴い，逸脱している（**図5**）。弁輪径は26mm。RCCが延長しており自由縁，弁腹を縫縮した。RCCのeffective heightが低いためcentral plicationを1針追加した。弁尖接合を深めるためAVJを縫縮した。**Link➡Knowledge　上達のコツ1　p158**

術後経食道心エコー図

- 真ん中から吹くcentral jet。Vena-contracta width 2.6mmとmildと判断。effective heightは6.4mmとやや低め（**図5**）。弁輪径は22mmに縫縮。**Link➡Knowledge　自己弁温存術中評価　p158**

図5　術中所見と術中・後食道心エコー

a：術中所見。RCCにfibrous band（←）を伴い，逸脱している。
b：術後経食道心エコー。真ん中から吹くcentral jetのmild AR。弁輪径は22mm（水色線），effective heightは6.4mm（橙線）。

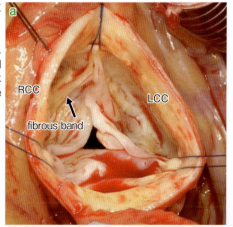
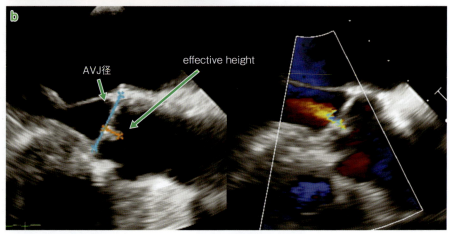

術後経胸壁心エコー図（1週間）

- LVDd 43mm，LVDs 29mm（18/m^2），LVEDV 123mL，LVESV 67mL（39/m^2），LVEF48％と左室は縮小しているが左室壁運動は全体に低下。
- 大動脈弁はVCW 2.5mm，真ん中から吹くcentral jetのmild ARを認める。
- peak aortic flow velocity 1.5m/s，EVA(I)（有効弁口面積：連続の式）2.62cm^2（1.58/m^2）。

予後

- 術後半年で心エコー上左室収縮はLVEF63％と改善した。階段昇降，坂道歩行での息切れもなくなり，自覚症状も改善している。

限界を知る	大動脈弁を心エコーで描出する際にRCCは経胸壁ではプローブの近位，経食道ではプローブの遠位になるが，いずれの場合もビームに対してほぼ垂直に位置することが多い。そのため，RCCのbasal ringの位置，逸脱，effective height，PISAなどRCCは評価しやすい。一方，LCC，NCCはビームに平行になるため短軸から心尖部方向にスキャンする，心尖部からも見るなど形態評価するのに工夫が必要である。特に詳細な計測をする場合には3Dエコーが必要になる。ただ，評価しやすいRCCに逸脱病変は多いのは救いであろう。

さらなる画像診断へつながる 1	prolapseによるeccentricなARの場合で特にNCCやLCCの病変による横に吹く場合など逆流の向きによっては重症度評価しにくい。吸込み血流が不整形の場合も多い。そのような場合，3D心エコーのカラードプラを用いて自由に断面を切り出すことでvena-contracta area（図4）を求める手法が有用と考えられ，いくつか報告もされている。　閾値の確立が課題であるがおおよそ0.35〜0.40cm^{2}を超えていればsevereとしてもよいかもしれない。

大動脈弁逆流　　169

Case 2

年齢：40歳代
性別：男性

主　訴：スポーツはしないが，日常生活で症状はない。
検診の心電図異常で心エコー施行し，心不全症状はないがsevere ARの診断を受けた。Valsalva洞は，右冠尖から無冠尖にかけて拡大していたため胸部CTにて精査を施行。Valsalva洞の拡大形態が非定型的な印象であったため大動脈炎を含めた自己免疫疾患や血管ベーチェットの可能性に関して精査したが，所見なし。手術適応の精査目的に当院紹介となった。高血圧，脂質異常症があり内服をしている。

診断

身体所見，血液検査

- 身長179cm，体重93kg，血圧111/49mmHg，脈拍67/min（整），心雑音　収縮期駆出性雑音2/6　拡張期逆流性雑音3/6　胸骨左縁第3肋間，四肢 浮腫（−）冷感（−）。
- T-BIL 2.1mg/dL↑，AST 23U/L，ALT 49U/L↑
- Cr 0.89mg/dL，eGFR 74.9，BUN 12mg/dL
- Ht 43.1%，Hb 15.5g/dL，BNP 22.7pg/mL↑

心電図

- 67bpm，洞調律，正常範囲。

胸部CT

- 上行大動脈基部70mmと拡大。
- RCCの拡大が顕著（図6）。

経胸壁心エコー図

- 左室はLVDd 61mm，LVDs 33mm（16/m²），LVEDV 304mL，LVESV 98mL（46/m²），LVEF 68%であり，拡大は認めるも収縮は保たれている。
- 大動脈弁は3尖弁で逸脱は認めず，STJ拡大のため弁尖はtetheringしている。弁尖の変性なく解放良好。
- 大動脈基部はAVJ 25mm，Valsalva 62mm，STJ 62mm，上行大動脈 62mm（図6）。特にRCCの拡大が顕著。Link→Knowledge　原因評価　p153
- ARはcenterのgapにacceleration flowを認め，中心方向に吹くcentral jetを認める（図7）。Link→Knowledge　原因評価　p156
- 重症度はvena-contracta width 13mmでありsevere ARと判断（図7）。Link→Knowledge　重症度評価　p158
- また，peak aortic flow velocity 2.2m/sであり，severe ARによる相対的ASと判断。

経食道心エコー図

- RCCはeffective height 15mmとtetheringしている。弁尖の変性なく解放良好。中心にGapを認める（図8）。
- 大動脈基部はAVJ 26mm，Valsalva 68mm，STJ 40mm以上。RCCの拡大が顕著。Link→Knowledge　原因評価　p154
- ARはcenterのgapにacceleration lowを認め中心方向に吹くcentral jetを認める（図8）。Vena-contracta width 11mmでありsevereと判断。Link→Knowledge　原因評価　p156，重症度評価　p158

臨床診断

- 以上から，無症状のsevere ARであるが，上行大動脈が70mmと顕著な拡大を認めており手術適応と判断。機能分類はAVJおよびSTJの拡大を認め機能分類のTypeⅠbと判断でき，valve sparingによる修復も可能と考えられた。Link▶Knowledge 図2 p152
- 40歳代であり自己弁温存術を試みることとした。Link▶Knowledge 図2 p158

図6　経胸壁心エコー（B-mode）とCT

a：大動脈基部は特にRCCの拡大（←）が顕著。
b：centerのgap（←）を認める。
c：CTでは上行大動脈基部70mmと拡大しRCCの拡大が顕著。
d：大動脈基部の計測。

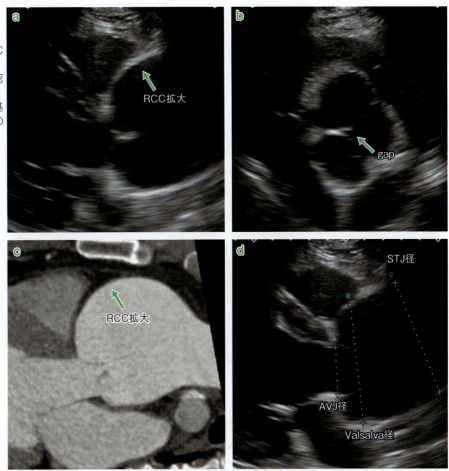

図7　経胸壁心エコー：カラードプラ

centerのgap（←）にacceleration flowを認め中心方向に吹く（←）central jet。Vena-contracta width 13mm（赤線）。

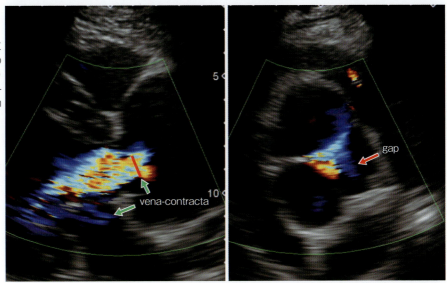

図8 経食道心エコー

a：RCC。effective height 15mmとtethering（←）。RCCの拡大（←）が顕著。
b：centerのgap（←）にacceleration flowを認め中心方向に吹く（←）central jet。

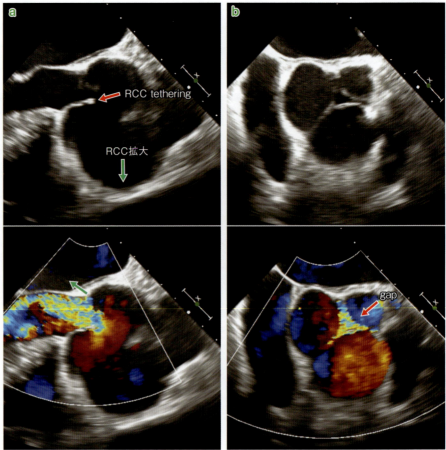

治療

手術所見

- 大動脈はValsalva洞が著明に拡大（**図9**）。内膜側は変性が強い。弁尖性状は良好。弁輪径は26mm。26mm Valsalva graftを用いてReimplantationを施行した。RCC，NCCのeffective height調整のため，それぞれ3針central plicationを施行。 Link➡Knowledge　上達のコツ1　p152

術後経食道心エコー図

- 真ん中から吹くcentral jet。Trivialと判断。effective heightは7.7mmと良好（**図9**）。 Link➡Knowledge　自己弁温存術中評価　p158

術後経胸壁心エコー図（1年後）

- LVDd 45mm，LVDs 23mm（11/m^2），LVEF 60％と左室は縮小し壁運動も良好。
- 大動脈弁はVCW 2.0mm，真ん中から吹くcentral jetのmild ARを認める。
- peak aortic flow velocity 1.7m/s，EVA(I)（有効弁口面積：連続の式）2.4cm^2（1.14/m^2）。

図9 術所見と術中経食道心エコー

a：術前所見。弁尖性状は良好。
b：Valsalva graft(←)を用いてreimplantation, RCC, NCCにcentral plication(←)を施行。
c：術後経食道心エコー。真ん中から吹くcentral jetのtrivial AR。effective heightは7.7mm(白線)。

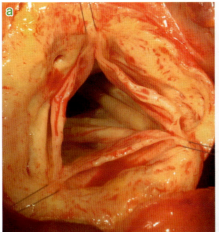
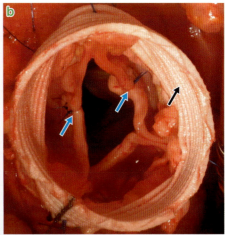
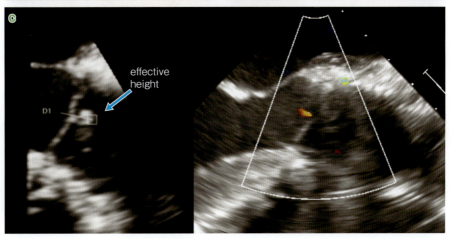

予後

- 術後3年経過しているが，BNPは8.1まで低下している。心エコー上は，trivial ARで左室拡大なく収縮は良好である。

大動脈弁逆流

さらなる画像診断へつながる 2

大動脈弁の弁尖および弁輪の形態，大きさを自己弁温存術前に正確に評価するには3Dによる評価が僧帽弁以上に重要である．3D経食道心エコーを用いることで各弁尖のeffective height，geometric height，弁輪径，STJ径の計測をすることが可能である．一方，MDCTでも高精細な3D画像を構築，解析することが可能になっており，高空間分解能，死角の少ない画像を提示してくれる（**図10**）．effective height，geometric heightはもちろんfree marginの長さや交連部の高さなども多くの場合計測可能である．

図10　RCC prolapseのCT画像
長軸像（**a**）でRCCにprolapse，bending（←），短軸像（**b**）でfibrous band（←）を認める．

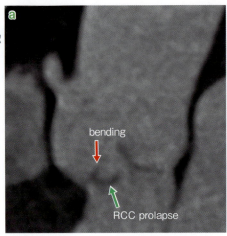 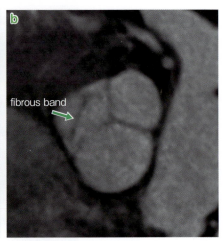

Case 3

年齢：50歳代
性別：男性

主　訴：階段3階の昇降，農作業にて息切れがある。

心不全の既往なく，心雑音で近医を紹介受診した。心エコーで，severe AR，左室拡大，左室収縮低下を認め精査目的にて当院を紹介受診した。冠動脈造影を施行しているが，有意狭窄は認められなかった。高血圧にて内服中。

診断

身体所見，血液検査

- 身長158cm，体重63kg，血圧147/58mmHg，脈拍97/min(整)，心雑音　拡張期逆流性雑音3/6　胸骨左縁第3肋間，四肢 浮腫(－) 冷感(－)。
- T-BIL 0.8mg/dL，AST 14U/L，ALT 13U/L
- Cr 0.84mg/dL，eGFR 72.8，BUN 15mg/dL
- Ht 39.7%↓，Hb 13.8g/dL，BNP 327pg/mL↑

心電図

- 74bpm，洞調律，high voltage in V_{5-6}。

経胸壁心エコー図

- 左室はLVDd 60mm，LVDs 52mm(32/m²)，LVEDV 176mL，LVESV 84mL (51/m²)，LVEF 52%と左室拡大，収縮低下を認めた。
- 大動脈弁は2尖弁でRCC-LCCが癒合し間にrapheを認める。RCC側がflail cuspになっている(**図11**)。弁尖の変性なく解放良好。**Link➡Knowledge　原因評価　p153**
- 大動脈基部はAVJ 25mm，Valsalva 38mm，STJ 29mm，Asc Ao 32mm(**図10**)。
- ARはRCCにacceleration flowを認め対側のposterior方向に吹くeccentric jetを認める(**図12**)。**Link➡Knowledge　原因評価　p156-157**
- 重症度はVena-contracta width 6.6mm，下行大動脈の汎拡張期逆行性血流(＋)，拡張末期速度25cm/s，PISA法にてRV 96mL，EROA 0.49cm²(**図12**)でありsevere ARと判断，また，peak aortic flow velocity 2.1m/s。severe ARによる相対的ASと判断。**Link➡Knowledge　重症度評価　p158**

経食道心エコー図

- 大動脈弁は2尖弁でRCC-LCCが癒合し間にRapheを認める。RCC側がflail cuspになっている(**図12**)。弁尖の変性なく解放良好。
- 大動脈基部はAVJ 27mm，Valsalva 35mm，STJ 27mm(**図13**)。**Link➡Knowledge　原因評価　p153**
- ARはRCCにacceleration flowを認め対側のposterior方向に吹くeccentric jetを認める(**図13**)。**Link➡Knowledge　原因評価　p156-157**

臨床診断

- 以上から労作時症状，左室収縮低下を伴うsevere ARであり手術適応と判断。**機能分類はAVJの拡大，prolapseを認めTypeⅠc＋Ⅱである2尖弁と判断。Link➡Knowledge　図2　p152**
- 50歳代であり自己弁温存術を試みることとした。**Link➡Knowledge　図2　p152**

大動脈弁逆流　175

図11 経胸壁心エコー：B-mode

a：2尖弁でRCC-LCCが癒合し間にRaphe(←)を認める。RCC側がflail cusp(←)。
b：大動脈基部の計測。

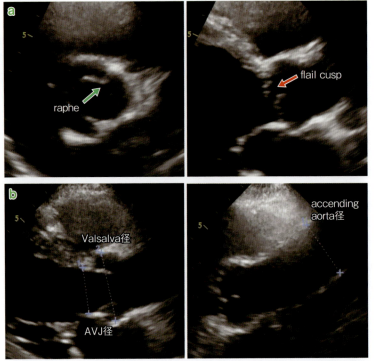

図12 経胸壁心エコー：カラードプラ，重症度評価

a：RCCにacceleration flowを認め対側のposterior方向に吹く(黄矢印)eccentric jet。
b：PISA法。
c：下行大動脈の汎拡張期逆行性血流(＋)，拡張末期速度25cm/s(黄矢印)。

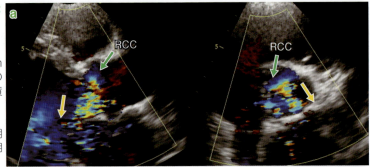

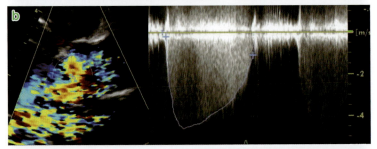

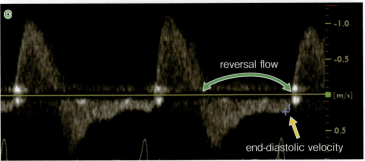

図13 経食道心エコー

a：RCC側がflail cusp（黄矢印）。
b：RCC-LCCが癒合し間にRaphe（黄矢印）。
c：大動脈基部の計測。
d：RCCにacceleration flowを認め対側のposterior方向に吹く（黄矢印）eccentric jet。

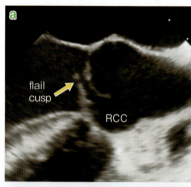
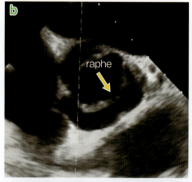
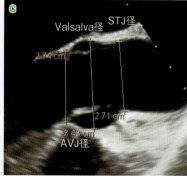
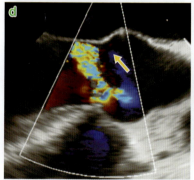
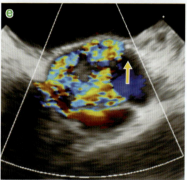

治療

手術所見	・大動脈弁は**左冠尖と右冠尖交連部が2尖弁様（図14）。RCCはNCC側が断裂してい**る。RCCの断裂部の弁尖不足部に心膜パッチを縫着。左室側からbasal ringに6針かけ，その糸でtapeを固定し弁輪縫縮。Link▶Knowledge　上達のコツ1　p152
術後経食道心エコー図	・真ん中から吹くcentral jet。Trivialと判断。effective heightは8mmと良好（**図14**）。弁輪径は22mmに縫縮。Link▶Knowledge　自己弁温存術中評価　p158
術後経胸壁心エコー図（1ヵ月後）	・LVDd 52mm，LVDs 42mm（26/m²），LVEDV 127mL，LVESV 79mL（48/m²），LVEF 38%と左室は縮小しているが壁運動は全体に低下。 ・大動脈弁は真ん中から吹くcentral jetのtrivial ARを認める。 ・peak aortic flow velocity 1.9m/s，EVA（連続の式）1.47cm²（0.9/m²）。

図14 術中所見と術中経食道心エコー
a：術中所見。左冠尖と右冠尖交連部が2尖弁様（黒矢印）。
b：術後経食道心エコー。真ん中から吹くcentral jetのtrivial AR。effective heightは8mm（黄矢印）。

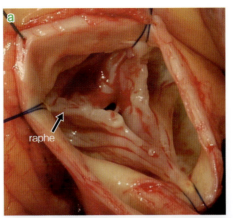
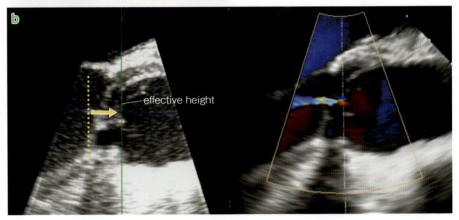

予後

- 術後1年で階段昇降は楽にできるようになった。BNPは39まで低下し，良好な経過をたどっている。

> **さらなる画像診断へつながる 3**
>
> 心エコーによる重症度評価では十分に判断できない場合に心臓MRIを活用して定量評価を行うことが可能である。phase contrast法を用いることで上行大動脈の短軸断面を通過する血流速度を計測し，ドプラ法と同様に平均速度×上行大動脈面積でstroke volume, regurgitant volume, 逆流率を求めることができる（図15）。閾値，評価する位置の確立（多くは上行大動脈）等が課題のようにも思われるが，TAVI後の弁周囲逆流など複雑な形態のARでの有用性が多く報告されている。
>
> **TAVI**：transcatheter aortic valve implantation

図15 心臓MRI phase contrast（PC）法によるAR評価

a：上行大動脈短軸像。ロイで囲った内部の血流速度を計測することができる。
b：横軸が時間，縦軸がFlow rateのグラフ。積分することでstroke volume 112mL, regurgitant volume 57mL, 逆流率51％と求めることができる。

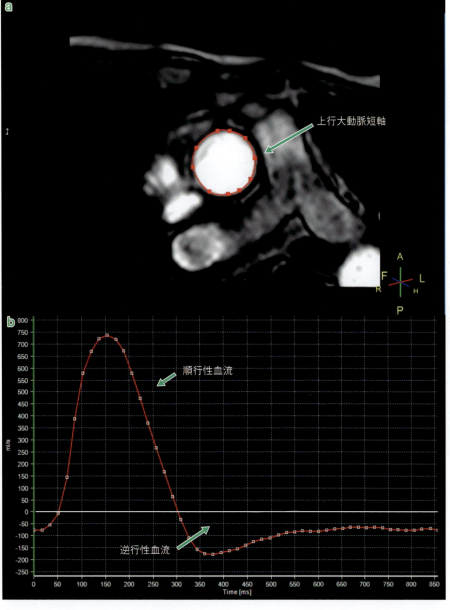

基礎知識

人工弁機能不全

鍵山暢之（セントルイス・ワシントン大学（Washington University in St. Louis）循環器内科）

- 高齢化に合わせ弁膜疾患はその頻度を増やしており，人工弁の挿入された症例は増加している。
- 人工弁は機械弁，生体弁，それぞれいくつかのタイプがあり，その特徴を把握しておく必要がある。
- 人工弁，特に機械弁ではアーチファクトのため観察困難な場合も多く，臨床所見の問診や身体診察が助けとなることも多い。心エコー図も定形外も含めたさまざまなアプローチや，経食道心エコー図も併せて観察することも考慮する。
- 弁のプロファイルや体格，血行動態によって計測値は症例毎に個人差がある。臨床所見および以前の計測値と比較することが重要である。
- 心エコー図は人工弁評価の第一線であり，最も重要な検査である。不必要に不安を煽り，不要な検査を勧めてはならないが，見逃しは厳禁であり，疑わしいが確証がもてない場合もきちんとその旨を報告する。

診断

- 人工弁を用いた弁置換術は1960年代に初めて人体に施行されてから，今なお大動脈弁疾患，僧帽弁狭窄症における第一選択の治療である。その症例数は増加しており，エコー室においても人工弁の挿入された症例を評価することは多い。
- **人工弁は大きく分けて機械弁と生体弁であり，それぞれメリット・デメリットがある。** さらに現在みられる機械弁，生体弁にはそれぞれいくつかのタイプがあり，検査に先立ってそれらの特徴を把握しておくことが必要である（図1，2）。
- 心エコー図で評価すべきものとしては，Bモード法を用いた心腔サイズ・機能や解剖の評価，ドプラ法およびカラードプラ法を用いた狭窄，逆流，血行動態の評価などがあるが，どれも完璧な指標ではなく，また機械弁症例においては特に描出困難例も多い。**臨床所見，身体診察から目星をつけること，前回の計測値との比較をしっかり行うことが正確な検査への近道である。**

解剖がわかる

大動脈弁置換術ではもともとの弁を切除して，同部位に人工弁を挿入する。いくつかの弁置換の様式があり，大きく分けてsupra-annularに植え込む場合とintra-annularに植え込む場合がある。supra-annularのほうが，弁輪の上部に人工弁を入れるため大きい弁を入れることができる場合が多く，近年の主流となっている。

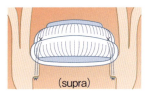
(supra)

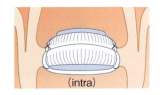
(intra)

図1 人工弁の種類

生体弁	生体弁は抗凝固療法がいらないのが最大のメリットであり，QOLが高く，出血性合併症が少ない。ただし弁口面積は一般に機械弁に比べ小さく，生体弁劣化という弱みがある

ステント弁	ステントとよばれる支柱に下記の組織をマウントしたもの。現在最もメジャーな生体弁
ブタ生体弁	ブタの大動脈弁を使用
ウシ心膜弁	ウシの心膜から加工された弁を使用

ステントレス弁	ステントを用いず作成されているため，一般にステント弁に比べ弁口面積が大きいが植込み手技がやや複雑
ブタ生体弁	ブタの大動脈弁を使用
ウシ心膜弁	ウシの心膜から加工された弁を使用
自己弁	肺動脈弁を大動脈弁位に移植するROSS手術など
移植弁	ドナーからの弁を移植する。現在日本では行われていない

経カテーテル弁	経カテーテル的に鼠径，心尖部，腋窩などから挿入する。第一世代のデバイスでは弁周囲弁逆流がほぼ必須であったが，第二世代になり大幅な改善がなされている
バルーン拡張型	バルーンによって石灰化した大動脈弁に内側から圧着されるタイプ
自己拡張型	バルーンを用いず，ステント自体の拡張力にて大動脈弁の内側から圧着するタイプ

スーチャーレス弁	自己組織に縫着せず弁輪に圧着して固定する。人工心肺時間を短縮することができ低侵襲だが，通常のステント弁より弁周囲逆流とペースメーカの危険性が高い

機械弁	機械弁は閉鎖音が大きいが耐久性に極めて優れ，現行の二葉弁ではほぼ弁の破損はない。また弁口面積などの血行動態も概ね生体弁に勝る。最大のリスクは抗凝固療法が必要であり，血栓や出血のリスクを伴うことである。近年では少しずつ抗血栓性を改良した弁も開発されている

二葉弁	1970年代後半から使われ，現在の主流となる機械弁である
一葉弁	1970年ごろから使われ，現在は新規はほぼないが，挿入されている症例は時折みかける
ボール弁	1965年に商用化され，1980年代まで使われたが，現在ボール弁の挿入されている症例に遭遇することはあまりない

- 症状の問診や身体診察，特に聴診は検査前に検者が自らもう一度行ったほうがよい。新規の息切れ，今まで聞かれなかった雑音や浮腫などが現れている場合はよく注意して検査を行う。

人工弁機能不全の種類と原因

PVE：prosthetic valve endocarditis
PPM：patient-prosthesis mismatch

- **人工弁に起こりうる問題としては，大きく分けて狭窄，逆流，血栓，人工弁感染性心内膜炎（PVE），溶血，患者－人工弁不適合（PPM）がある。**

■狭窄

- 機械弁の狭窄の原因としては，パンヌス，血栓症と人工弁劣化が最も重要である。パンヌスは大動脈弁位に多く[1]，人工弁の周囲から発育する線維製の自己組織であり，人工弁の開閉を妨げることや，弁輪内側に張り出すことで物理的に血液の通過する面積を小さくすることで狭窄を生じる。**Link➡Practice　Case 2　p196**

人工弁機能不全　181

図2 各種人工弁の心エコー画像

人工弁は種類によって見え方が異なる。一般に機械弁のほうがアコースティックシャドウが強く，後方の物質は見えづらい。通過血流ジェットのカラードプラは弁の種類を判断するのに有効である場合が多い。生体弁もステントはアコースティックシャドウを引きやすいが，ステントレス弁は比較的見えやすい。図に示したステントレス弁の症例では弁の付着部位（←）が明らかに自己弁と異なる。経カテーテル弁では弁周囲逆流（←）を生じやすいが，少量ならば経過観察でよい。
TTE：経胸壁心エコー図，TEE：経食道心エコー図

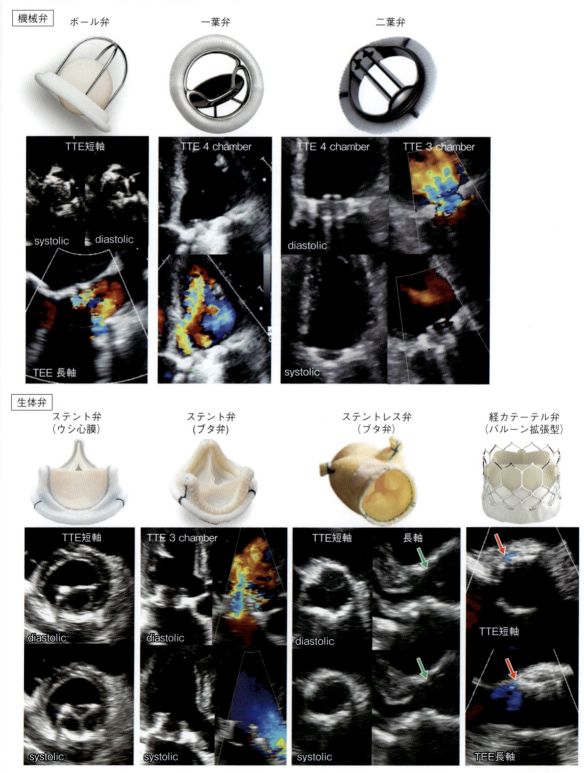

- 血栓による狭窄はパンヌスに比べ急性の経過をとることが多い。僧帽弁位に多いが大動脈弁位でも認められる。抗凝固療法がしっかりとコントロールされていない症例に生じやすい。**Link➡Practice Case 4 p203**
- 人工弁劣化は生体弁に起こり，狭窄と逆流を引き起こす。一般に術後7～8年程度から少しずつ認められ，10年で10%，15年で12～15%程度[2, 3]と報告されているが，症例によってはもっと早い時期に劣化を認めることもある。特に若年，透析症例，慢性炎症性疾患などではしばしば早期の弁劣化を経験する。

■患者－人工弁不適合(patient-prosthesis mismatch；PPM)

EOAI：effective orifice area index
BSA：body surface area

- 人工弁，特に生体弁は構造的に自己弁に比べてどうしても弁口面積が小さいため，弁置換後は多かれ少なかれ，いわば軽度の狭窄症を生じることになる。PPMは体格の大きい患者に小さな人工弁が埋め込まれたことによって，結果的にEOAIが小さくなってしまった状態である。EOAI<$0.65cm^2/m^2$の重症PPMは予後を悪化させる可能性がある[4]。
- 例えば，代表的なウシ心膜生体弁の1つであるカーペンターエドワーズ，ペリマウントマグナイースの19mmサイズでは術後のEOAは$1.58cm^2$程度とされており，BSA $1.98m^2$以上の症例ではEOAI<$0.8cm^2/m^2$，BSA $2.43m^2$以上の症例ではEOAI<$0.65cm^2/m^2$となる。さらに，実際の術後尾のEOAはこれらのカタログ値より低い可能性も指摘されている[5]。術前に弁のサイズと術後予想されるEOAIを計算しておくことが必要である。

■逆流

- 人工弁の逆流に関しては，大きく分けて経弁逆流(transvalvular leakage)と弁周囲逆流(para/perivalvular leakage)に分けて考えることができる。
- 機械弁はもともと，血流の停滞による血栓形成を防ぐために経弁逆流を生じるようにデザインされている。少量の経弁逆流は前回から増悪がなければ生理的なものとして経過観察できる。
- 病的な(中等度以上の)経弁逆流の原因はおおむね狭窄の原因と同様で，パンヌス，血栓などにより正常な弁の閉鎖が障害されることと生体弁の弁劣化によるものが挙げられる。
- 弁周囲逆流は基本的に病的である。外科手術によりしっかりと縫い付けられた弁からは経弁逆流は生じず，人工弁症例に以前見られなかった新規の弁逆流が生じた場合はPVEを中心としてしっかりした原因検索が必要となる。**Link➡Practice Case 1 p192** ただし，結紮が甘かった場合や，また経カテーテル的に挿入された弁では経弁逆流は手術直後から存在する。少量で進行がなければそのまま経過観察できる。

PVE：prosthetic valve endocarditis

■血栓 **Link➡Practice Case 4 p203**

- 人工弁における血栓の形成は急激な弁機能不全や大きな塞栓症などを起こし，致命的になりうる合併症である。十分な注意が必要とされる。
- 適正に抗凝固療法がなされている機械弁の血栓症のリスクは年間1%程度で，抗凝固なしの生体弁のリスクと大きな差異はない[6, 7]。
- 僧帽弁位の血栓症のリスクは大動脈弁位の2倍近くと報告されている[8]。
- 血栓のサイズが2D画像上で10mm以上もしくは$8cm^2$以上の場合，血栓溶解療法だけでは完治が難しい可能性があり，手術療法が考慮される。

人工弁機能不全 　183

■人工弁感染性心内膜炎（prosthetic valve endocarditis；PVE）

Link➡Practice　Case 1　p192-195

- 人工弁は感染性心内膜炎の基礎疾患として重要である。**PVEは通常の感染性心内膜炎に比べて心エコー図による検出度が低いため，見逃しに十分注意して検査にあたる。**

- 経弁逆流に関しては生体弁では弁の破壊が，機械弁では疣贅による閉鎖障害が原因となりうる。弁周囲にも波及しやすく，弁周囲逆流や膿瘍形成も多い。新規の弁周囲逆流をみたときはPVEを疑う必要がある。

- 大動脈弁位と僧帽弁位におけるPVEの頻度はほぼ同じで，最初の2カ月に特に多く，最初の1年で1〜3％，その後年率1％程度の発症率で，5年で3〜6％程度と報告されている。なお生体弁は劣化があるため，術後年数が経過すると機械弁よりもややリスクが高くなるともいわれている[9,10]。

- 術後早期（〜2カ月）のPVEは手術関連のことが多く，コアグラーゼ陰性ブドウ球菌および黄色ブドウ球菌によるものの頻度が高く，また弁および周囲の組織がまだ被覆されていないため，組織に感染が波及しやすく重症化しやすい。

- 後期のPVEは*Streptococcus*によるものが多く，弁も自己組織で被覆されてきているため，術後早期のものに比べると重症度は低いことが多い。ただし依然として死亡率の高い疾患であり，見逃しは厳禁である[11]。

- 経食道心エコー図は検出率が高い（感度86〜94%[12]）といわれているが，前述のように見えづらい病巣もあり，また小さな疣贅や膿瘍では検出率が低いため，疑わしい場合は繰り返しの検査や，CT，PETなどの別モダリティによる評価が必要である。

■溶血

- 旧世代の機械弁は摩耗などにより劣化し，溶血を引き起こすことがあったが，近年の機械弁にはそういった事象はほぼみられない。そのため，近年みられる人工弁に関連する溶血は一部が生体弁の劣化によるもの，大部分が弁周囲逆流に起因するものである。

- 溶血により，臨床的に有意な貧血，黄疸などを繰り返す場合は再手術やカテーテルを用いた経弁逆流の治療の適応となりうる。

心エコー図による観察：人工弁における注意点，重症度評価

- 前述した合併症の可能性を念頭に，身体所見，臨床所見などからある程度のあたりを付けて観察していく。心エコー図にてチェックするべき項目を**表1**にまとめる。

■Bモード法による人工弁の観察（弁の開閉，周囲構造物の観察）

- 人工弁，特に機械弁はアーチファクトにより観察不可能な箇所が多い。経食道心エコー図は経胸壁心エコー図よりも鮮明な画像が撮れるが，例えば大動脈弁右冠尖方向や肺動脈弁など，観察が不得意な部位もあり，経胸壁，経食道の相補的な使用が必要である（**図3**）。

- 弁尖の動きは通常の断面からではアーチファクトのため描出困難な場合も多い。そのような場合でも，少し軸をずらした断面などを用いてなるべくアーチファクトを避けて描出できる像を探る努力が必要である。**Link➡Practice　Case 1　p193**

表1　包括的な人工弁の心エコー図に求められる項目

臨床背景	
弁置換の時期	一般に生体弁は7～8年以降に徐々に弁劣化が認められる
人工弁のタイプとサイズ	最低限でも生体弁か機械弁か，生体弁ならTAVRかSAVRか，および弁のサイズは確認しておく
身長，体重，体表面積	PPMの評価に必須
血圧，心拍数，調律	特に心拍数，調律は経弁圧較差（特に僧帽弁位）の評価に必須
症状および所見	できる限り診察医から疑わしい病態，その根拠を明示してもらう。自分でも診察を行うことも重要

Bモード法による人工弁の観察	
弁葉の動き	機械弁の場合は角度と，特に二葉弁の場合は左右の対称性に注意
石灰化，パンヌス，血栓，疣贅などの有無	エコー輝度，位置や分布，可動性と臨床所見を合わせて考慮。弁周囲膿瘍の有無なども併せて確認
カフ，弁座の動揺性	弁周の1/3以上が外れると収縮期に左室から遠ざかり，拡張期に左室へ向かう，奇異性の弁座の動揺が認められる

ドプラ法による狭窄，PPMの診断	
ドプラ波形の形，パターン，濃度	おおむね通常の弁膜症診断に同じく，波形，濃度などから鑑別や重症度診断を行う
血流通過速度，圧較差	まずスクリーニングとして全例で見るべき所見
通過血流のVTIおよびDVI	血流通過速度や臨床所見などから狭窄を疑えば，DVIを計測する
大動脈弁位通過血流のAT	血流通過速度やDVIとともに用いることで原因の鑑別に有用である
PHT（僧帽弁位）	弁口面積の評価には使えないが，経時的な変化から狭窄の進行を推定することができる
EOAおよびEOAI	流出路径の測定に十分な注意を要する

カラードプラ法を用いた逆流の観察	
逆流の有無	機械弁の場合は特にアーチファクトの影となりよく見えない部位も多いためいろいろな断面からの観察を行う
逆流の位置	経弁逆流か弁周囲逆流かを観察する
逆流の重症度	大動脈弁，僧帽弁逆流ともに自己弁の逆流とほぼ同様の項目を用いて重症度評価を行う。ただし定量は難しい場合も多く，定量・定性ともに可能な項目を集め，包括的に判断すべき

その他付随的な所見	
左室，右室のサイズ，機能，壁厚	絶対値の指標はないが，前回からの推移に注意
左房，右房拡大の有無	絶対値の指標はないが，前回からの推移に注意
推定肺動脈圧	三尖弁逆流と下大静脈径から推定

検査値の推移	
上記検査所見の前回検査との比較	術後早期にベースラインとしての検査を行っておくことが重要

TAVR：transcatheter aortic valve replacement
SAVR：surgical aortic valve replacement
PPM：patient-prosthesis mismatch
VTI：velocity time integral
DVI：Doppler velocity index
AT：acceleration time
PHT：pressure half time
EOA：effective orifece area
EOAI：effective orifece area index

- 機械二葉弁の解放角は正常でおよそ80～90度，閉鎖角は15～30度に設計してある[12]。解放状態で60～70度以下，閉鎖状態で40度以上などでは解放，閉鎖不全を疑うが，きれいな測定は難しいことが多い。左右の弁葉が同程度に動いているかにも注目する（閉鎖の"タイミング"は，正常でも異なることもある）。
- 弁尖や弁周囲にパンヌスや血栓，疣贅の付着がないかを観察する。一般にパンヌスのほうが高輝度で，血栓はやわらかく可動性のあることが多い（**図4**）。しかし多くの場合では画像のみからではこれらの鑑別は困難である。抗凝固状態や病歴（血栓は急性の経過をとりやすい）を参考にする。近年では心電図同期CTが高い空間分解能でこれらの診断に役立つことがある。**Link➡Practice　Case 2　p198**
- PVEの場合，自己弁における感染性心内膜炎に比較して周囲膿瘍を伴いやすい。特に経食道心エコー図での観察が有用である。

人工弁機能不全　　185

図3　人工弁におけるアーチファクト

経胸壁心エコー図と経食道心エコー図とでは死角となる部位が異なり、それぞれどの部位が死角となっているのかをしっかり意識しておく必要がある。
LA：left atrium
LV：left ventricle
Ao：ascending aorta
RA：right atrium
RV：right ventricle

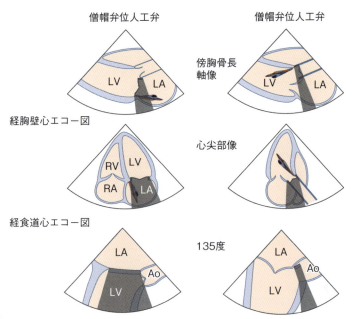

図4　弁周囲に観察される異常構造物

疣贅は典型的には低輝度でやわらかい印象のひも状の構造物のことが多いが、病期や菌種によりその形態は大きく異なる。パンヌスはやや高輝度で弁周囲から連続性をもって増生することが多い。血栓は塊状のことが多く、パンヌスに比べて低輝度であることが多い。しかし、いずれもエコー画像のみから確信をもって診断することは困難である（画像はいずれも経食道心エコー図）
LA：left atrium, **LV**：left ventricle, **Ao**：ascending aorta, **RA**：right atrium, **RV**：right ventricle

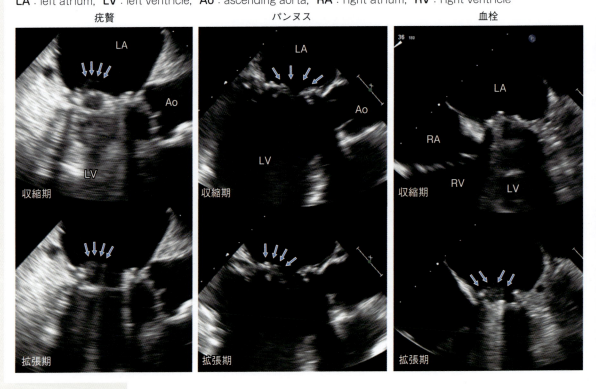

ASE：American Society of Echocardiography

■ドプラ法による狭窄，PPMの診断

- まず最初に必要な観察項目は連続波ドプラによる通過血流速度の測定である。本来，弁の種類やサイズにより正常値自体が大きく異なるが、アメリカ心エコー図学会（ASE）は標準化のためあえて画一的な基準値を提示している（**表2，3**）。

表2　大動脈弁位人工弁（機械弁およびステント付き生体弁）におけるドプラパラメータ

項目	正常	狭窄の可能性あり	有意な狭窄疑い
最高血流速度（m/s）	<3	3〜4	>4
平均圧較差（mmHg）	<20	20〜35	>35
DVI [VTI av / VTI lvot]	<0.30	0.30〜0.25	<0.25
EOA（cm²）	>1.2	1.2〜0.8	<0.8
血流波形	ピークが左に寄ったシャープな三角形		先端の鈍な左右対称の二等辺三角形
AT（msec）	<80	80〜100	>100

VTI：velocity time integral
VTI av：大動脈弁位におけるVTI（CWにて測定）
VTI lvot：左室流出路におけるVTI（PWにて測定）
DVI：Doppler velocity index
EOA：effective orifece area
AT：acceleration time

表3　僧帽弁位人工弁におけるドプラパラメータ

項目	正常	狭窄の可能性あり	有意な狭窄疑い
最高血流速度（m/s）	<1.9	1.9〜2.5	>2.5
平均圧較差（mmHg）	<5	5〜10	>10
DVI [VTI mitral / VTI lvot]	<2.2	2.2〜2.5	>2.5
EOA（cm²）	>2.0	1.0〜2.0	<1.0
PHT（cm）	<130	130〜200	>200

DVI：Doppler velocity index
VTI：velocity time integral
VTI mitral：僧帽弁位におけるVTI（CWにて測定）
VTI lvot：左室流出路におけるVTI（PWにて測定）
EOA：effective orifece area
PHT：pressure half time

DVI：Doppler velocity index
AT：acceleration time
LVOT：left ventricular outflow tract

- **前回測定値と必ず比較することが評価のうえで重要である。** 術直後から早い血流速度が続いている場合はPPMの可能性を考えるし，徐々に上昇してきている場合はパンヌスや生体弁の劣化を考え，急な上昇は血栓弁などの急性の弁トラブルの可能性や出血や発熱などによる心拍出量増加の可能性を考える。Link➡Practice　Case3　p199-202，Case4　p203-205

- 図5はASEが提唱する大動脈弁位人工弁狭窄診断のフローチャートである。DVI，AT（図6）を用いて早い血流速度の原因を考察する。**ただし，左室機能障害などで心拍出量が少ない場合は3m/sを超えなくても狭窄を呈している可能性がある（low flow low gradientの状態）。**怪しいと思ったらDVI，ATなどもその都度チェックする必要がある。

- 大動脈位の人工弁狭窄が強くなると徐々に通過血流速度の立ち上がりが遅くなり，ATが延長する。ATは他のドプラ指標に比べて角度依存性が小さく，AT>100msecおよびAT/ET>0.37を用いた評価はPPMと人工弁狭窄との鑑別に有用と報告されている[13]。

- EOAはPPMの評価のためにも重要な項目である。しかし，人工弁症例のLVOTの計測は比較的難しい場合も多く，EOAの再現性も非常に良いとはいえないため，十分に注意して測定し，臨床所見との対比で確認することが必要である。**一方，DVIはLVOTの計測が不要であり，検査誤差が少ないと考えられるため，経時的な観察により有用な可能性がある。**

人工弁機能不全

図5 人工弁狭窄の診断フローチャート

まず最大通過血流速度を用いてスクリーニングし，DVI，ATを用いて原因の鑑別を行っていく。
DVI：Doppler velocity index, **AT**：acceleration time, **EOA**：effective orifice area, **PPM**：patient-prosthesis mismatch

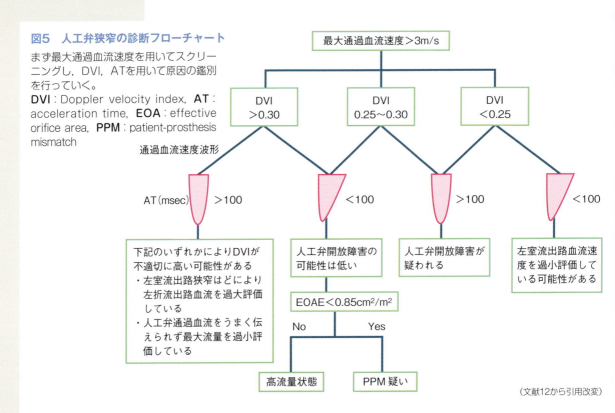

(文献12から引用改変)

図6 DVI，ATの計測

DVIは左室流出路と大動脈弁位における通過血流のVTIの比であり，VTI lvot / VTI avにて求められる。僧帽弁位においてもVTI mitral / VTI lvotにて求められるが，こちらはエビデンスも少なく，注意して使用する必要がある。ATは駆出血流の最大速度までの時間であり，図の①に相当する。AT/ETは①/②によって求められ，ATとともにPPMの鑑別などに有用と報告されている。本症例では最高通過血流速度が3.6m/sと上昇していたが，DVIは高く，ATも延長していなかったため，高流量状態かPPMが考えられた。EOAIは0.59cm²でありPPMと判定された。

PW：pulse wave Doppler
CW：continuous wave Doppler
VTI：velocity time integral
VTI lvot：left ventricular outflow tract
AV：aortic valve
Vmax：maximum velocity
mPG：mean pressure gradient
DVI：Doppler velocity index
AT：acceleration time
EOAI：effective orifice area index

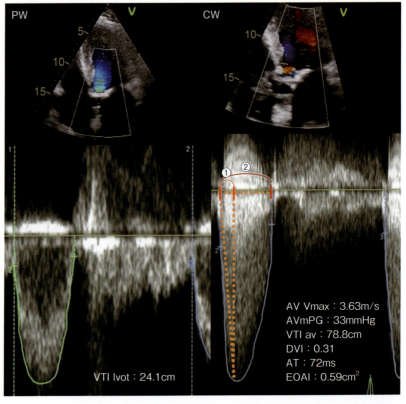

■カラードプラ法を用いた逆流の観察

- カラードプラ法にてまず逆流を検出する。大動脈弁位の逆流は経胸壁心エコー図で観察可能な場合が多いが，僧帽弁位機械弁の場合や，大動脈弁，僧帽弁の両弁置換術後は非常に観察困難な場合も多い。いろいろな断面での観察を行い，新規の逆流や逆流の増加を疑う場合は経食道心エコー図で観察することも重要である。
- 逆流の評価，特に僧帽弁逆流においては経食道心エコー図は逆流の部位，成因，重症度判定に有用である。3Dも含めて積極的に施行する。
- 吸い込み血流は逆流ジェットとは反対の逆流の上流に生じるため，逆流ジェットがアーチファクトに隠れる経胸壁心尖部像における僧帽弁逆流などでも検出できる場合がある。吸い込み血流が認められるときは通常中等度以上の有意な逆流を示唆しており，さらなる定量，原因検索が必要である。
- 重症度評価の基準を**表4，5**に示す。人工弁逆流は通常の弁以上に観察が難しいことが多く定量も容易ではない。症例ごとに可能な指標を組み合わせて，総合的に判断することが重要である。**Link➡Practice　Case 4　p203-205**

■その他の付随的な所見

- 心腔サイズ，壁厚，推定肺動脈圧などの項目はこれといった指標は現在まで提唱されていないが，前回所見と比較することで病状の進行を反映し，治療方針決定の一助となる。

表4　大動脈弁位人工弁逆流の重症度評価

項目	軽症	中等症	重症
逆流 jet幅／左室流入路径	<25%	25〜65%	>65%
PHT (msec)	>500	500〜200	<200
逆流量 (mL)	<30	30〜60	>60
逆流率 (mL)	<30	30〜50	>50
下行大動脈の逆流	なし/拡張早期に短く	中間	著明な全拡張期逆流

その他，弁尖の動き，左室サイズ，逆流連続波ドプラ波形の濃度，LVOTとRVOTのVTIの比も参考とする

PHT : pressure half time, **LVOT** : left ventricular outflow tract, **RVOT** : right ventricular outflow tract
VTI : velocity time integral

表5　僧帽弁位人工弁逆流の重症度評価

項目	軽症	中等症	重症
逆流ジェット面積	<4cm^2 or <左房面積の20%		>8cm^2 or >左房面積の40% or 左房内を旋回するジェット
連続波ドプラ波形	左右対称で薄め	中間	ピークが左に寄った三角系で濃い
肺静脈血流	収縮期優位	収縮期血流の減弱	収縮期に逆流
Vena contracta (mm)	<3	3〜6	>6
逆流量 (mL)	<30	30〜60	>60
逆流率 (%)	<30	30〜50	>50
ERO (cm^2)	<0.2	0.2〜0.5	>0.5

ERO : effective regurgitant orifice

人工弁機能不全

> **上達へのコツ**　　心エコー図はまずは傍胸骨長軸，短軸，心尖部などの定型の像をきれいにとれることを練習するが，アーチファクトの多い人工弁観察はそればかりでなく，状況に応じて崩した像をとる必要がある。しっかりとした解剖の知識をもって，自分がいま何を見ようとしているかを理解して撮像することで，崩した像にも対応できるようになっていく。

治療

- **表6**に治療に関するガイドラインを示す。血栓に対する薬物療法を除き，根本的な治療法は原則すべて手術介入である。
- 原則としては，有症候性の弁機能不全では手術療法を考慮する。また無症候性であっても生体弁劣化による逆流や狭窄は基本的に進行性であり，重症で手術リスクが低い場合は手術を考慮してもよい。
- ただし，人工弁機能不全に対する外科手術は基本的に再開胸手術であり，また高齢者や合併症のある患者も多く，高リスク症例が多い。
- 近年，カテーテルによって生体弁劣化に対するvalve-in-valve（生体弁の中にさらに経カテーテル的に弁を挿入すること）や弁周囲逆流に対する治療（逆流口をプラグで塞ぐ）が可能となり，開胸術のリスクが高い症例に対して良い成績を示している。
- これらの新しい治療の可能性も含め，1例ずつハートチームで戦略を考えることが必要であり，その話し合いの基礎としてエコーを中心としたイメージングによる正確な病態評価が必要である。

表6　治療に関するガイドライン

AHA/ACC guidelines [14,15]	Class	エビデンスレベル	ESC guidelines [16]	Class	エビデンスレベル
血栓・左心系の人工弁血栓によりNYHAⅢ度以上の症状を有する場合，緊急手術が推奨される	Ⅰ	B	**血栓**・機械弁血栓により重篤な症候を呈する人工弁狭窄を呈している場合，緊急手術を行うことは妥当である	Ⅰ	C
・左心系の人工弁血栓が可動性を有するもしくは巨大（>0.8cm²）なとき，緊急手術を行うことは妥当である	Ⅱa	C	・開胸術のリスクが非常に高い症例や右心系の血栓弁の場合，機械弁血栓弁に対して薬物的血栓溶解療法を行うことは妥当である	Ⅱa	C
・左心系の人工弁血栓が急性（<14日）であり，小さく（<0.8cm²），症状が軽微（NYHAⅡ度以下）であるとき，薬物的血栓溶解療法を行うことは妥当である	Ⅱa	B	・血行動態的に弁閉塞をきたしていなくとも血栓症を引き起こした巨大な（>10mm）機械弁血栓に対して，手術を行うことは妥当である	Ⅱa	C
・右心系の人工弁血栓に対して薬物的血栓溶解療法を行うことは妥当である	Ⅱa	B	・生体弁血栓の場合，再手術を考える前に抗凝固療法を試みることが推奨される	Ⅰ	C
狭窄・有症候性の重症人工弁狭窄には再弁置換術が適応である	Ⅰ	C	**溶血および弁周囲逆流**・弁周囲逆流が感染によるものであるか，コントロール不能な溶血を呈している場合，手術を行うことは妥当である	Ⅰ	C
・人工弁血栓症が考えられ，血行動態が安定している患者にワルファリンを開始することは妥当である	Ⅱa	C	・開胸術のリスクが高い症例で，重篤な症状をきたしている弁周囲逆流に対してハートチームで討議したうえでカテーテルによる逆流閉鎖を考慮してもよい	Ⅱb	C
・大動脈弁位人工弁狭窄により重篤な症状を呈し，ハートチームにより開胸術のリスクが高いと判断された患者にvalve-in-valveを行うことは妥当である	Ⅱa	B			
逆流・機械弁逆流によりコントロール不能の溶血ないし心不全を呈する症例に手術介入が推奨される	Ⅰ	B	**生体弁劣化**・生体弁劣化による有意な経弁圧較差の上昇や重症逆流により症状を呈する症例には再弁置換術が推奨される	Ⅰ	C
・低リスク症例では，重症の生体弁逆流に対して無症候性でも手術療法を行うことは妥当である	Ⅱa	C	・無症候性でも，有意な生体弁劣化を有する症例には再手術が考慮されるべきである	Ⅱa	C
・人工弁逆流によりコントロール不能の溶血ないしNYHAⅢ度以上の心不全を呈する症例で，開胸術のリスクが高く，カテーテル手術に適した解剖学的特徴を有する症例においては経験ある施設でカテーテル治療を行うことは妥当である	Ⅱa	B	・大動脈弁位人工弁不全に対するvalve-in-valveは再手術のリスク，弁のタイプとサイズをハートチームで考慮して適応決定されるべきである	Ⅱa	C
・大動脈弁位生体弁逆流により重篤な症状を呈し，ハートチームにより開胸術のリスクが高いと判断された患者にvalve-in-valveを行うことは妥当である	Ⅱa	B			

謝辞

　本稿を執筆するにあたり，貴重な画像を提供していただいた心臓病センター榊原病院，臨床検査科の土岐美沙子先生およびいつもきれいな画像を提供してくださる同教室の皆様に御礼申し上げます。

文献

1) Barbetseas J, Nagueh SF, Pitsavos C, et al: Differentiating thrombus from pannus formation in obstructed mechanical prosthetic valves: an evaluation of clinical, transthoracic and transesophageal echocardiographic parameters. J Am Coll Cardiol 32: 1410-1417, 1998.

2) Gao G, Wu Y, Grunkemeier GL, et al: Durability of pericardial versus porcine aortic valves. J Am Coll Cardiol 44: 384-388, 2004.

3) Chiang YP, Chikwe J, Moskowitz AJ, et al: Survival and long-term outcomes following bioprosthetic vs mechanical aortic valve replacement in patients aged 50 to 69 years. JAMA 312: 1323-1329, 2014.

4) Head SJ, Mokhles MM, Osnabrugge RL, et al: The impact of prosthesis-patient mismatch on long-term survival after aortic valve replacement: a systematic review and meta-analysis of 34 observational studies comprising 27 186 patients with 133 141 patient-years. Eur Heart J 33: 1518-1529, 2012.

5) Takahashi DS, M, Yamazaki F, Nakai M, et al: The Hemodynamic Performance of Carpentier-Edwards PERIMOUNT Maguna for Aortic Valve Stenosis. Jpn J Cardiovasc Surg 40: 81-85, 2011.

6) Stassano P, Di Tommaso L, Monaco M, et al: Aortic valve replacement: a prospective randomized evaluation of mechanical versus biological valves in patients ages 55 to 70 years. J Am Coll Cardiol 54: 1862-1868, 2009.

7) Oxenham H, Bloomfield P, Wheatley DJ, et al: Twenty year comparison of a Bjork-Shiley mechanical heart valve with porcine bioprostheses. Heart 89: 715-721, 2003.

8) Cannegieter SC, Rosendaal FR, Briet E: Thromboembolic and bleeding complications in patients with mechanical heart valve prostheses. Circulation 89: 635-641, 1994.

9) Agnihotri AK, McGiffin DC, Galbraith AJ, et al: The prevalence of infective endocarditis after aortic valve replacement. J Thorac Cardiovasc Surg 110: 1708-1720; discussion 1720-1724, 1995.

10) Brennan JM, Edwards FH, Zhao Y, et al: Long-term safety and effectiveness of mechanical versus biologic aortic valve prostheses in older patients: results from the Society of Thoracic Surgeons Adult Cardiac Surgery National Database. Circulation 127: 1647-1655, 2013.

11) Mylonakis E, Calderwood SB: Infective endocarditis in adults. N Engl J Med 345: 1318-1330, 2001.

12) Zoghbi WA, Chambers JB, Dumesnil JG, et al: Recommendations for evaluation of prosthetic valves with echocardiography and doppler ultrasound: a report From the American Society of Echocardiography's Guidelines and Standards Committee and the Task Force on Prosthetic Valves, developed in conjunction with the American College of Cardiology Cardiovascular Imaging Committee, Cardiac Imaging Committee of the American Heart Association, the European Association of Echocardiography, a registered branch of the European Society of Cardiology, the Japanese Society of Echocardiography and the Canadian Society of Echocardiography, endorsed by the American College of Cardiology Foundation, American Heart Association, European Association of Echocardiography, a registered branch of the European Society of Cardiology, the Japanese Society of Echocardiography, and Canadian Society of Echocardiography. J Am Soc Echocardiogr 22: 975-1014; quiz 1082-1084, 2009.

13) Ben Zekry S, Saad RM, Ozkan M, et al: Flow acceleration time and ratio of acceleration time to ejection time for prosthetic aortic valve function. JACC Cardiovasc Imaging 4: 1161-1170, 2011.

14) Nishimura RA, Otto CM, Bonow RO, et al : ACC/AHA Task Force Members : 2014 AHA/ACC Guideline for the Management of Patients With Valvular Heart Disease: a report of the American College of Cardiology/American Heart Association Task Force on Practice Guidelines. Circulation 129 : e521-e643, 2014.

15) Nishimura RA, Otto CM, Bonow RO, et al : 2017 AHA/ACC Focused Update of the 2014 AHA/ACC Guideline for the Management of Patients With Valvular Heart Disease: A Report of the American College of Cardiology/American Heart Association Task Force on Clinical Practice Guidelines. Circulation 135 : e1159-e1195, 2017.

16) Baumgartner H, Falk V, Bax JJ, et al : ESC Scientific Document Group : 2017 ESC/EACTS Guidelines for the management of valvular heart disease. Eur Heart J 38 : 2739-2791, 2017.

実践

Practice

人工弁機能不全

鍵山暢之(セントルイス・ワシントン大学(Washington University in St. Louis)循環器内科)

Case 1

年齢：60歳代
性別：男性

主　訴：発熱，視野障害。
　　　　50歳代の頃に弁膜症にて手術を受け，僧帽弁，大動脈弁位にそれぞれ機械弁(いずれもSJM製機械二葉弁)が挿入されている。入院の1カ月前から発熱が出現した。受診3日前に一過性の視野障害を約20分間認め，症状の原因精査のために当院紹介となった。
　　　　直近の歯科治療歴なし。

診断

身体所見

- 本症例は視野障害の検索でCTを撮影し，**多発脳梗塞を認めた**。脳卒中科に入院し，塞栓源精査のため心エコー図がオーダーされた。
- 身体所見では機械弁のクリック音は良好に聴取でき，過剰心音は聴取されなかった。胸骨左縁第3肋間を最強点とする汎収縮期雑音(Levine Ⅲ/Ⅵ)を聴取した。
- 四肢体幹に明らかな皮疹は認めなかった。

心エコー図

LVEF：left ventricular ejection fraction
IE：infectious endocarditis

- まず目を引いたのは左室駆出率(LVEF)の改善だった。前回検査まではやや低左心機能であったものが，LVEF 65%にまで改善していた(**表1**)。
- **通常の心尖部 4 chamber viewでは人工弁のアコースティックシャドウに隠れて逆流が検出できなかったが，少し軸をずらした像を観察すると，左房壁に沿って吹き付ける有意な逆流ジェットを認めた**(**図1**)。
- 心尖部 3 chamber viewでは拡張期に左室内に突出する低輝度の腫瘤を認めた。またカラードプラでは明らかな新規の弁周囲逆流を認めた(**図2**)。
- 経食道心エコー図では拡張期に左室側へ，収縮期に左房側へと偏位する最大25×20mm大の不定形，低輝度の腫瘤が人工弁に付着していた(**図3**)。
- 血液培養から*Enterococcus faecalis*が検出され，感染性心内膜炎(IE)と確定診断した。

表1 経時的な計測値の変化

LVDd : left ventricular end-diastolic diameter
LVDs : left ventricular end-systolic diameter
％FS : % fractional shortening
LVEDV : left ventricular end-diastolic volume
LVESV : left ventricular end-systolic volume
LVEF : left ventricular ejection fraction
LAD : left arterial diameter

	6カ月前	入院時
LVDd(cm)	5.2	5.7
LVDs(cm)	4.1	3.8
％FS	21	33
LVEDV(mL)	135	178
LVESV(mL)	81	62
LVEF(％)	40	65
LAD(cm)	5.5	5.6

図1 逆流の検出

わずかに軸をずらすだけでも，アーチファクトに隠れていた逆流が検出されることがある。

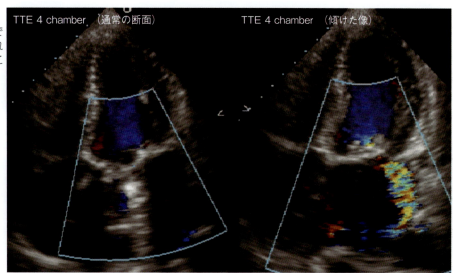

図2 疣贅および弁周囲逆流

拡張期に左室内に突出する腫瘤を認める（←）。また収縮期には明らかに人工弁のステント（←）よりも外側から吹く逆流を認める。

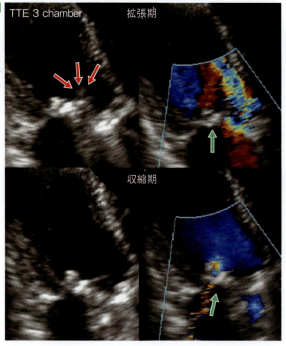

図3　経食道心エコー図
心周期を通じて疣贅が左室と左房を行き来する様子が認められる。このような状態は塞栓症のリスクが高い。カラードプラでは弁周囲から重度の逆流を認める。
LA：left atrium, **LV**：left ventricle, **RA**：right atrium

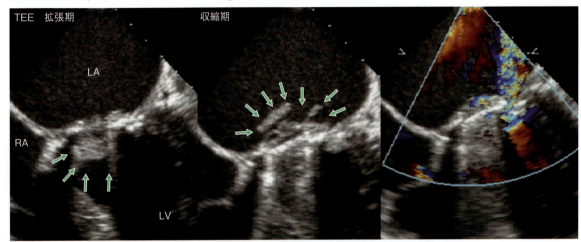

Check Point

- 低左心機能症例のフォローアップ中に突然LVEFの改善を経験することがある。そのような場合，一歩踏み込んで新たな逆流やシャントが生じていないか，貧血や発熱などによる異常な高心拍出状態ではないかを考えてみる必要がある。リバースリモデリングによる心機能改善では左室サイズが縮小することが多いが，このような病的な過剰収縮では拡張期容積がむしろ拡大していることも多い。
- IEの診断基準は改訂Duke基準(**表2**)[1]が一般的であり，心エコー図所見(ひらひらした心内腫瘤，膿瘍，新規の人工弁離開，新規の逆流発生)は大基準の1つとして非常に重要である。

治療

- 本症例は塞栓症状を引き起こしてなお大きな可動性のある疣贅を有しており，再弁置換術が行われた。
- 術中所見では僧帽弁位人工弁のソーイングカフを中心として大きな疣贅が広がっており，一部弁の離開を認めた(**図4**)。

予後

- 弁置換術を行い，術後LVEFは再び38％へと低下したが，心不全などなく経過した。術前と合わせて抗菌薬治療を6週間継続した後，新たな合併症なく無事に退院した。

表2　改訂Duke基準

大基準2つ，または大基準1つと小基準3つ，または小基準5つで感染性心内膜炎と診断

（大基準）
1. IEに対する血液培養陽性
    A. 2回の血液培養で以下のいずれかが認められた場合
        （1）*Staphylococcus viridans*, *Staphylococcus bovis*, *Staphylococcus aureus*, HACEKグループ
        （2）*Enterococcus*が検出され，他に感染巣がない場合
    B. 次のように定義される持続性のIEに合致する血液培養陽性
        （1）12時間以上間隔を開けて採取した血液検体の培養が2回以上陽性
        （2）3回の血液培養すべてあるいは4回以上の血液培養の大半が陽性（最初と最後の採血感覚が1時間以上）
    C. 1回の血液培養でも*Coxiella burnetti*が検出された場合，または抗phase 1 IgG抗体価800倍以上

2. 心内膜炎が侵されている所見で下記AまたはBの場合
    A. IEの心エコー図所見で以下のいずれかの場合
        （1）弁あるいはその支持組織の上，または逆流ジェット通路，または人工物の上に見られる解剖学的に説明のできない振動性の心臓内腫瘍
        （2）膿瘍
        （3）人工弁の新たな部分的裂開
    B.（既存の弁膜症の増悪ではなく）新規の弁閉鎖不全

（小基準）
1. 素因となる心疾患または静注薬物の常用
2. 38℃以上の発熱
3. 血管現象：主要血管塞栓，敗血症性梗塞，感染性動脈瘤，頭該内出血，眼球結膜出血，Janeway発疹
4. 免疫学的現象：糸球体腎炎，Osler結節，Roth斑，リウマトイド因子陽性
5. 微生物学的所見：血液培養陽性であるが上記の大基準を満たさない場合，またはIEとして矛盾のない活動性の血清学的証拠

図4　術中所見
a：左房から僧帽弁を眺めている。ソーイングカフの画面右側に塊状の疣贅を認める。
b：人工弁を取り出し，疣贅をできる限り除去して再弁置換を行った。

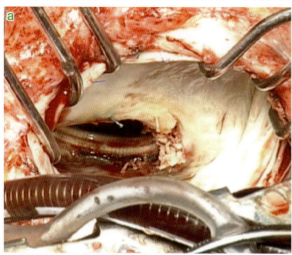
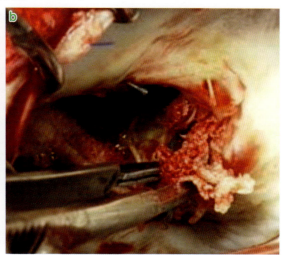

Case 2

年齢：60歳代
性別：女性

主　訴：労作時呼吸困難。
50歳時に大動脈弁逆流症に対して機械二葉弁（SJM製23mm）を用いた大動脈弁置換術を施行した。1年前から徐々に増悪する労作時呼吸困難を主訴に受診した。近医でワルファリンを処方されており，PT-INRのコントロールは良好である。

PT-INR：prothrombin time-international normalized ratio

診断

身体所見

- 人工弁置換術後の症例に生じた呼吸困難の精査である。人工弁機能不全，心不全の存在を念頭に検査を開始した。
- 身体所見ではクリック音がやや減弱しているように聞こえる。胸骨第二肋間右縁に最強点を有する収縮期駆出性雑音（Levine Ⅲ/Ⅵ）を聴取する。
- 下腿浮腫は認めない。

心エコー図

- まず前回までの所見を確認した。数年前から徐々に大動脈弁位通過血流速度が上昇し，最終の検査は1年半前ですでに最大通過血流速度3.9m/sと上昇していたため，密なフォローアップが勧められていたが，本人の都合で延期されていた。
- 経胸壁心エコー図では大動脈弁周囲構造の詳細な観察は不可能であったが，カラードプラでは強いモザイク血流が観察され，流速が上昇していることが示唆された（**図5**）。

DVI：Doppler velocity index
AT：acceleration time

- 最大通過血流速度は5.5m/sと著明に上昇していた。DVIは0.17，ATは138msecであり，人工弁の解放障害が強く示唆された（**図6**）。
- 心電図同期CTではパンヌスを強く疑う可動性のない低CT値の構造物が弁の周囲に張り出し，弁の解放を障害していた（**図7**）。

> **さらなる**
> **画像診断**
> **へつながる**
>
> 機械弁の弁葉自体の観察は，特に大動脈弁位ではアーチファクトに阻まれ困難な場合が多い。弁透視は機械弁の可動性を確認する有用なモダリティである。また本症例で示されたように，近年では心電図同期CTが解放角の確認，周囲構造物の同定に強力なツールとなってきている。

図5　経胸壁心エコー図

弁構造の詳細な観察は困難だが，カラードプラはモザイクとなっており流速が高く狭窄があることが示唆される。

LA：left atrium
LV：left ventricle
Ao：ascending aorta

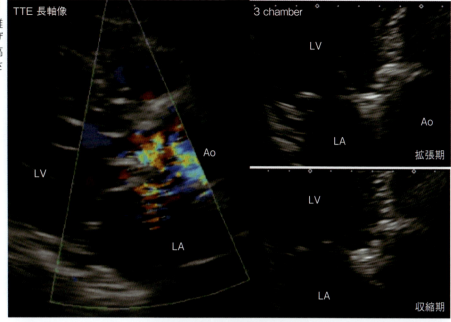

図6　ドプラ法による狭窄の評価

大動脈弁位人工弁狭窄の診断フローチャートに基づき，診断を進めていく。Link▶Knowledge 図5　p188

Vmax：maximum velocity
mPG：mean pressure gradient
DVI：Doppler velocity index
AT：acceleration time
EOA：effective orifice area

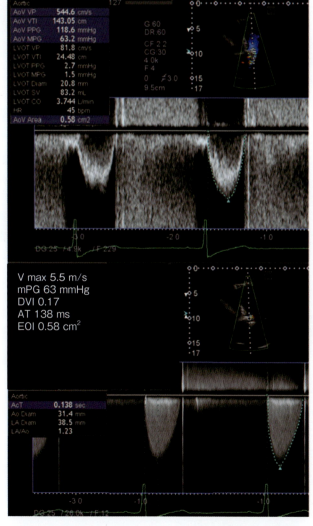

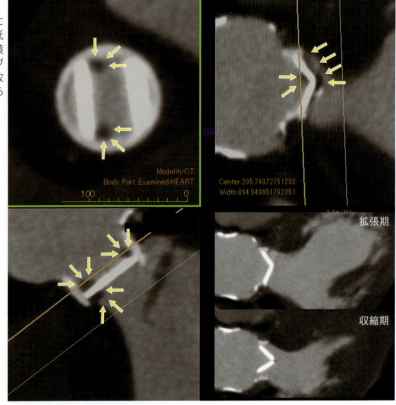

図7　心電図同期CT

人工弁の上下にパンヌスと思われる連続性のある低CT値の構造物を認める（黄矢印）。シネイメージングでは，収縮期にも弁の解放が不十分であることが明らかである。

治療

- 有症候性の大動脈弁位人工弁機能不全（狭窄）に対して，再置換術を行った。
- 術中所見ではパンヌスの増生が確認された。

予後

- 術後経過良好で退院した。
- 現在術後3年であり，狭窄の再発なく外来にて経過観察中。

Case 3

年齢：30歳代
性別：女性

主　訴：呼吸困難。
心内膜欠損症に対して28年前に機械二葉弁（SJM製27mm）を用いた僧帽弁置換術を施行した。ワルファリンを内服していたが，妊娠が判明したため中止し，入院してヘパリンによる抗凝固療法に切り替えた。入院第21日目に突然の呼吸困難を呈して紹介となった。

診断

身体所見

- 酸素飽和度の低下に加え，身体所見では著明な湿性ラ音，頸静脈怒張を認め，心不全を疑う所見であった。クリック音は明らかに減弱していたが，強い心雑音は聴取しなかった。

心エコー図

- 本症例では入院時にスクリーニングのための心エコー図を行っており，その際には僧帽弁位人工弁の最大通過血流速度は2.1m/sと軽度上昇していたが，PHTは短く，圧較差も問題なく，人工弁機能は保たれていた。
- 心尖部断面で僧帽弁を観察すると，入院日には明らかに2枚の弁葉が解放して2束の流入血流が認められていたが，症状発症日には片側の弁葉がstuckしているようにみられ，流入血流も1束となっていた（図8）。

図8　Bモード法およびカラードプラ法による僧帽弁位人工弁の観察

入院日には両方解放していた弁葉が，症状発症日には片側のみしか解放していないように見える（←）。流入血流も入院時は2束であったものが1束となっていた。

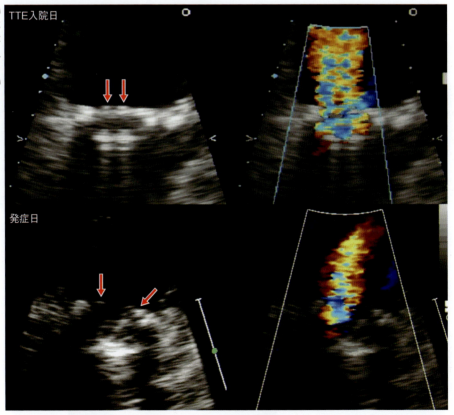

PHT : pressure half time

- 人工弁通過血流波形は明らかに変化しており，最大通過血流速度3.2m/s，PHT 235msecと著明に上昇していた（**図9**）。
- 経食道心エコー図では外側（左心耳側）の弁葉に可動性のある腫瘤がべったりと張り付いており，そちら側の弁葉が完全にstuckしていた（**図10，11**）。

図9　僧帽弁位人工弁通過血流のドプラ評価
入院日に比べ，発症日は明らかに波形が異なっており，急激に狭窄が生じたことを示唆している。

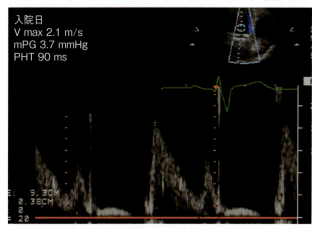
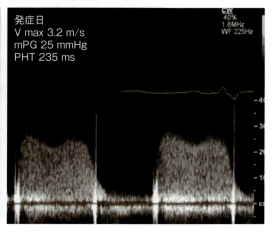

図10　機械弁上に形成された血栓
可動性のある血栓が弁葉の上に形成されており，片則の弁葉を巻き込んで解放障害をきたしている。

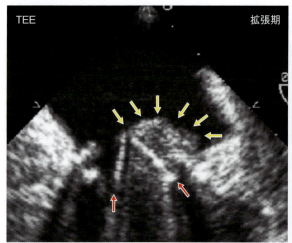
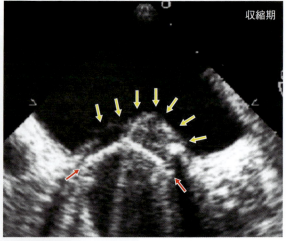

図11　3D経食道心エコー図
僧帽弁位人工弁症例は左房が大きくてきれいな3D画像が撮れることが多い。

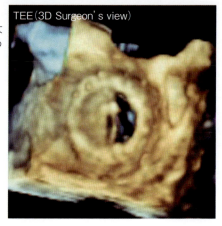

- 弁透視でも片側の弁葉のみが動いていることが確認された(**図12**)。
- 急激な病歴，抗凝固療法の変化などから，血栓弁による人工弁解放障害(stuck valve)であると考えた。

> **解剖がわかる**
>
> 機械二葉弁を僧帽弁位に入れる場合，antianatomical/anatomicalの2通りの挿入法がある。前者のほうが血行動態的に優れるとされており，基本的にはantianatomicalで挿入されていることが多い(**図13**)。

図12 弁透視
弁透視は古典的だが，弁の解放障害を診断するうえで欠かせない検査である。

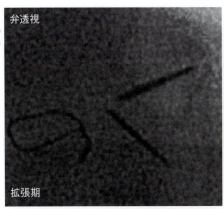
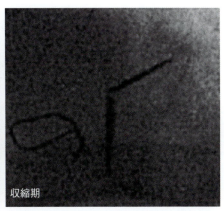

図13 機械二葉弁の挿入法

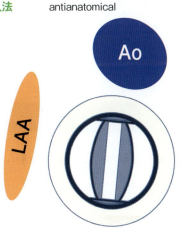

人工弁機能不全 201

治療

ACCP：American College of Chest Physicians

- ACCPのガイドラインでは大きな（>0.8cm^2）左心系の血栓弁は禁忌のない限り早期の手術が推奨されている[2]。
- 本症例では再弁置換術を行った。術中所見では巨大な血栓が片側の弁葉を覆いつくしていた（**図14**）。

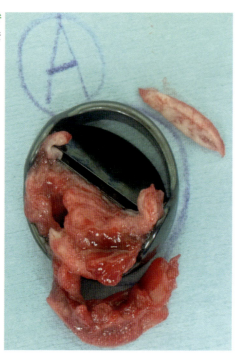

図14　摘出された血栓弁
巨大な血栓が片側の弁葉を覆いつくしていた。

予後

- 胎児は術前に心停止を確認し術後堕胎処置が施されたが、症例は術後経過良好で独歩退院した。

Case 4

年齢：70歳代
性別：男性

主　訴：呼吸困難，下腿浮腫

リウマチ性僧帽弁狭窄に対して13年前にウシ心膜生体弁を用いて僧帽弁置換術を行った。術後10年を過ぎたころから徐々に生体弁逆流を指摘されていたが，半年前から主訴が出現したため，当院へ紹介となった。

診断

身体所見

- 生体弁置換術後13年経過しており，生体弁の劣化を念頭に検査を開始した。
- 身体所見では3音が聴取され，胸骨左縁第3肋間を最強点とする汎収縮期雑音（Levine Ⅲ/Ⅵ）を聴取した。
- 頸静脈怒張，両側下腿浮腫を認めた。

心エコー図

- 経胸壁心エコー図および経食道心エコー図で生体弁弁葉が明らかに高輝度で肥厚していることが観察できた（**図15**）。
- 逆流は強く偏位して壁に沿って左房を旋回していた。偏移のため逆流ジェットの連続波ドプラ波形も記録できず，PISA法による逆流量やEROの定量は困難であった。
- Vena contractaは逆流口が不定形であり，また本来測定に用いるべき長軸像では逆流ジェットの観察が困難であったため，参考値としての評価ではあったが8mmと高度であった。**逆流の吸い込み血流が非常に大きいこと，PHTは低いにもかかわらず左室流入血流E波が2.4m/sと上昇していること，肺静脈血流に逆流波を認めることから，総合的に僧帽弁逆流は重症であると診断した**（**図16**）。
- E波>1.9m/sは感度90％，特異度89％で有意な人工弁逆流を診断できると報告されている[3]。

上達へのコツ

人工弁逆流ではさまざまな画像上の制約により，きれいな定量評価を行うことは困難な場合が多い。本症例のようにいくつもの所見から状況証拠を集めていき，総合的に重症度を判断することが求められる。

図15 Bモードによる弁葉の観察

a：経胸壁心エコー図でも弁葉（◁, ◀）が明らかに肥厚していることがわかる。←はステントを示す。

b：経食道心エコー図ではさらに詳細な観察が可能で弁尖部が特に肥厚していることがわかる。

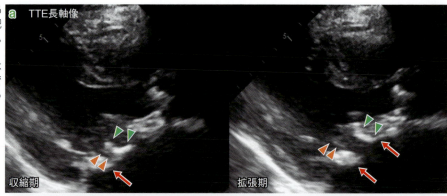

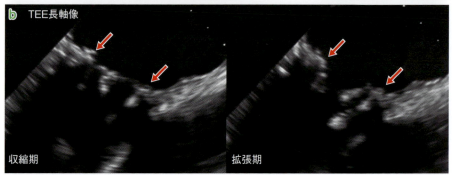

図16 逆流の重症度評価

いくつもの所見から総合的に重症度を判断することが重要である。

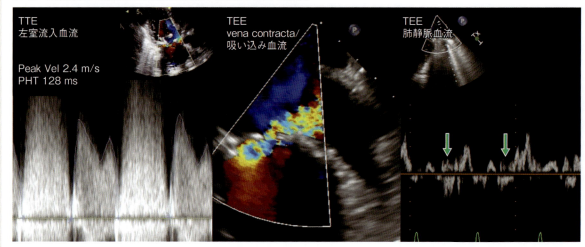

治療

- 有症候性の重症人工弁逆流であり，再置換術を行った。
- 摘出された弁は全体に弁葉に肥厚しており，弁尖の石灰沈着，裂開を認めた（**図17**）。

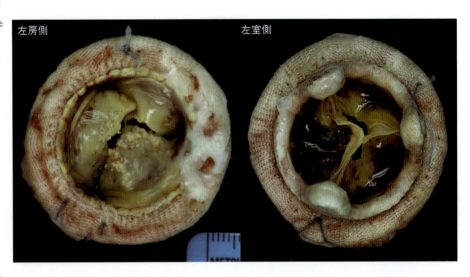

図17　劣化した生体弁
全体に弁葉に肥厚しており，弁尖の石灰沈着，裂開を認めた。

予後

- 新たにまた生体弁による弁置換術を行い，術後経過良好で退院した。

文献

1) Baddour LM, Wilson WR, Bayer AS, et al: Infective endocarditis: diagnosis, antimicrobial therapy, and management of complications: a statement for healthcare professionals from the Committee on Rheumatic Fever, Endocarditis, and Kawasaki Disease, Council on Cardiovascular Disease in the Young, and the Councils on Clinical Cardiology, Stroke, and Cardiovascular Surgery and Anesthesia, American Heart Association: endorsed by the Infectious Diseases Society of America. Circulation 111: e394-434, 2005.
2) Whitlock RP, Sun JC, Fremes SE, et al: Antithrombotic and thrombolytic therapy for valvular disease: Antithrombotic Therapy and Prevention of Thrombosis, 9th ed: American College of Chest Physicians Evidence-Based Clinical Practice Guidelines. Chest 141: e576S-e600S, 2012.
3) Olmos L, Salazar G, Barbetseas J, et al: Usefulness of transthoracic echocardiography in detecting significant prosthetic mitral valve regurgitation. Am J Cardiol 83: 199-205, 1999.

基礎知識

頻度の多い先天性心疾患（ASD, VSD, Fallot四徴症）

牧村美輪子（聖路加国際病院臨床検査科生理機能検査室）
椎名由美（聖路加国際病院循環器内科）

- 先天性心疾患は出生児の約1％を占め，医療技術の向上による飛躍的な生存率の増加により，成人まで達する先天性心疾患患者は，2017年現在約50万人と推定されている。
- 新生児から成人期，さらには高齢期に至るまで未手術の症例や姑息術のまま最終的な修復術まで達していない症例も少なくないため個々の段階に適した評価が必要となる。
- 単独の疾患名でも，さまざまな疾患を合併していて複雑であることも多く，内科的治療や外科的治療を選択する際の治療目的をそれぞれの疾患ごとに評価する必要がある。
- 特に，ASD，VSD，Fallot四徴症は臨床の現場で遭遇する機会の多い先天性心疾患であり，全先天性心疾患の約半数近くを占める。

ASD : atrial septal defect
VSD : ventricular septal defect

心房中隔欠損症（ASD）

解剖・病態生理

- 心房中隔欠損症は，先天性心疾患の約10％を占め，男女比は1：2で女性のほうが多い。
- 欠損孔の部位により4つの型に分類される。
  ①**二次孔欠損型**：卵円窩に一致して心房中隔の中央に生じる。心房中隔の形成異常である。
  ②**一次孔欠損型（心内膜症欠損型）**：一次中隔と房室弁が融合せず，房室弁直上に欠損孔がある。房室中隔欠損症の心室中隔欠損症がない型で，僧帽弁や三尖弁にcleft（亀裂）を合併することがある。
  ③**静脈洞型（上位・下位）**：上位静脈型は上大静脈流入部に欠損孔があり，部分肺静脈還流異常（特に右上肺静脈）を合併することがある。下位静脈洞型は下大静脈流入部に欠損孔がある。静脈洞の右房への吸収不全と二次中隔の発生異常である。
  ④**冠静脈洞型**：冠静脈洞の形成不全により，冠静脈洞の前壁が欠損（unroofed coronary sinus）し，欠損孔を複数認めるものや左上大静脈遺残を合併することもある。

解剖がわかる 1 (図1)

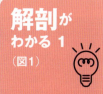

図1 心房中隔欠損症の部位による分類

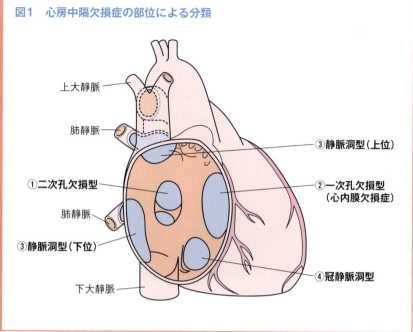

① 二次孔欠損型
② 一次孔欠損型（心内膜欠損症）
③ 静脈洞型（上位）
③ 静脈洞型（下位）
④ 冠静脈洞型

診断

症状

- 成人では倦怠感や動悸，息切れなどが出現する場合や，発作性心房細動などの不整脈により発見されることがある。 Link➡Practice Case 1 p220

心エコー図

- 評価するポイントを表1にまとめる。

■未修復の場合：欠損孔の検出

A）二次孔欠損

- 超音波ビームに対して心房中隔が平行となる心尖部四腔像では心房中隔は欠落（ドロップアウト）してしまうため，中隔を斜めに描出（胸骨左縁四腔像）することで欠損孔や短絡血流を明瞭に描出することができる（図2）。 Link➡Practice Case 1 p221

表1 ASDを評価するポイント

未修復の場合	修復後の場合
①右房，右室の拡大，肺動脈の拡大 ②心室中隔の奇異性運動 ③欠損孔の部位や大きさ，短絡血流の方向 ④三尖弁逆流 ⑤肺動脈弁・弁下狭窄 ⑥肺高血圧の有無（右室肥大など） ⑦僧帽弁逸脱 ⑧部分肺静脈還流異常（上位静脈洞型など） ⑨左上大静脈遺残（冠静脈洞型など）	①遺残短絡の有無（閉鎖部の離開） ②カテーテル治療後の閉鎖栓の脱落や心裂孔（cardiac erosion） ③心嚢水の貯留の有無 ④肺高血圧や心房細動などの合併心疾患における評価

図2 二次孔欠損 胸骨左縁四腔像（超音波ビームに対して心房中隔を斜めに描出した画像）
欠損孔（←）と通過する短絡血流（←）が描出されている。

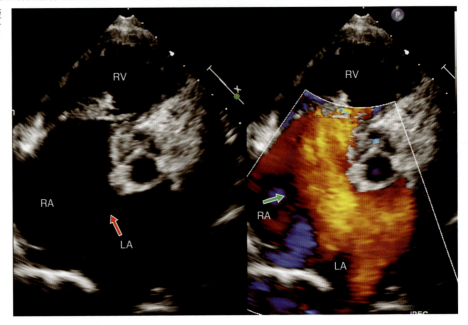

B) 一次孔欠損
- 心尖部もしくは胸骨左縁四腔像が有用。

C) 静脈洞型欠損
- 右仰臥位にして右胸壁からのアプローチが有用。

D) 冠静脈洞型欠損
- 左房から著明に拡大した冠静脈洞を介して右房に流入するシャント血流を確認する。

■右心系評価　Link➡Practice　Case 1　p220
- Fallot四徴症の右心系機能評価（p215）参照。

■肺高血圧の有無
- 右室圧上昇による右室の左室への圧排像（D-shape）の有無，三尖弁逆流の流速や圧較差計測，右室肥大の有無やシャント血流の方向を確認する。血流が右から左へ向かう場合や両方向性のときはEisenmennger化している可能性がある。Link➡Practice　Case 1　p220-223

■肺体血流比（Qp/Qs）の計測　Link➡Practice　Case 1　p222
- 肺体血流比＝肺血流量（右室駆出血流量）/体血流量（左室駆出血流量）
- 短絡がなければ1.0である。

200字でまとめる Key Sentence 1

- 短絡血流により肺血流量（右室駆出血流量）が増え，肺体血流比は上昇する。肺体血流比1.5以上の症例はカテーテルまたは外科手術適応と考えられる。
- 近年では，高度肺高血圧を合併する心房中隔欠損症でも薬物療法とカテーテル治療を組み合わせた'treat and repair'という治療が可能となっている。中等度〜重度肺高血圧の場合でも酸素負荷あるいは薬物負荷で肺血管床の可逆性があれば手術適応となることがある[1]。

経食道心エコー図

Link➡Practice

Case 1　p222

・カテーテル治療を行う際に欠損孔の形態評価は非常に重要である。

治療

・右心系の拡大がなく，短絡血流が少量（肺体血流比＜1.5）の場合は経過観察とする。Eisenmenger化していない症例は 'treat and repair' 後心内修復術できる症例が存在する。

■**外科治療**

・一次孔型欠損，静脈洞型欠損，冠静脈洞型欠損は外科治療対象である。

ASO : Amplatzer Septal Occuluder

■**ASOによる経皮的心房中隔欠損閉鎖術**　**Link➡Practice　Case 1　p220-223**

・二次孔心房中隔欠損のカテーテル閉鎖術の成績は外科的閉鎖術に匹敵するとのいくつかの報告があり[2~4]，外科的閉鎖術より優先されることが多い。

■**内科的薬物治療**

・Eisenmenger化した場合は薬物治療となる。

予後

・心房性不整脈の合併により脳血栓症を発症する可能性があるが，適切な時期に手術を行えばおおむね良好。

・高齢の場合は新たな心房粗細動の発症や左室の急激な容量負荷により拡張不全をきたすことがあり，適切な心不全管理を行うことが必要である。**Link➡Practice　Case 1　p222**

心室中隔欠損症（VSD）

解剖・病態生理

VSD : ventricular septal defect

・心室中隔欠損症（VSD）は先天性心疾患の約30％を占め最も多い。

・欠損孔の部位や大きさにより，血行動態，症状や治療方針が決まる。有名な分類としてSoto分類とKirklin分類がある（**表2，図3**）。なかでもⅡ型膜様部欠損が最も多く約50％を占める。日本人やアジア人に多いタイプは，Kirklin分類Ⅰ型漏斗部（円錐部）欠損であり約30％を占める。

・欠損孔サイズは，大動脈弁輪径と同等が大欠損（約2cm），大動脈弁輪径の1/2程度が中欠損（約1cm），1/3以下程度は小欠損に分類される。

頻度の多い先天性心疾患（ASD，VSD，Fallot四徴症）　209

表2 心室中隔欠損症のSoto分類とKirklin分類

Soto分類	Kirklin分類
doubly committed subarterial muscular outlet	Ⅰ型　漏斗部(円錐部)欠損
perimembranous outlet perimembranous trabecular perimembranous inlet	Ⅱ型　膜様部欠損
	Ⅲ型　流入部(心内膜症)欠損
muscular inlet muscular trabecular	Ⅳ型　筋性部欠損

解剖がわかる 2 (図3)

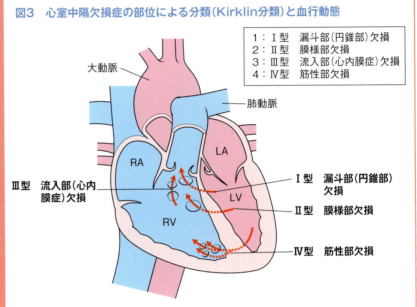

図3　心室中隔欠損症の部位による分類(Kirklin分類)と血行動態

1：Ⅰ型　漏斗部(円錐部)欠損
2：Ⅱ型　膜様部欠損
3：Ⅲ型　流入部(心内膜症)欠損
4：Ⅳ型　筋性部欠損

Check Point 1

左室に入った血流は欠損孔を通じ多くが肺動脈へ流れるため，右心系の容量負荷にはならず左心系の容量負荷疾患となる．肺高血圧，肺病変が進行すると肺血管抵抗が体血管抵抗を凌駕して欠損孔を通して右左短絡を生じる(Eisenmenger化)．

診断

症状

- 小欠損では，全収縮期心雑音を聴取するのみで無症状である．**Link➡Practice Case 2　p224**
- 中，大欠損では，肺血流量の増加に伴い左房の拡大や肺動脈が拡張し気管支を圧迫することで換気障害が起こり，肺高血圧・呼吸器症状を認める．多くの症例が乳幼児期に修復術を受けており，成人期に遭遇することはまれである．

心エコー図

- 評価するポイントを**表3**にまとめる。

■未修復の場合：欠損孔の検出

A) 肺動脈弁下（漏斗部，円錐部）欠損

- 自然閉鎖は非常にまれ。右冠尖逸脱や大動脈弁逆流の経過観察と欠損孔の拡大の有無を評価する（**図4**）。

表3　VSDを評価するポイント

未修復の場合	修復後の場合
①欠損孔の部位や大きさ，短絡血流の方向 ②大動脈弁逸脱（右冠尖や無冠尖），大動脈弁逆流 ③左室の拡大や収縮能 ④肺高血圧の有無 ⑤左室-右房交通に伴う右房拡大の有無 ⑥感染性心内膜炎（主に短絡した右室側）	①遺残短絡の有無 ②三尖弁逆流 ③右室流出路狭窄 ④左室流出路狭窄（malalignment型の場合） ⑤残存肺高血圧の有無 ⑥感染性心内膜炎

図4　肺動脈弁下（漏斗部，円錐部）欠損

a：左室短軸像大動脈弁レベル。左：両大血管下型，肺動脈弁直下型（doubly committed subarterial）。肺動脈弁とVSDの間に心筋組織がない。右：両大血管下型，漏斗部筋性部中隔型（muscular outlet）。肺動脈弁とVSD，VSDと三尖弁の間に心筋組織がある。
b：連続波ドプラ法による血流速度や血流方向を評価する。

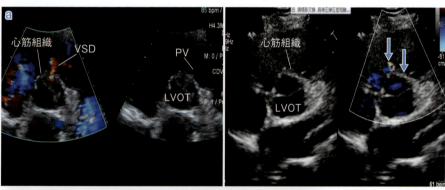

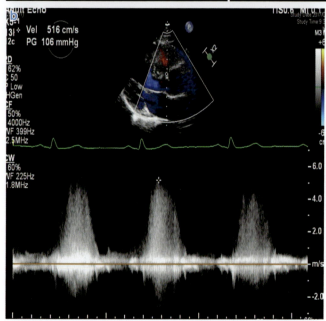

B）膜様部欠損
- 小さな欠損では自然閉鎖がありうる。 Link ➡ Practice Case 2 p224-225
- 三尖弁の一部が膜様部中隔瘤となり，血流が吹き出す方向により左室－右房短絡を生じることがある（**図5**）。

C）流入部（心内膜床）欠損
- 両房室弁直上に欠損孔が確認される。

D）筋性部欠損
- 漏斗部筋性部の欠損を除いて欠損孔辺縁は筋性組織で覆われ，肉柱部の欠損が多く多孔のこともある。

上達へのコツ 1　筋性部欠損では，欠損孔が小さく複数生じることがあるため詳細に欠損孔を探すことが必要である。欠損孔の大きさの評価が難しいときは，左室容積を測ることで左室容量負荷の判定が可能となる。

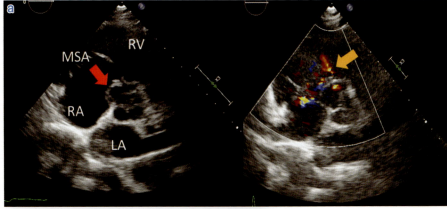
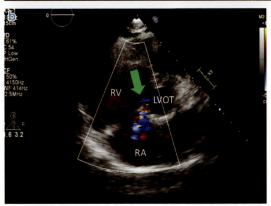

図5　膜様部欠損　左室短軸像大動脈弁レベル
a：欠損孔を膜様部組織（膜様部瘤：MSA）部分（←）に認める。
b：左室から右房への短絡血流を認める（←）。

> ## Check Point 2 !!
>
> **右心圧の評価**
> 　連続波ドプラ法にて，短絡血流から左室－右室間圧較差を概算し，体血圧から引くことで右室圧を推定する。また，三尖弁逆流からも右室－右房圧較差を算出し推定右房圧を足すことで右室圧を推定できる。

■修復術後の場合

- まれに欠損や大動脈弁逆流が術後遠隔期に残存することがあるが，治療適応は未修復の心室中隔欠損症と同様である。

治療

- 無症状で肺体血流比が1.5以下の小欠損の場合は通常治療対象にはならない。**Link➡ Practice　Case 2　p224-225**
- 左室容量負荷所見，感染性心内膜炎の既往や大動脈弁逸脱による大動脈弁逆流が進行性，圧較差50mmHg以上の右室流出路狭窄がある場合は外科手術の適応となる。また，中等度～重度肺高血圧の場合でも酸素負荷あるいは薬物負荷で肺血管床の可逆性があれば手術適応となる。

> ## 200字でまとめる Key Sentence 2
>
> - 肺動脈弁下・膜様部欠損の右冠尖逸脱は，収縮期に弁尖がVenturi効果により欠損孔にはまりこむことで逸脱・変形し大動脈弁逆流を生じるが，進行するとValsalva洞瘤・破裂を引き起こすことがある。
> - 欠損孔が残存していれば，抜歯や出血を伴う歯科治療やその他の外科治療の前などに感染性心内膜炎の予防薬投与を行う。皮膚や口腔内の衛生を保つこと，ピアスや刺青をさけるなどの患者教育が重要である。**Link➡Practice　Case 2　p225**

予後

- 遺残病変がなければ比較的良好であるが，遺残短絡や肺高血圧，感染性心内膜炎などがみられる場合は要注意である。

頻度の多い先天性心疾患（ASD，VSD，Fallot四徴症）　213

Fallot四徴症（tetralogy of Fallot）

解剖・病態生理

VSD：ventricular septal defect

- 形態異常であるFallot四徴症は，胎生期に右室流出路の発育不全と漏斗部中隔（低形成もしくは欠損）が前方へ偏位することにより流出路の筋性狭窄が生じ，前方偏位した漏斗部中隔と洞部中隔（漏斗部より下方の心室中隔）との間にできたGap，ずれ（malalignment）が心室中隔欠損症（VSD）となり，大動脈は心室中隔に騎乗している。
- 四徴とは，右室流出路狭窄［漏斗部（弁下），肺動脈弁輪部，肺動脈（弁上）を含む］，VSD，大動脈騎乗，右室肥大の4つの特徴をいう（**図6**）。
- 肺動脈弁は50％以上が二尖弁であり，弁輪部が狭小化し肺動脈全体が細い場合や閉鎖（左側肺動脈に低形成が多い）している場合もある。
- チアノーゼは肺動脈への血流に比例し，右室流出路狭窄（肺動脈病変）の程度が軽度でチアノーゼのない非チアノーゼ型（pink Fallot）や，完全閉塞でチアノーゼの強いチアノーゼ型（極型Fallot）まで幅広い症例を認める。極型Fallotは，現在Fallot四徴兼肺動脈閉鎖，肺動脈弁欠損と称されることもあり，全Fallot四徴症の20～30％を占める。
- ほとんどの症例は姑息手術が行われているが，まれに心内修復術まで至らない症例や未手術例もあり，中等度以上のチアノーゼが残存する。

解剖がわかる 3（図6）

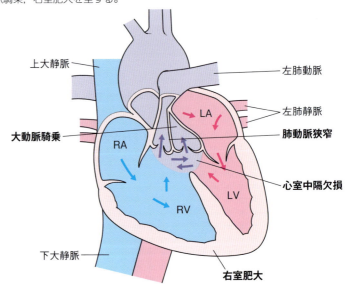

図6　Fallot四徴症の解剖・血行動態
心室中隔欠損，右室流出路狭窄［漏斗部（弁下），肺動脈弁，肺動脈（弁上）を含む］，大動脈騎乗，右室肥大を呈する。

診断

症状

Link➡Practice
Case 3　p226

- 未修復症例の場合，多くはチアノーゼを生じる。

心エコー図

- 評価するポイントを**表4**にまとめる。

■修復前の場合

- 心内形態を観察する（**図7**）。
- 右室流出路・肺動脈狭窄の有無（**図8，表5**）。Link➡Practice　Case 3　p226
- その他合併心奇形の評価

右大動脈弓（鎖骨下動脈起始異常）：大動脈弓の初めに分岐する腕頭動脈が右側にあれば左大動脈弓であり，左側であれば右大動脈弓である。

■姑息術のみの場合

- 左心系容量負荷の程度や機能低下を評価する。
- 右心系機能評価：右室・右房の大きさや機能の経時的変化を把握する。右室流出路形成部の瘢痕や瘤形成，遺残病変，三尖弁病変に伴う右室機能低下をみる（**表6**）。

A）右室収縮能評価（図9，表7）Link➡Practice　Case 3　p226-229

表4　Fallot四徴症を評価するポイント

修復前の場合	①心内形態 ②左室・右室の大きさと心機能評価 ③右室流出路・肺動脈狭窄の程度 ④その他の合併心奇形の評価（右大動脈弓など） ⑤感染性心内膜炎
姑息術のみの場合	①左室・右室の大きさと心機能評価 ②心室中隔欠損の短絡血流速度と血流方向 ③三尖弁逆流 ④肺動脈弁逆流 ⑤パッチ形成部分の右室流出路・肺動脈再狭窄の有無 ⑥BTシャントなどの血流波形パターンや速度 ⑦大動脈拡張や大動脈弁逆流 ⑧感染性心内膜炎
修復術後の場合	①左室・右室の大きさと心機能評価 ②残存短絡の有無 ③三尖弁逆流 ④肺動脈弁逆流 ⑤パッチ形成部分の右室流出路・肺動脈再狭窄の有無 ⑥Rastelli導管狭窄の有無 ⑦大動脈拡張や大動脈弁逆流 ⑧感染性心内膜炎
遠隔期再手術後	修復術後評価に加えて評価する ①残存短絡再修復術後の残存短絡の有無 ②三尖弁置換後三尖弁逆流の程度 ③大動脈弁置換術，大動脈形成術（Bental術）後の大動脈弁逆流 ④maze手術後の血栓評価（心房粗細動，心室頻拍）

頻度の多い先天性心疾患（ASD，VSD，Fallot四徴症）　215

図7 胸骨左縁左室長軸像
大動脈は心室中隔へ騎乗・拡張し，VSD欠損孔（↓）とカラードプラによる血流波形では両方向性短絡血流波形が記録された。

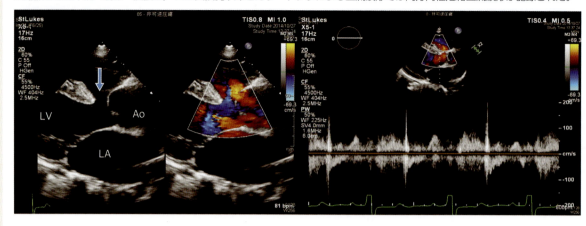

図8 左室短軸像 大動脈弁レベル

a：右室流出路（肺動脈弁下・肺動脈弁・肺動脈弁上）狭窄の有無を観察し，より頭側へプローブを傾けた断面により描出される肺動脈弁輪や主肺動脈（←），左右肺動脈径（←）の計測を行う。主肺動脈や左右肺動脈の狭窄が確認される。

b：連続波ドプラ法による血流パターンを観察し，最高流速や圧較差を計測する。

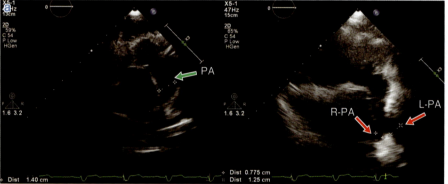

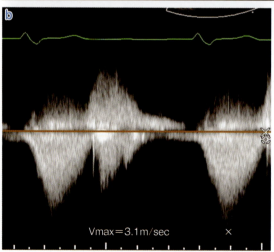

表5 肺動脈狭窄重症度評価

	軽度	中等度	重度
最大血流速度(m/sec)	<3	3〜4	>4
最大圧較差(mmHg)	<36	36〜64	>64

表6　右室径・壁厚　異常値

右室径(mm)	基部＞42 中部＞36 長径＞84
右室壁厚(mm)	＞5(心窩部描出像)

表7　右室収縮能評価

指標	異常値
TAPSE(mm)	＜17
S'(RV)(cm/sec)	＜9.5
RV FAC(%)	＜35

図9　右室収縮能評価

a：三尖弁輪長軸方向移動距離(TAPSE)。心尖部四腔像で三尖弁輪部の輝度の高い箇所にMモードを当て，弁輪移動距離を計測する。
b：組織ドプラ法による三尖弁輪移動速度(s')
c：右室断面積変化率(FAC)
FAC(%)＝(拡張末期面積－収縮末期面積)/拡張末期面積×100

TAPSE：tricuspid annular plane systolic excursion
FAC：functional area change

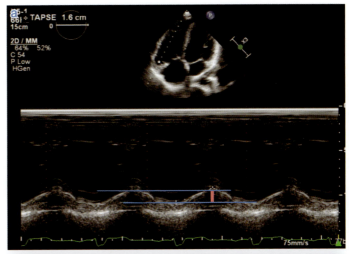

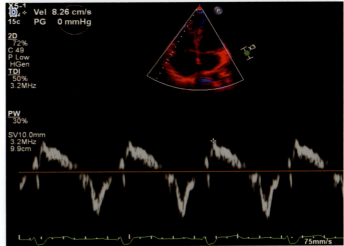

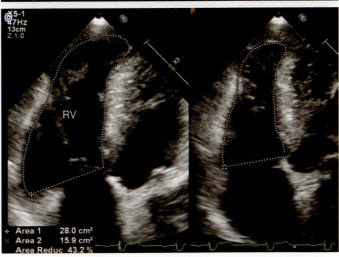

上達へのコツ 2

右室の径を測る際は右室が最大に描出されるように調整する。三尖弁輪長軸方向移動距離（TAPSE）は角度依存性・容量依存性があることに注意し，Mモードを右室自由壁と平行になるようにアプローチし記録する。組織ドプラ法（TDI）による三尖弁輪移動速度（s'）においても角度依存性に注意し記録する。

TAPSE : tricuspid annular plane systolic excursion
TDI : tissue Doppler imaging

B）右室拡張能評価（表8）

- 肺動脈弁逆流の評価　Link➡Practice　Case 3　p226-229
  連続波カラードプラや血流パターンにより重症度を評価する。
- BTシャントなどの血流波形パターンや速度（図10）。

■修復術後の場合

- 姑息術と同様の評価のほか，Rastelli導管狭窄の有無を確認する。
- 心外導管は狭窄が起こり，再置換が必要なことがある。
- 心内修復術後の左室収縮力は，多くが正常下限程度である。
- 肺動脈の再狭窄が生じた場合は，バルーンカテーテルによる血管拡張術やステント留置術を行い，右室流出路の再狭窄の場合は，筋切除やパッチ形成術の再手術となる。

表8　右室拡張能指標

右室流入血流波形E/A比と三尖弁輪部移動速度波形の拡張早期波（e'）からE/e'を求める。

E/A<0.8, E/e'	弛緩障害型
E/A>2.0, E/e' >6	拘束型
0.8≦E/A≦2.0, E/e' >6	偽正常型

図10　BTシャント血流波形パターン

シャント血流は収縮期から拡張期に連続性にみられ，肺高血圧があると血流は遅くなる。BTシャントなどのシャント血流がわかりにくい場合は，聴診で連続性の雑音が聴取できるところにプローブを当てて探すこともできる。

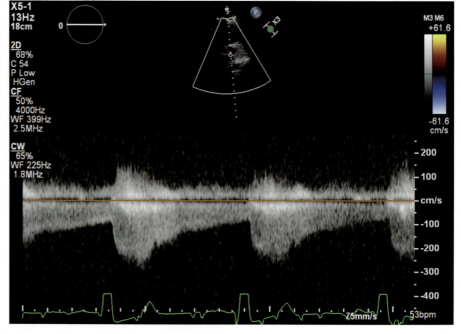

治療

**外科治療適応の
ポイントと手術
方法**

■姑息手術

• BTシャント造設術（Blalock-Taussig shunt造設術）

　肺動脈が低形成でも，肺血流を増加させチアノーゼを軽減するとともに肺動脈の発育を促すことが目的。

• Waterston手術やPotts手術（BTシャント造設術同様のシャント造設）

　現在では手技的困難さや肺動脈変形をきたしやすいこと，肺高血圧を呈することからほとんど行われなくなったが，成人となった症例は存在する。

• Uniforcalization

MAPCA：major
aortopulmonary
collateral artery

　主要体肺側副動脈（MAPCA）によって肺血流が保たれているVSDを伴う肺動脈閉鎖（極型Fallot）に対して肺動脈を統合する手術。

■心内修復術

姑息手術により肺血流が安定し，肺動脈が成長した段階で心内修復術を行う。

• VSD閉鎖と右室流出路形成術

　左右肺動脈のサイズと両心室容量が十分にある症例が対象。

• 心外導管による流出路形成術（Rastelli手術）

予後

• 手術例の長期予後は良好で，術後20年の生存率は99.6％と報告されている[5,6]。しかし，肺動脈弁閉鎖不全や右心機能不全を合併するリスクは残り，再手術の必要や心不全を併発する可能性がある。**Link➡Practice　Case 3　p229**

文献

1）Baumgartner H, et al; Task Force on the Management of Grown-up Congenital Heart Disease of the European Society of Cardiology (ESC); Association for European Paediatric Cardiology (AEPC); ESC Committee for Practice Guidelines (CPG): ESC Guidelines for the management of grown-up congenital heart disease (new version 2010): The Task Force on the Management of Grown-up Congenital Heart Disease of the European Society of Cardiology(ESC). Eur Heart J 31: 2915-2957, 2010.

2）Moller JH, Anderson RC: 1000 consecutive children with a cardiac malformation with 26 to 37year follow up. Am J Cardiol 70: 661-667, 1992.

3）丹羽公一郎，浜田洋通，中澤　誠ほか: ファロー四徴症心内修復術後例の長期遠隔期の罹病率とQOL−多施設共同研究報告. J Cardiol 37 Supple I: 284, 2001.

4）Lange R, Hörer J, Kostolny M, et al: Presence of a ventricular septal defect and the Mustard operation are riskfactors for late mortality after the atrial switch operation: thirty years of follow-up in 417 patients at a single center. Circulation 114: 1905-1913, 2006.

5）Nakazawa M, et al; Study Group for Arrhythmias Long-Term After Surgery for Congenital Heart Disease: ALTAS-CHD study: Arrhythmias Late After Repair of Tetralogy of Fallot A Japanese Multicenter Study. Circulation J 68: 126-130, 2004.

6）Gatzoulis MA, Balaji S, Webber SA, et al: Risk factors for arrhythmia and sudden cardiac death late after repair of tetralogy of Fallot: a multicentre study. Lancet 356: 975-981, 2000.

実　践

Practice

頻度の多い先天性心疾患（ASD, VSD, Fallot四徴症）

牧村美輪子（聖路加国際病院臨床検査科生理機能検査室）

椎名由美（聖路加国際病院循環器内科）

Case 1

年齢：40歳代
性別：女性

主　訴：息切れ。

幼少期から特に症状はなかったが，数年前から数回の動悸と歩行時の息切れを自覚するようになった。Link➡Knowledge　ASD診断　p207
定期健診のX線検査で心拡大を指摘され，心エコーを施行した。

心房中隔欠損症（ASD）

診断

検査

■心電図
- 洞調律，不完全右脚ブロックを呈する。ホルター心電図にて上室性期外収縮を認めた。

■胸部X線検査（図1）
- CTR 58％，軽度の心拡大と第2弓の軽度突出（→）を認める。

■血液検査

NT-pro BNP：
N-terminal pro brain
natriuretic peptide

- NT-pro BNP（脳性ナトリウム利尿ペプチド前駆体N端フラグメント）：47pg/mL

心エコー図

- 二次孔欠損型心房中隔欠損症（ASD）を認め，血流は左－右短絡。
  欠損孔約18mm，右室・右房拡大，心室中隔の拡張末期扁平化像（＋），Qp/Qs＝2.0。
  Link➡Knowledge　ASD診断　p207-208

- 僧帽弁逸脱なし。三尖弁逆流軽度～中等度，最大流速2.4m/sec，圧較差（PG）
  23mmHg，推定収縮期右室圧31mmHg。経食道心エコーにて，欠損孔の大きさ

ASD：atrial septal defect
PG：pressure gradient
ASO：Amplatzer Septal Occuluder

  17mm，rimや位置などを確認，カテーテル治療適応となった。
- **図2a**は術前，**図2b**はASOカテーテル治療後の心エコーである。カテーテル治療により右室・右房は縮小し，心室中隔の扁平化は消失，三尖弁逆流速は2.0m/sec，
  圧較差は16.2mmHgと低下した。Link➡Knowledge　ASD治療　p207-208

図1　胸部X線

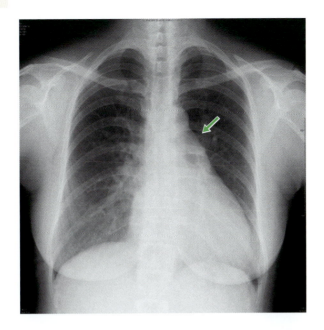

図2　心エコー

上段：左室四腔像，中段：左室短軸像，下段：三尖弁逆流流速による推定右室圧の計測

a：治療前。心尖部四腔像にて，右室・右房拡大，欠損孔約18mmの二次孔欠損型心房中隔欠損左−右短絡血流を，左室短軸像にて，心室中隔の拡張末期扁平化像を認めた。

b：カテーテル治療後。心房位のAmplatzer device留置により右室・右房は縮小し，心室中隔の扁平化像は消失し正円となり，推定右室圧は低下した。

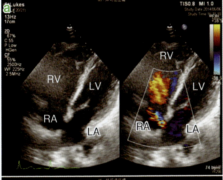
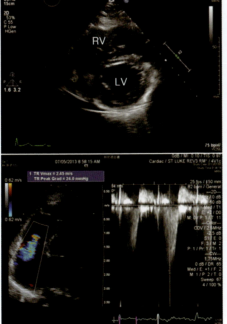
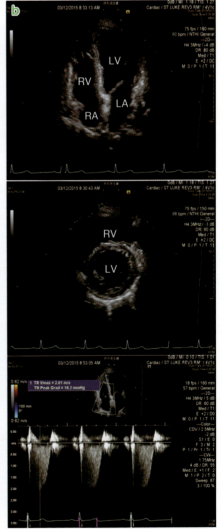

治療

- 経胸壁心エコー，経食道心エコー等により，ASO適応基準を満たしたためAmplatzer留置術を行った。 Link➡Knowledge ASD診断 p207-208 Link➡Knowledge ASD治療 p209

治療について

経皮的心房中隔欠損閉鎖術の適応は，日本循環器学会の「成人先天性心疾患診療ガイドライン（2011年改訂版）」において，肺体血流比（Qp/Qs）が1.5～2.0以上とされてきたが[1]，2014年のカテーテル治療のガイドラインでは1.5以上になった[2]。肺体血流比のみでなく，二次孔欠損が確認されて右室の容量負荷（臨床的に過剰な血液流入の根拠）が認められる場合，心房性不整脈を併発している場合，奇異性塞栓症の二次予防も適応となる。

予後

- 自覚症状の動悸や息切れは軽減され経過良好である。
- 長期の容量負荷による心房・肺静脈拡大と心房壁のストレッチから生じる心房粗細動を起こすことがある。
- 本症例は45歳であるが，術前に上室性期外収縮を認めるのみで，術後ともに心房粗細動は生じていない。術後の発症は否定できないため，その他合併症の残存短絡，デバイスの脱落やerosionの評価と合わせて定期的な経過観察が必要である。 Link➡Knowledge ASD予後 p209

Check Point 1

- 残存短絡は，術後初期に短絡をわずかに認めることがあるが，心筋組織とデバイスの癒着によりしばらくして閉鎖することが多いため，わずかであれば問題とならない。
- デバイス端からの遺残短絡を示す（図3）。

Check Point 2

Erosionとは，デバイスが心房外または大動脈へ裂孔することで，急性の心嚢液貯留，心タンポナーデをきたし致死的となりうる。原因は，大動脈縁欠損やオーバーサイズのデバイス留置によることが考えられ，術後72時間以内に発症することが多いが遠隔期に発症することもある。

図3 Amplatzer留置後，遺残短絡
Amplatzerデバイスの端から短絡血流を認める（→）。

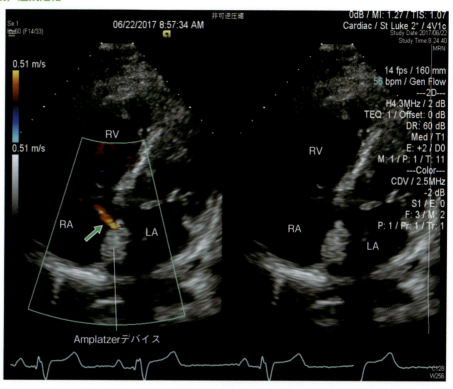

- 欠損孔の数，大きさ，位置，形，周囲縁の詳細診断が重要である。38mm以上を超える大きな欠損孔やデバイスが安定するための5mm以上のリム（大動脈周囲縁を除く上大静脈縁・左房上縁・下大静脈縁・房室弁周囲縁）が欠損している症例はカテーテルによるデバイス留置が困難となり外科治療となる。また，デバイス留置術中のモニタリングも不可欠である。
- 右胸壁アプローチを行うと欠損孔が超音波ビームと垂直に描出されるため，確定診断しやすく，サイズ計測に有用である。

Case 2

年齢：60歳代
性別：女性

主　訴：特になし。
生下時よりVSDを認め経過観察となっている。症状なし。 Link➡
Knowledge　VSD診断　p210

心室中隔欠損症（VSD）

診断

VSD：ventricular septal defect

- 心室中隔欠損症（VSD）（Kirklin分類Ⅱ型），Qp/Qs＝1.2と少ない短絡であり，大動脈弁逸脱や大動脈弁閉鎖不全は認めず経過観察となった。

検査

■聴診
- 収縮期駆出性雑音を聴取。

■心電図
- 正常洞調律。

■血液，尿検査
- NT pro BNP：64.7pg/mL

心エコー図
（図4）

Link➡Knowledge
VSD診断　p211-212

MSA：membranous septal aneurysm
LVEF：left ventricular ejection fraction

- VSD Kirklin分類Ⅱ型（→），欠損孔は膜様部組織（膜様部瘤：MSA）部分（→）にあり，大きさは約4mm，左－右短絡，Vmax＝5.0m/sec，maxPG＝101mmHg。Qp/Qs＝1.2。
- LVEF＝58％。左室拡大（－），左房軽度拡大。
- 右冠尖や無冠尖の逸脱（－），大動脈弁逆流（－）。
- 僧帽弁逆流軽度。三尖弁逆流軽度，Vmax＝2.3mmHg，PG＝21mmHg。

上達へのコツ 2

- 右冠尖（まれに無冠尖）逸脱の有無や大動脈弁逆流を経過観察する。
- 短絡血流の最大速度を測り，前回より低下していれば肺高血圧症が進行している可能性が示唆される。

Check Point 3

心エコーによる肺体血流比：Qp/Qsの評価
　左室流出路血流と短絡血流の位置が近く血流パターンに影響を与える可能性があるため，左室拍出量は大動脈にて，右室拍出量は肺動脈にて記録し求めるほうがよいこともある。

図4　心エコー　左室短軸像
Kirklin分類Ⅱ型，MSA(＋)，RCCP(－)

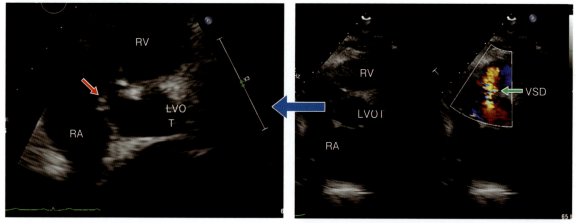

上段：欠損孔を膜様部組織(膜様部瘤：MSA)部分(赤矢印)に認める。

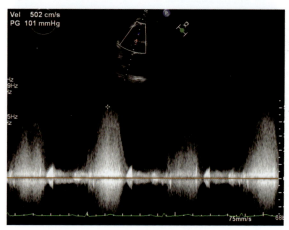

下段：VSD血流速度，圧較差の計測，血流方向を評価する。

治療

- 抜歯や出血を伴う歯科治療やその他外科治療の前には感染性心内膜炎の予防薬投与を行う。**Link➡Knowledge　VSD治療　p213**

予後

- 欠損孔の大きさや短絡の方向，大動脈弁逸脱による大動脈弁逆流の出現(手術の適応を検討する)，長期的な左室容量負荷による左室機能低下や僧帽弁逆流，肺高血圧，不整脈の合併について経過観察する。
- 一般的に短絡量の少ない小さな欠損孔や肺高血圧がなければ運動制限の必要はない。
Link➡Knowledge　VSD予後　p213

Case 3

年齢：30歳代
性別：女性

主　訴：軽度の息切れ。
出生後2週間ほどでFallot四徴と診断され，3歳に心内修復術を行った。最近軽度の息切れあり。動悸も認める。

Fallot四徴症（tetralogy of Fallot）

診断

身体所見および検査

- SpO$_2$ 97%，チアノーゼ（−）。Link➡Knowledge　Fallot四徴症診断　p215

■心電図
- 洞調律，完全右脚ブロックを認める（図5）。

■胸部X線
- 左第2弓の陥没，心尖部の挙上，木靴型となる（図6）。

■血液，尿検査
- NT pro BNP：161.7pg/mL

心エコー図

- 心室中隔の奇異性運動（＋），LVEF＝58%。
- 右室流出路・主肺動脈軽度狭窄，左右肺動脈狭窄中等度。Link➡Knowledge Fallot四徴症診断　p215
- 肺動脈弁逆流中等度〜高度（図7，表1）。Link➡Knowledge　Fallot四徴症診断　p215
- 右室・右房拡大，心室中隔の扁平化（＋）（図8），右室 FAC＝43.2%，TAPSE＝16mm，TDI s'＝9cm/秒。Link➡Knowledge　Fallot四徴症診断　p215-218
- 三尖弁逆流中等度，Vmax＝3.7m/sec，PG＝55mmHg。
- VSDパッチ端に残存VSD短絡血流（左−右短絡）を認める。

TAPSE：tricuspid annular plane systolic excursion
TDI：tissue Doppler imaging

図5　心電図
洞調律，右軸偏位，完全右脚ブロックを認める。

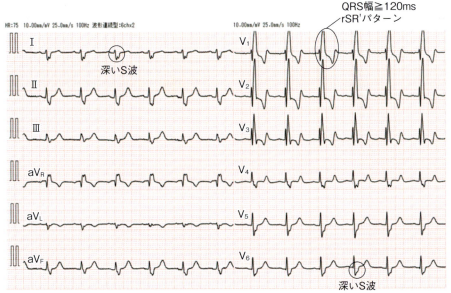

図6 胸部X線

左第2弓の陥没，心尖部の挙上，木靴型となる。

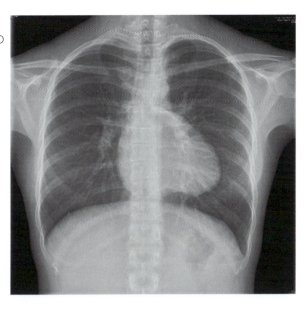

図7 心エコー 左室短軸断像

逆流ジェットの幅が肺動脈弁輪径の50%以上，圧半減時間（PHT）100msec未満，PR index（肺動脈弁逆流持続時間/拡張期時間）が0.77未満で中等度以上の肺動脈弁逆流が示唆される。この症例は，左右の肺動脈から引き込まれるモザイク血流（→）とtwo and flowパターン（→）を認めており，PR index 0.6と肺動脈弁逆流は中等度〜高度と考えられる。
PHT：pressure half time

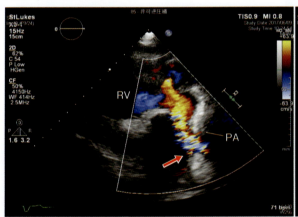
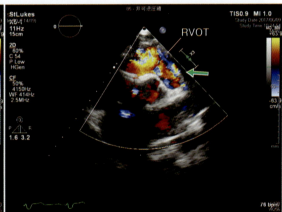
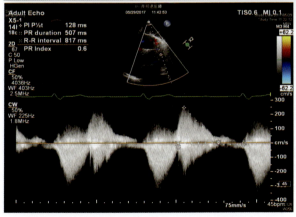

表1 血流パターンによる診断基準[3]

軽　度	右室流出路内に逆流を認めるが，主肺動脈には逆流を認めない。
中等度	主肺動脈に逆流を認める。
高　度	末梢肺動脈に逆流を認める。

図8 心エコー

a：心尖部四腔像。中等度のTRを認め，TR Vmax 3.7m/sec，TRPG 55mmHgと上昇。
b：左室短軸像乳頭筋レベル。心室中隔は全周期を通じて偏平化している（→）。

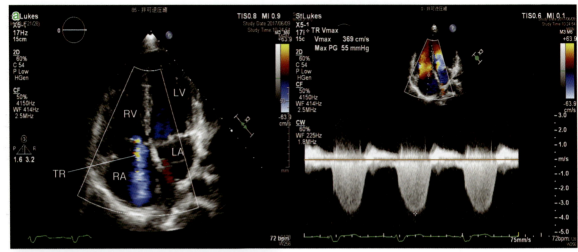

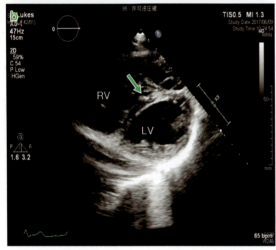

治療

- 年に1回心エコー・胸部X線・血液検査を行う。右室容積はMRIなどで評価を行う。
- VSD欠損孔が残存しているため，必要時に感染性心内膜炎の予防薬投与を行う。

修復術について

- 従来の修復術は，右室流出路から肺動脈にかけて大きく切開し心室中隔をパッチ閉鎖していたが，重度の肺動脈弁逆流が残存する可能性が強く再手術が必要となる頻度が高い。現在，わが国で行われている右室流出路形成術は，できる限り右室切開を小さく，また肺動脈弁を温存し，弁輪を含まない術式をとることも多い[4]。
- 肺動脈弁逆流に対しては弁置換術となるが，機械弁は右心系の血流速度が遅いため血栓を生じやすいので，生体弁または手作り弁が用いられることが多い。

予後

- 肺動脈弁閉鎖不全により右心機能不全の合併するリスクは残り，再手術の必要や心不全を併発する可能性がある。**Link➡Knowledge　Fallot四徴症予後　p219**
- 経過中に心室頻拍が発症した場合，植え込み型除細動器の植え込みが行われることがある。

Check Point 4 ‼

肺動脈弁は体格などの影響で描出しにくく，肺動脈弁逆流のカラーエリアはあてにならないことがある。カラー到達距離だけで判断せず，主肺動脈だけでなく左右の肺動脈でも弁側へ引き込まれる拡張期逆流を認めるかも確認する。

200字でまとめる Key Sentence

- 肺動脈弁逆流が重度の場合，右室拡大や右室機能不全を引き起こすため重症度を評価することが大事である。
- 経時的に肺動脈狭窄や肺血管閉塞性病変が進行する場合があり，CTやMRIなどでも詳細な評価が必要である。
- 大動脈中膜組織異常により，上行大動脈が拡大することが多く経時的変化を把握する。

文献

1）成人先天性心疾患診療ガイドライン（2011年改訂版）［http://www.j-circ.or.jp/guideline/pdf/JCS2011_niwa_h.pdf］
2）2014年版　先天性心疾患，心臓大血管の構造的疾患（structural heart disease）に対するカテーテル治療のガイドライン［http://www.j-circ.or.jp/guideline/pdf/JCS2014_nakanishi_h.pdf］
3）Lang RM, Badano LP, Mor-Avi V et al : Recommendations for cardiac chamber quantification by echocardiography in adults: an update from the American Society of Echocardiography and the European Association of Cardiovascular Imaging. J Am Soc Echocardiogr 28 : 1-39.e14, 2015.
4）Gatzoulis MA, Balaji S, Webber SA, et al : Risk factors for arrhythmia and sudden cardiac death late after repair of tetralogy of Fallot: a multicentre study. Lancet 356 : 975-981, 2000.

索 引

あ

アクティベーションイメージング・・・・・・・・・12
圧半減時間（PHT）法・・・・・・・・・・・・・・・・・92
アテノロール ・・・・・・・・・・・・・・・・・・・・・・102
アメリカ心エコー図学会・・・・・・・・・・・・・3、4
アンジオテンシンⅡ受容体拮抗薬・・・・・・・・・13
アンジオテンシン変換酵素阻害薬・・・・・・・・・13
遺残病変 ・・・・・・・・・・・・・213，222，223
異常Q波 ・・・・・・・・・・・・・・・・・・・・・・・・・40
一次性MR ・・・・・・・・・・・・35，109，110
易疲労感 ・・・・・・・・・・・・・・・・・142，144
陰性T波 ・・・・・・・・・・・・・・・・・・・・・・・・・53
植込み型除細動器 ・・・・・・・・・・・62，229
植込み型補助人工心臓 ・・・・・・・・・・・・・・・13
右室拡大 ・・・・・・・・・・・・・・・・・・・20，72
右室拡張機能 ・・・・・・・・・・・・・・・・・・・・・72
右室拡張能 ・・・・・・・・・・・・・・・・・・・・・218
右室機能 ・・・・・・・・・・・・・・・・・・・・・・・・68
右室基部径 ・・・・・・・・・・・・・・・・・・・・・・72
右室径 ・・・・・・・・・・・・・・・・・・・・・・・・217
右室梗塞 ・・・・・・・・・・・・・・・・・・・・・・・・75
右室収縮機能 ・・・・・・・・・・・・・・・・・・・・71
右室収縮機能低下 ・・・・・・・・・・・・・・・・・20
右室収縮能 ・・・・・・・・・・・・・・・・・・・・・217
右室中部径 ・・・・・・・・・・・・・・・・・・・・・・72
右室長軸径 ・・・・・・・・・・・・・・・・・・・・・・72
右室内腔面積変化率（RV FAC） ・・・・・・・・71
右室肥大 ・・・・・・・・・・・・・・・・・・・・・・・・72
右室壁厚 ・・・・・・・・・・・・・・・・・・・・・・・・72
右室容量負荷疾患 ・・・・・・・・・・・・・・・・・75
右室流出路形成術 ・・・・・・・・・・・・・・・・228
右心圧の評価 ・・・・・・・・・・・・・・・・・・・213
右心カテーテル ・・・・・・・・・・・・・・・・・・・74
右心系拡大 ・・・・・・・・・・・・・・・・・・・・・・76
右心不全 ・・・・・・・2，20，68，76，87
うっ血性心不全・・・・・・・・・・・・・・・37，80
運動負荷心エコー図 ・・・・・33，94，142，144
運動誘発性肺高血圧 ・・・・・・・・・・・・・・144
エポプロステノール持続静注・・・・・・・・・・・76
円周方向ストレイン（circumferential strain）・・・7
遠心性左室肥大 ・・・・・・・・・・・・・・・・・・・49
遠心性肥大 ・・・・・・・・・・・・・・・・・・・・・108

か

臥位エルゴメーター・・・・・・・・・・・・・・・・・43
階段昇降 ・・・・・・・・・・・・・・・・175，178
改訂Duke基準・・・・・・・・・・・・・194，195
化学療法 ・・・・・・・・・・・・・・・・・・・・・123
拡張型心筋症 ・・・・・・・・・・・・・・・・・・・・・2

拡張期逆流 ・・・・・・・・・・・・・・・・・・・・229
拡張期僧帽弁流入波形 ・・・・・・・・・・・・・・92
拡張期ランブル ・・・・・・・・・・・・・・86，97
拡張障害 ・・・・・・・・・・・・・・・・・・・・・・・・26
拡張相肥大型心筋症 ・・・・・・・・・・・・・・・・・2
下肢深部静脈血栓症 ・・・・・・・・・・・・・・・81
下腿浮腫 ・・・・・・・・・・・・・・・・・・・・・・・・36
カテーテル心筋焼灼術 ・・・・・・・・・・・・・・54
ガドリニウム遅延造影（LGE）・・・・・・・50，53
カラードプラ ・・・・・・・・・・19，119，156
カルシウム拮抗薬 ・・・・・・・・・・・・・・・・・96
カルチノイド ・・・・・・・・・・・・・・・・・・・・・86
カルベジロール ・・・・・・・・・・・・・・・・・・・20
簡易Bernoulli式 ・・・・・・・・・・・・51，69
完全血行再建 ・・・・・・・・・・・・・・・・・・・・13
感染性心内膜炎 ・・・・・・・・・・・・194，225
冠動脈ステント留置術 ・・・・・・・・・・・・・・22
冠動脈造影 ・・・・・・・・・・・・・・・・・・・・・15
冠動脈バイパス術（CABG）・・・・・・・・13，22
灌流領域 ・・・・・・・・・・・・・・・・・・・・・・・・7
奇異性血流（paradoxical jet flow）・・・52
機械的収縮伝播 ・・・・・・・・・・・・・・・・・・11
機械二葉弁 ・・・・・・・・・・・・・・・・・・・・・201
機械弁 ・・・・・・・・・・・・・・・・・・・・・・・・180
起座呼吸 ・・・・・・・・・・・・・・・・・・・・・・・・64
機能性僧帽弁逆流 ・・・・・・・・・・・・・・・・・・2
逆流ジェット ・・・・・・・・・・・・・192，227
逆流ジェット面積 ・・・・・・・・・・・・・・・・112
逆流の重症度評価 ・・・・・・・・・・・・・・・204
逆行性血流 ・・・・・・・・・・・・・・・・・・・・・165
求心性左室肥大 ・・・・・・・・・・・・・・・・・・27
求心性リモデリング ・・・・・・・・・・・・・・・・49
急性心筋炎 ・・・・・・・・・・・・・・・・・・・・・18
急性心筋梗塞 ・・・・・・・・・・・・・・・・・・・・18
急性肺血栓塞栓症 ・・・・・・・・・・・・・・・・・81
虚血性心筋症 ・・・・・・・・・・・・・・・・・2，6
筋ジストロフィー ・・・・・・・・・・・・・・・・・・6
筋性部欠損 ・・・・・・・・・・・・・・・・・・・・・212
経カテーテル大動脈弁植込み術 ・・・・・131，140
経カテーテル大動脈弁形成術 ・・・・・・・・・133
経胸壁心エコー図 ・・・127，129，138，141，146
経食道心エコー図 ・・・・・・・・・・・・・・・・・94
経皮的冠動脈形成術 ・・・・・・・・・・・・・・・13
経皮的経静脈的僧帽弁交連切開術（PTMC）・・・88
経皮的心肺補助法（PCPS）・・・・・・・・・・・20
経皮的心房中隔欠損閉鎖術 ・・・・・・209，222
経皮的動脈血酸素飽和度 ・・・・・・・・・・・・43
経皮的バルーン肺動脈形成術 ・・・・・・・・・75
外科的心筋切除術 ・・・・・・・・・・・・・・・・・54
外科的大動脈弁置換術 ・・・・・・・・・・・・・133

血圧反応異常 ・・・・・・・・・・・・・・ 54	左房−左室平均圧較差 ・・・・・・・・ 90
血管拡張薬 ・・・・・・・・・・・・・・・ 36	左房圧 ・・・・・・・・・・・・・・・・・ 30
血行再建 ・・・・・・・・・・・・・・・・ 24	左房拡大 ・・・・・・・・・・・・・・・ 88
血栓弁 ・・・・・・・・・・・・・・・・ 202	左房コンプライアンス ・・・・・・・・ 90
欠損孔の検出 ・・・・・・・・・・ 211, 223	左房左室圧曲線 ・・・・・・・・・・・ 27
血流パターン ・・・・・・・・・・・・ 227	左房内"もやもや"エコー ・・・・・・ 94
原発性心筋疾患 ・・・・・・・・・・・・ 57	左房内血栓 ・・・・・・・・・・・・・ 94
降圧療法 ・・・・・・・・・・・・・・・ 54	左房内血流うっ滞 ・・・・・・・・・・ 87
抗アルドステロン薬 ・・・・・・・・・ 13	左房容積係数 ・・・・・・・・・・・・ 38
抗凝固法 ・・・・・・・・・・・・・・・ 96	サルコメア蛋白の遺伝子異常 ・・・・ 50
抗凝固薬 ・・・・・・・・・・・・・・・ 96	三尖弁逆流最大速度 ・・・・・・・・・ 28
高血圧性心疾患(HHD) ・・・・・・・・ 54	三尖弁逆流の憎悪 ・・・・・・・・・・ 20
膠原病 ・・・・・・・・・・・・・・・・ 74	三尖弁輪収縮期移動距離(TAPSE) ・・・・ 71
拘束型拡張障害 ・・・・・・・・・・・ 32	三尖弁輪収縮期移動速度(S′) ・・・・ 71
酵素補充療法 ・・・・・・・・・・・・・ 57	ジェット幅/左室流出路径比・・・・・・ 158, 159
高度僧帽弁閉鎖不全症(MR) ・・・・・ 14	弛緩障害型 ・・・・・・・・・・・・・ 31
姑息手術 ・・・・・・・・・・・ 215, 219	時間速度積分値 ・・・・・・・・・・・ 20

さ

最大三尖弁逆流速度(TRV$_{max}$) ・・・ 69	ジギタリス製剤 ・・・・・・・・・・・ 96
左脚ブロック ・・・・・・・・・・・・ 15	刺激伝導系の走行路 ・・・・・・・・・ 47
左室GLS(global longitudinal strain) ・・・・・・・ 7	刺激伝導系の伝導障害 ・・・・・・・・ 8
左室拡張機能 ・・・・・・・・・・・・ 26	刺激伝導障害 ・・・・・・・・・・・・ 2
左室拡張機能分類 ・・・・・・・・・・ 33	ジゴキシン ・・・・・・・・・・ 97、102
左室拡張障害 ・・・・・・・・・・・・ 26	自己心室伝導 ・・・・・・・・・・・・ 9
左室拡張末期径 ・・・・・・・・・・・ 3	自己弁温存術 ・・・・・・・・ 152, 158
左室駆出率 ・・・・・・・ 108, 120, 124	持続性心室頻拍 ・・・・・・・・・・・ 54
左室駆出率(LVEF) ・・・・・・・・ 2, 8	シベンゾリン ・・・・・・・・・・・・ 54
左室形成術(後壁切除) ・・・・・・・・ 23	若年性トランスサイレチン型(TTR)アミロイドーシス
左室形成術 ・・・・・・・・・・・・・ 13	・・・・・・・・・・・・・・・・・・・ 55
左室高電位差 ・・・・・・・・・・・・ 40	シャント性心疾患 ・・・・・・・・・・ 74
左室コンプライアンス ・・・・・・ 27, 30	収縮性心膜炎 ・・・・・・・・・・・・ 75
左室弛緩能 ・・・・・・・・・・・・・ 30	収縮末期径 ・・・・・・・・・・・・・ 3
左室心筋 ・・・・・・・・・・・・・・ 55	収縮末期容積 ・・・・・・・・・・ 3、4
左室心筋重量(LV mass) ・・・・・ 28, 48	重症AS ・・・・・・・・・・・・・ 145
左室心尖部心室瘤 ・・・・・・・・・・ 54	重症人工弁逆流 ・・・・・・・・・・ 205
左室ストレイン解析 ・・・・・・・・・ 8	重症度評価 ・・・・・・・・・・・・・ 89
左室肥大(LVH) ・・・・・・・・・ 26, 46	重症肺高血圧 ・・・・・・・・・・・・ 76
左室壁圧 ・・・・・・・・・・・・・・ 46	修復術後 ・・・・・・・・・・ 213, 218
左室壁応力 ・・・・・・・・・・・・・ 55	手術介入 ・・・・・・・・・・・・・ 190
左室扁平化 ・・・・・・・・・・・・・ 70	手術適応 ・・・・・・・・・・ 125, 162
左室補助人工心臓(LAVD) ・・・・・・ 20	昇圧薬 ・・・・・・・・・・・・・・・ 20
左室容積測定 ・・・・・・・・・・・・ 3	症候性重症AS ・・・・・・ 130, 147, 148
左室リモデリング ・・・・・・・・ 2, 49	上置置換術 ・・・・・・・・・・・・ 152
左室流出路狭窄 ・・・・・・・・・・・ 51	静脈うっ血 ・・・・・・・・・・・・・ 35
左室流入血流 ・・・・・・・・・・・・ 38	心Fabry病 ・・・・・・・・・・ 13, 56
左室流入血流速波形 ・・・・・・・ 2, 30	心アミロイドーシス ・・・・・・・・ 55
左心系疾患 ・・・・・・・・・・・・・ 76	心エコー図指標 ・・・・・・・・・・・ 8
左心不全 ・・・・・・・・・・・・・・ 87	心外膜トレース面積 ・・・・・・・・・ 48
サッキング(吸いつき) ・・・・・・・・ 20	腎機能障害 ・・・・・・・・・・・・・ 57
	心筋梗塞 ・・・・・・・・・・・・・ 124
	心筋バイアビリティ ・・・・・・・・・ 13

心原性ショック ・・・・・・・・・・・・・・・18
人工弁 ・・・・・・・・・・・・・・181, 182
人工弁解放障害 ・・・・・・・・・・・・・201
人工弁感染性心内膜炎 ・・・・・・・・・・184
人工弁機能不全 ・・・・・・・96, 180, 181, 192
人工弁逆流 ・・・・・・・・183, 189, 193, 203
人工弁狭窄 ・・・・・・・・・181, 188, 198
人工弁血栓 ・・・・・・・・・・・・・・・183
人工弁置換術 ・・・・・・・・・・・・・・180
人工弁におけるアーチファクト ・・186, 190, 196
人工弁の観察 ・・・・・・・・・・・・・・184
人工弁不適合 ・・・・・・・・・・・・・・183
人工弁溶血 ・・・・・・・・・・・・184, 200
人工弁劣化 ・・・・・・・・・・・・・・・205
心サルコイドーシス ・・・・・・・・2, 6, 13
心室中隔欠損症 ・・・・・・・・・・209, 224
心室中部閉塞 ・・・・・・・・・・・・・・・52
侵襲的治療 ・・・・・・・・134, 139, 144, 148
真性多血症 ・・・・・・・・・・・・・・・・36
心尖部血栓 ・・・・・・・・・・・・・・・・19
心臓MRI ・・・・・・・・・・・・・24, 179
心臓移植待機期間 ・・・・・・・・・・・・・21
心臓核医学検査 ・・・・・・・・・・・・・・24
深層筋 ・・・・・・・・・・・・・・・・・・68
心臓再同期療法（CRT） ・・・・・・・・・・8
心電図同期CT ・・・・・・・・・・・・・196
心内修復術 ・・・・・・・・・・・・・・・219
心内膜トレース面積 ・・・・・・・・・・・・48
心嚢液貯留 ・・・・・・・・・・・・・・・・68
心肥大 ・・・・・・・・・・・・・・・・・・46
心不全 ・・・・・・・・・・・・・・5, 26, 38
心房細動 ・・・・・・・・・・・・・・・・・14
心房収縮波 ・・・・・・・・・・・・・・・・16
心房収縮期雑音 ・・・・・・・・・・・・・・86
心房中隔欠損症 ・・・・・・74, 206, 207, 220
スイープ ・・・・・・・・・・・・・・・・118
衰弱 ・・・・・・・・・・・・・・・・・・126
推定右房圧 ・・・・・・・・・・・・・・・・69
推定肺動脈収縮期圧 ・・・・・・・・・・・・69
頭痛 ・・・・・・・・・・・・・・・・・・・57
ストレイン解析 ・・・・・・・・・・・・・・・7
スフィンゴ糖脂質 ・・・・・・・・・・・・・56
スペックルトラッキング法 ・・・・・・・・2, 8
生体弁 ・・・・・・・・・・・・・・・・・180
前収縮期雑音 ・・・・・・・・・・・・86, 105
全身性エリテマトーデス ・・・・・・・・・・86
先天性心疾患 ・・・・・・・・・・・206, 220
相対的壁厚（RWT） ・・・・・・・・・27, 47
総肺静脈灌流異常 ・・・・・・・・・・・・・74
僧帽弁弁口面積 ・・・・・・・・・・・・・・92

僧帽弁位人工弁 ・・・・・・・・・・187, 199
僧帽弁逸脱 ・・・・・・・・・・・・111, 116
僧帽弁逆流 ・・・・・94, 108, 116, 203
僧帽弁狭窄（MS） ・・・・・・・・・・・・86
僧帽弁の区分 ・・・・・・・・・・・・・・109
僧帽弁形成術 ・・・・・・・・・・・・23, 120
僧帽弁口面積（MVA） ・・・・・・・・・・90
僧帽弁手術 ・・・・・・・・・・・・・・・101
僧帽弁接合部 ・・・・・・・・・・・122, 125
僧帽弁尖 ・・・・・・・・・・・・・・・・110
僧帽弁置換術 ・・・・・・・96, 120, 199
僧帽弁複合体 ・・・・・・・・・・・109, 110
僧帽弁閉鎖不全症 ・・・・・・・・・・・・・51
僧帽弁弁尖 ・・・・・・・・・・・・・・・・・4
僧帽弁流入血流速波形 ・・・・・・・・・・・16
僧帽弁輪石灰化 ・・・・・・・・・・・42, 86
僧帽弁輪運動速波形 ・・・・・・・・・・・・30
組織ドプラ法 ・・・・・・・・・・・・・・・27
組織ハーモニックイメージング ・・・・・・・55

た

体液貯留の解除 ・・・・・・・・・・・・・・39
体外式補助人工心臓 ・・・・・・・・・・・・13
大動脈基部 ・・・・・・・150, 151, 152, 153
大動脈中膜組織異常 ・・・・・・・・・・・229
大動脈汎拡張期逆行性血流 ・・・・・・158, 159
大動脈弁位人工弁 ・・・・・・・・・・・・187
大動脈弁位人工弁機能不全 ・・・・・・・・196
大動脈弁位通過血流速度 ・・・・・・194, 200
大動脈弁基部 ・・・・・・・・・・・・・・132
大動脈弁逆流 ・・・・・・・・・・・150, 164
大動脈弁狭窄 ・・・・・・・・・・・126, 136
大動脈弁尖 ・・・・・・・150, 151, 152, 154
多発脳梗塞 ・・・・・・・・・・・・・58, 192
断層法 ・・・・・・・・・・・・・3, 46, 90
チアノーゼ ・・・・・・・・・・・・214, 226
長軸方向ストレイン（longitudinal strain） ・・・・7
直視下交連切開術（OMC） ・・・・・・・・・96
陳旧性心筋梗塞 ・・・・・・・・・・・・・・40
低汗症 ・・・・・・・・・・・・・・・・・・57
低酸素血症 ・・・・・・・・・・・・・・・・74
ディスク法 ・・・・・・・・・・・・・・・・28
低拍出性低圧較差 ・・・・・・・・・・・・146
低用量ドブタミン負荷エコー ・・・・・・・・23
定量的評価 ・・・・・・・・・・・・・・・・・9
電気的興奮伝播 ・・・・・・・・・・・・・・11
電気的伝導遅延 ・・・・・・・・・・・・・・・9
糖尿病性腎症 ・・・・・・・・・・・・・・・22
等容性弛緩時間 ・・・・・・・・・・・・・・34
突発性拡張型心筋症 ・・・・・・・・・・・・14

ドブタミン負荷 ・・・・・・・・・・ 131，147，148，149	弁周囲逆流 ・・・・・・・・・・・・・・・・・・・・・・・ 193
ドプラ法 ・・・・・・・・・・・・・・・・・ 186，197	弁尖形態 ・・・・・・・・・・・・・・・・・・・・・・・・ 155
トラスツズマブ ・・・・・・・・・・・・・・・・・ 121	弁置換術 ・・・・・・・・・・・・・・・・・・・・・・・・ 104

な

難聴 ・・・・・・・・・・・・・・・・・・・・・・・・・・・・ 57	弁透視 ・・・・・・・・・・・・・・・・・・・・・・・・・ 201
二次性MR ・・・・ 109，110，122，123，124，125	弁葉 ・・・・・・・・・・・・・・・・・・・・・・・・・・ 204
二次性心筋症 ・・・・・・・・・・・・・・・・・・ 13，57	弁輪縫縮 ・・・・・・・・・・・・・・・・・・・・・・・ 152
脳梗塞 ・・・・・・・・・・・・・・・・・・・・・・・・・・ 97	補助人工心臓 ・・・・・・・・・・・・・・・・・・・・・ 21
	発作性心房細動 ・・・・・・・・・・・・・・・・・・・ 207

は

ま

肺うっ血 ・・・・・・・・・・・・・・・・・・・・・・・・ 35	膜様部欠損 ・・・・・・・・・・・・・・・・・・・・・ 212
肺血流シンチグラム ・・・・・・・・・・・・・・・・ 84	末梢動脈血酸素飽和度 ・・・・・・・・・・・・・・・ 14
肺高血圧 ・・・・・・・・・・・・・・ 68，76，208	慢性血栓塞栓性肺高血圧症 ・・・・・・・・・・・・ 74
肺静脈血流 ・・・・・・・・・・・・・・・・・・・・・・ 38	慢性肺血栓塞栓性肺高血圧症（CTEPH）・・・・ 81
肺静脈波形 ・・・・・・・・・・・・・・・・・・・・・・ 30	耳鳴り ・・・・・・・・・・・・・・・・・・・・・・・・・ 57
肺体血流比 ・・・・・・・・・・・・・・ 208，224	免疫グロブリン性（AL）アミロイドーシス ・・・・ 55
肺動脈拡大 ・・・・・・・・・・・・・・・・・・・・・・ 88	網脈中心動脈閉塞症 ・・・・・・・・・・・・・・・・・ 57
肺動脈狭窄 ・・・・・・・・・・・・・・・・・・・・・ 216	モザイク血流 ・・・・・・・・・・・・・・・・・・・・・ 58
肺動脈血栓 ・・・・・・・・・・・・・・・・・・・・・・ 81	門脈圧亢進症 ・・・・・・・・・・・・・・・・・・・・・ 74
肺動脈血栓内膜剥離術 ・・・・・・・・・・・・・・・ 75	

や

肺動脈収縮期圧（PASP）・・・・・・・・・・ 31，68	薬剤誘発性心筋症 ・・・・・・・・・・・・・・・・・・ 2
肺動脈主幹部 ・・・・・・・・・・・・・・・・・・・・ 69	薬物治療 ・・・・・・・・・・・・・・・・・・・・・・・ 134
肺動脈性肺高血圧症（PAH）・・・・・・・・・・・ 74	薬物治療抵抗性 ・・・・・・・・・・・・・・・・・・・ 13
肺動脈弁下欠損 ・・・・・・・・・・・・・・・・・・ 211	疣贅 ・・・・・・・・・・・・・・・・ 193，194，195
バルーン付きカテーテル ・・・・・・・・・・・・・・ 96	
バルーン肺動脈形成術（BPA）・・・・・・・・・・ 85	

ら

汎収縮期雑音 ・・・・・・・・・・・・・・・・・・・・ 14	ラプラスの法則 ・・・・・・・・・・・・・・・・・・・ 55
非持続性心室頻拍 ・・・・・・・・・・・・・・・・・ 54	リウマチ性ＭＳ ・・・・・・・・・・・・・・・・・・・ 93
非対称性中隔肥大（ASH）・・・・・・・・・・・・ 50	リウマチ熱罹患 ・・・・・・・・・・・・・・・・・・・ 86
肥大型心筋症（HCM）・・・・・・・・・・・ 38，50	リニア法 ・・・・・・・・・・・・・・・・・・・・・・・ 48
非対称性心室中隔肥大 ・・・・・・・・・・・・・・・ 36	利尿薬 ・・・・・・・・・・・・・・・・・・・・・・・・・ 36
ヒドロキシカルバミド ・・・・・・・・・・・・・・・ 36	両側胸水貯留 ・・・・・・・・・・・・・・・・・・・・ 36
皮膚血管腫 ・・・・・・・・・・・・・・・・・・・・・・ 57	レニン・アンジオテンシン系阻害薬 ・・・・ 13，54
表層筋 ・・・・・・・・・・・・・・・・・・・・・・・・・ 68	連続波ドプラ法 ・・・・・・・・・・・・・・・・・・・ 92
不安定狭心症 ・・・・・・・・・・・・・・・・・・・・ 43	労作時息切れ ・・・・・・・・・・・・・・・・・・・・ 26
負荷検査 ・・・・・・・・・・・・・・・・・・・・・・ 126	
腹痛 ・・・・・・・・・・・・・・・・・・・・・・・・・・ 57	

わ

腹部膨満感 ・・・・・・・・・・・・・・・・・・・・・・ 78	ワルファリン ・・・・・・・・・・・・ 10，81，97
プラニメトリ法・・・・・ 91，92，128，131，136	
プレッシャー・リカバリー現象 ・・・・・ 129，130	

A

平均左房圧 ・・・・・・・・・・・・・・・・・・ 26，27	ACCPのガイドライン ・・・・・・・・・・・・・・ 202
平均ストレイン値 ・・・・・・・・・・・・・・・・・・ 2	Activation imaging法 ・・・・・・・・・・・・・ 11
閉塞型喚起障害 ・・・・・・・・・・・・・・・・・・・ 43	AF ・・・・・・・・・・・・・・・・・・・・・ 34，87
閉塞性肺疾患 ・・・・・・・・・・・・・・・・・・・・ 43	Alvot ・・・・・・・・・・・・・・・・・・・・・・・・ 93
閉塞性肥大型心筋症（HOCM）・・・・・・・・・ 51	AL型アミロイドーシス ・・・・・・・・・・・・・・ 64
ペーシング治療 ・・・・・・・・・・・・・・・・・・・・ 8	Amplazer device ・・・・・・・・・・・ 221，223
壁運動異常 ・・・・・・・・・・・・・・・・・・・・・・ 6	aortic cusp ・・・・・・・・・・・・・・・・・・・ 151
ベラパミル ・・・・・・・・・・・・・・・・・・・・・・ 97	aortic root ・・・・・・・・・・・・・・・ 151，155
弁周囲異常構造物 ・・・・・・・・・・・・・・・・ 186	apical shuffle ・・・・・・・・・・・・・・・・・・ 9

area-length法 ·················· 48、49	
ARの重症度評価 ················ 162	
ARの吹く向き ·············· 157、164	
AS ······················ 126、136	
ASの重症度 ···················· 128	
ASD ·············· 206、207、220、222	
ASE ··························· 32	
ASH ······················ 50、54	
ASO ·························· 209	
ASPWD ························· 10	
AST ··························· 14	
AT ··························· 188	
AVA ·················· 127、128、136	
AVJ ·············· 151、167、171、175	

B

area-length法

BAV ····················· 133、134	
bending ·················· 164、166	
BMI ··························· 14	
BMIPPシンチグラフィー ········· 53、66	
*BMPR2*遺伝子異常 ··············· 76	
BNP ····················· 14、173	
BPA ··························· 85	
BTT ··························· 13	
BTシャント ···················· 218	
Bull's eye map表示 ·············· 8、9	

C

CABG ························· 25	
Carpentier機能分類 ········· 109、110	
Ca拮抗薬 ······················ 54	
central jet ················ 156、172	
central plication ··············· 152	
Classical LFLG ············ 146、149	
commissure view ·············· 119	
CRT ·························· 16	
cusp prolapse ················· 153	

D・E

deceleration time ··············· 72	
DVI ·························· 188	
E/A ··························· 72	
E/e' ······················ 34、72	
EACVI ························· 32	
eccentric jet ·············· 157、167	
Eisenmenger化 ················ 210	
ERO ····················· 160、161	
Erosion ····················· 222	
ESC/ERSガイドライン ············· 70	
Eye ball 法 ····················· 5	

F

Fabry病 ······················· 56	
FAC ··························· 71	
Fallot四徴症 ········ 206、214、215、226	
fibrous band ·············· 164、166	
fish-mouth ···················· 86	
flail cusp ················ 154、175	

G

global longitudinal strain（GLS）····· 2、8、27	
global strain ·················· 27	
granular sparkling appearance ········· 55	

H

HCM ······················ 50、54	
heart failure with preserved ejection fraction （HFpEF） ··········· 2、26、42	
heart failure with reduced ejection fraction （HFrEF） ···················· 2	
HFmrEF ························ 2	
HHD ·························· 54	
HOCM ······················ 51、58	
Holter心電図 ·················· 54	

I・K

inferolateral ·············· 124、125	
intra-annular ················· 180	
IVST ······················ 46、58	
IVSTd ························· 28	
Kirklin分類 ·············· 210、225	

L

LAD ··························· 23	
LAVD ························· 20	
LCC ·························· 169	
LFLG AS ······················ 129	
LGE ··························· 53	
LITA ························· 23	
low flaw low gradient ············ 188	
LVDd ·········· 22、28、47、116、117、121	
LVDs ·············· 22、116、117、121	
LVEDV ························ 22	
LVEF ········· 2、10、14、22、120、168	
LVESV ························ 22	
LVH ·························· 46	
LVOT ························· 188	

M・N・O

Mモード法 ···················· 3、46	

MAPCA ··········· 219	STJ ··········· 151, 171
Maron ··········· 51	stuck valve ··········· 201
modified Simpson法 ··········· 2	Suffoletto ··········· 10
MRの重症度分類 ··········· 113, 114	supra-annular ··········· 180
MRの成因 ··········· 111	S字状中隔 ··········· 4
MRの治療方針 ··········· 115	

T

MVA ··········· 87, 90, 93	TAPSE ··········· 68, 71, 226
MVR ··········· 87, 96, 107	TAVI ···· 131, 133, 134, 139, 140, 148, 179
NCC ··········· 169, 177	TDI ··········· 226
NYHA心機能分類 ··········· 58, 87, 116	Teichholz法 ··········· 3
OMC ··········· 87, 96, 107	tethering ··········· 122, 123
opening snap ··········· 86	TRPG ··········· 85

P・Q

	truncated-ellipsoid法 ··········· 48、49
PAP ··········· 87	TRV_{max} ··········· 83
PASP ··········· 68	TTE ··········· 127, 131, 132, 136, 140
PCPS ··········· 20	TVI ··········· 16
PC法 ··········· 179	TVI_{LVOT} ··········· 93
PHT ··········· 92	TVI_{MV} ··········· 93

V

PISA法 ··········· 113, 114, 160, 161	
Pitzalis ··········· 10	Valsalva洞 ··········· 31, 170, 172
PPM ··········· 186	valve sparing ··········· 152
pressure half-time ··········· 160	valve-in-valve ··········· 190
projected AVA ··········· 148	vena-contracta area ··········· 166
prolapse ··········· 117, 157, 158, 162, 164, 166	vena-contracta width ··········· 158, 159, 166
PTMC ··········· 87, 100	Venturi効果 ··········· 51, 213
PTSMA ··········· 54, 58	Volumetric法 ··········· 112, 113
PWT ··········· 46, 58	VSD ··········· 209, 211, 214, 216, 224, 228
PWTd ··········· 28	

W・X

Qp/Qs ··········· 208, 224	

R

	Wilkins score ··········· 89
	X染色体劣勢遺伝 ··········· 56

数字・記号

raphe ··········· 175	
RAS ··········· 13	2D心エコー図 ··········· 2
RCC ··········· 169, 170, 177	2Dスペックルトラッキング法 ··········· 10, 11
RCC prolapse ··········· 174	3D心エコー図 ··········· 2
restrictive filling pattern ··········· 67	3Dスペックルトラッキング法 ··········· 11
RV-focused view ··········· 74	3D評価 ··········· 132, 174
RVEF ··········· 71	12誘導心電図 ··········· 58
RWT ··········· 47	^{99m}Tc-PYPピロリン酸シンチグラフィー ··········· 55

S

	α-ガラクトシダーゼA活性 ··········· 56
SAM ··········· 51, 58	β遮断薬 ··········· 13
SAVR ··········· 133, 139	
septal flash ··········· 9	
sniffing ··········· 69	
Soto分類 ··········· 210	
speckle tracking ··········· 68	
SpO_2 ··········· 14	
SPWMD ··········· 10	

循環器診療ザ・ベーシック　心エコー図

2018年4月1日　第1版第1刷発行

■編集主幹　筒井裕之　　つつい　ひろゆき

■編　集　　大門雅夫　　だいもん　まさお

■発行者　　鳥羽清治

■発行所　　株式会社メジカルビュー社
　　　　　　〒162-0845 東京都新宿区市谷本村町2-30
　　　　　　電話　03(5228)2050(代表)
　　　　　　ホームページ http://www.medicalview.co.jp/

　　　　　　営業部　FAX 03(5228)2059
　　　　　　　　　　E-mail　eigyo@medicalview.co.jp

　　　　　　編集部　FAX 03(5228)2062
　　　　　　　　　　E-mail　ed@medicalview.co.jp

■印刷所　　シナノ印刷株式会社

ISBN978-4-7583-1442-8 C3347

ⓒ MEDICAL VIEW, 2018. Printed in Japan

・本書に掲載された著作物の複写・複製・転載・翻訳・データベースへの取り込みおよび送信(送信可能化権を含む)・上映・譲渡に関する許諾権は，(株)メジカルビュー社が保有しています.
・ JCOPY 〈出版者著作権管理機構 委託出版物〉
本書の無断複製は著作権法上での例外を除き禁じられています. 複製される場合は，そのつど事前に，出版者著作権管理機構(電話 03-3513-6969, FAX 03-3513-6979, e-mail：info@jcopy.or.jp)の許諾を得てください.

・本書をコピー，スキャン，デジタルデータ化するなどの複製を無許諾で行う行為は，著作権法上での限られた例外(「私的使用のための複製」など)を除き禁じられています. 大学,病院, 企業などにおいて，研究活動，診察を含み業務上使用する目的で上記の行為を行うことは私的使用には該当せず違法です. また私的使用のためであっても，代行業者等の第三者に依頼して上記の行為を行うことは違法となります.